外来で神経を診る

監修
高木　誠
（東京都済生会中央病院院長）

編集
星野晴彦
（東京都済生会中央病院神経内科部長）

荒川千晶
（東京都済生会中央病院総合診療内科／神経内科）

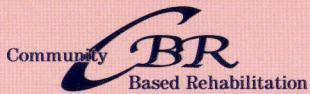

推薦の言葉

　長年，神経疾患の診療に携わってきて思う神経内科の面白さとして次の3つの点を挙げることができる．

　一つは神経内科で取り扱う疾患には急性疾患から慢性疾患まで非常に幅広い多くの疾患が含まれることである．神経内科の専門外来はもちろんであるが，救急外来や一般外来にも神経疾患の患者が受診する頻度は高く，実際，いつでもどこでも，頭痛，めまい，しびれ，意識障害など神経領域の症状を主訴とする患者に遭遇する機会は多い．したがって，救急外来や一般外来（内科外来や総合診療科外来）を担当する医師にとって，神経疾患をきちんと診ることができるかどうかは診療レベルを決める上で重要な点である．神経内科医の中には変性疾患や神経筋疾患は診るが，頻度が高い脳血管障害やその他の急性疾患の診療には携わらない，興味がないという人もいる．大学病院でいろいろな専門領域の神経内科医が揃っている環境であればそれでもよいが，いろいろな神経疾患の患者さんが来院する一般病院や総合病院ではそのような神経内科医が活躍できる場は少なく，また，そのような病院で研修した研修医は神経内科の面白さを知ることはできず，決して神経内科には興味を持たないであろう．是非，大学病院でも学生や研修医に神経内科の面白さを知ってもらうために頻度が高い疾患を中心に，急性疾患も含めた幅広い神経疾患の診かたを教育してもらいたい．

　神経内科の第二の面白さは他の診療科との境界領域の疾患が非常に多いことである．認知症やてんかんは精神科との境界領域であるし，めまいや顔面神経麻痺は耳鼻科，黒内障や視野狭窄，複視などは眼科，四肢のしびれ，痛みや脱力などは整形外科疾患との境界領域である．もちろん脳腫瘍をはじめとして外科治療の適応となる疾患では脳外科とのコラボレーションが重要である．神経内科の役割の一つは，これらの境界領域の疾患を正しく診断して，患者さんにとってもっとも適切な専門医に治療を委ねることである．このためには日頃から関連領域の医師とはよい関係を保っておかなければならないことはもちろんである．

　昨今の画像診断のレベル向上は目覚ましいものがあり，神経疾患の診療に大きく貢献しているが，神経内科医にとってもっとも重要なことは画像の読影能力ではなく，神経学的診察を駆使して目の前の患者さんの病巣がどこにあり，その原因は何であるのかを診断することである．この点こそ，神経内科の第三の面白さ，究極の面白さである．画像の読影は放射線科の医師でもできるが，神経学的診察は神経内科医の独壇

場であり，これをマスターすることが神経内科の面白さと醍醐味を感じるための基本である．神経学的診察の基本は患者さんが診察に入って来るときの視診から始まる．電子カルテに目を向けて患者さんを診ていなければこの大切な瞬間を見逃すことになる．また，当然のこと，この本の主旨でもあるが初診はもっとも重要なスタートである．

　本書「外来で神経を診る」は，神経内科は内科のsubspecialtyの一つであり，急性疾患から慢性疾患まで幅広い領域，特にcommon diseaseをしっかりと診るという方針のもとに日夜，診療，教育，臨床研究に従事している東京都済生会中央病院神経内科の現または旧スタッフの手で書かれたものである．上級医と研修医の対話に始まり，研修医が救急外来や一般外来で遭遇することが多い神経common diseaseのエッセンス，エビデンス，ピットフォールがこれまでの類書にはないプラクティカルな形でまとめられており，しかもとても読みやすい．この本を執筆している神経内科医の中には当院の総合診療内科のスタッフを兼任している者もいて，彼らは神経内科だけでなく，内科全般に精通しており，その素養が内容や文章の端々に表われている．

　本書は神経内科を志す者だけでなく，初期研修医，神経内科以外の内科や総合診療科を志す若手医師にも推薦したい．また，本書を通じて一人でも多くの研修医が神経内科に興味をもってくれること，また本書が救急外来，一般外来における神経疾患の診療レベルの向上に貢献することを祈念する．

2014年6月吉日

監修　東京都済生会中央病院院長　髙木　誠

序文

　本書は日常臨床で遭遇することの多い神経症候と神経疾患について，実際の現場を想定して執筆していただきました．神経疾患は，神経解剖学を元にした局所診断，膨大な神経疾患の鑑別診断，と，学生や専門外の医師にはとっつきにくい領域かもしれませんが，しばしば臨床現場では遭遇することの多い領域でもあります．そこで，毎日遭遇するような common な症候と疾患のみに限定して，当院の救急を含めた現場で日夜働いている医師に，日々の臨床を思い出して，そこからコメントしていくという，かなりユニークな語り口で本書を構成してもらいました．通常の教科書とは違って，読み物としてもかなり面白く読めるように工夫されていると思います．

　本書の構成は，当院の荒川千晶先生の発案と熱意によって作られました．執筆は，東京都済生会中央病院で勤務している（何人かの執筆者はその後異動しています）神経内科の医師です．東京都済生会中央病院では1970年代から独自の研修医制度で多くの臨床医を育ててきました．本書の中の研修医と上級医の会話は，まさに，毎日，当院の外来や病棟で行われている会話です．

　ちょっと時間のある時に，電車の中ででも読んでいただき，日々の臨床のコツが少しわかっていただき，興味を持っていただければ編集者としてうれしいかぎりです．

2014年6月

編集　星野　晴彦

監修者・編集者・執筆者一覧 (執筆順)

高木　　誠　　（東京都済生会中央病院　院長）

星野　晴彦　　（東京都済生会中央病院神経内科部長）

荒川　千晶　　（東京都済生会中央病院総合診療科／神経内科）

大木　宏一　　（慶應義塾大学病院神経内科）

足立　智英　　（東京都済生会中央病院総合診療科／神経内科担当部長）

後藤　　淳　　（済生会横浜市東部病院脳血管内科部長）

関根　真悠　　（東京都済生会中央病院神経内科）

温井　孝昌　　（富山大学附属病院神経内科）

小林　洋和　　（元東京都済生会中央病院神経内科）

寺尾　　聰　　（東京都済生会中央病院脳神経外科医長）

浅田　英穂　　（東京都済生会中央病院脳神経外科部長）

CONTENTS

外来で神経を診る
目　次

推薦の言葉 …………………………………… iii
序文 …………………………………………… v
監修者・編集者・執筆者一覧 …………… vi

口絵　イラストで見る神経徴候と神経学的検査法
　　　　……………………………………………… 星野　晴彦・荒川　千晶　ix

Ⅰ．外来で神経疾患を診るということ …………1

　1．神経疾患の診療の基本 ………………………………… 星野　晴彦　2
　2．外来における神経学的診察の ABC ………………… 足立　智英　8

Ⅱ．重要な神経症候の外来アプローチ ………… 17

　1．頭痛 ……………………………………………………… 星野　晴彦　18
　2．めまい …………………………………………………… 大木　宏一　36
　3．しびれ …………………………………………………… 足立　智英　48
　4．痙攣 ……………………………………………………… 後藤　　淳　65
　5．認知機能障害 …………………………………………… 関根　真悠　75
　6．歩行障害 ………………………………………………… 温井　孝昌　89

CONTENTS

  7．意識障害 ……………………………………… 荒川　千晶　101

  8．失神 …………………………………………… 小林　洋和　119

  9．複視 …………………………………………… 足立　智英　134

Ⅲ．代表的神経疾患の外来アプローチ ……… 147

  1．超急性期の脳梗塞 …………………………… 荒川　千晶　148

  2．急性期・慢性期の脳梗塞 …………………… 星野　晴彦　166

  3．一過性脳虚血発作 …………………………… 足立　智英　178

  4．脳出血 ………………………………………… 寺尾　　聰　191

  5．くも膜下出血・未破裂動脈瘤 ……………… 浅田　英穂　207

  6．てんかん ……………………………………… 関根　真悠　219

  7．多発性硬化症 ………………………………… 後藤　　淳　236

  8．ギランバレー症候群 ………………………… 大木　宏一　246

  9．脳炎，髄膜炎 ………………………………… 関根　真悠　254

 10．パーキンソン病／パーキンソニズム ……… 温井　孝昌　269

 11．認知症 ………………………………………… 荒川　千晶　283

 12．顔面神経麻痺 ………………………………… 荒川　千晶　298

 13．絞扼性末梢神経障害 ………………………… 小林　洋和　310

口絵

イラストで見る神経徴候と神経学的検査法

1 髄膜刺激徴候
   ① 項部硬直
   ② Kernig 徴候
   ③ jolt accentuation

2 脳神経系
   ① 視野：対座法
   ② 眼瞼下垂（動眼神経麻痺）
   ③ 眼裂狭小（Horner 症候群）
   ④ 眼球運動障害
      動眼神経麻痺，滑車神経麻痺，
      Bielschowsky head-tilt test,
      外転神経麻痺
   ⑤ 対光反射
   ⑥ 角膜反射
   ⑦ 顔面麻痺
   ⑧ カーテン徴候
   ⑨ 咽頭反射
   ⑩ 挺舌

3 運動系
   ① Barré 徴候
   ② 第5指徴候
   ③ 指回し検査
   ④ Mingazzini 徴候
   ⑤ Hoover 徴候

4 失調
   ① 指鼻試験
   ② 手回内回外試験
   ③ 膝踵試験

5 意識障害症例での診察
   ① 共同偏視
   ② 瞳孔不同
   ③ 頭位変換眼球反射
   ④ まぶた持ち上げ試験
   ⑤ 腕落下試験
   ⑥ 膝立て試験

6 錐体外路系
   ① 仮面様顔貌
   ② 姿勢反射障害（後方突進現象）
   ③ 腕木信号現象
   ④ 指タップ

7 起立・歩行
   ① Romberg 徴候
   ② 継ぎ足歩行

8 末梢神経障害
   ① 下垂手
   ② 下垂足
   ③ Froment 徴候
   ④ Tinel 徴候
   ⑤ Phalen 徴候

9 深部腱反射
   ① 上腕二頭筋反射
   ② 上腕三頭筋反射
   ③ 腕橈骨筋反射
   ④ 膝蓋腱反射
   ⑤ アキレス腱反射

10 病的反射
   ① 足底反射
   ② Chaddock 反射

1　髄膜刺激徴候

① 項部硬直

患者の頭部を持ち上げて抵抗を感じたり，患者が疼痛を訴える際には陽性と判定する．

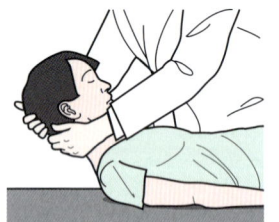

② Kernig 徴候

患者の股関節を 90 度屈曲させ、次いで膝関節を 90 度屈曲させた位置から徐々に下腿を伸展させる．膝関節が痛みと抵抗で 135 度まで伸展ができない場合を陽性とする．

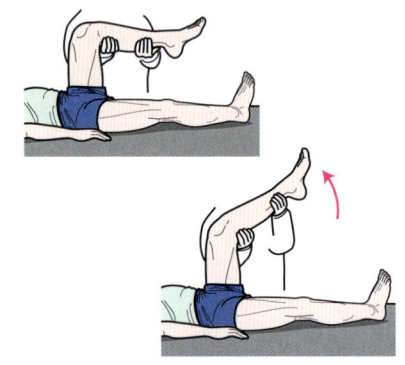

③ jolt accentuation

患者に首を左右に振ってもらい，頭痛が増悪する場合を陽性とする．

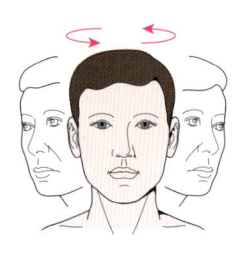

2　脳神経系

① 視野：対座法

患者に一方の眼を手で覆ってもらい，検者は両手を患者と検者の間に広げ，指を動かす．どちらの指が動いたかを患者に指摘させる．右上，右下，左上，左下の 4 象限を検討する．

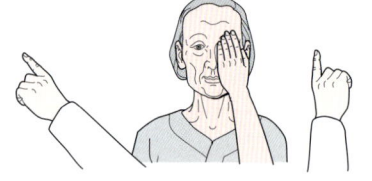

② 眼瞼下垂（動眼神経麻痺）

眼瞼下垂に加えて，散瞳，対光反射の消失，外眼筋麻痺が認められる．

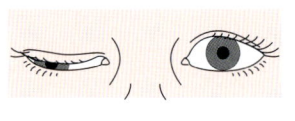

③ 眼裂狭小（Horner 症候群）

上眼瞼下垂に加えて下眼瞼も挙上し，眼裂が狭小化する．縮瞳が認められる．交感神経障害で認められる．

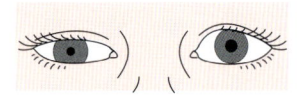

④-1 眼球運動障害（動眼神経麻痺）

右動眼神経麻痺では，正中位で右眼がやや外転位をとる．内転・上転・下転が障害される．右眼瞼下垂および右散瞳も認められる．

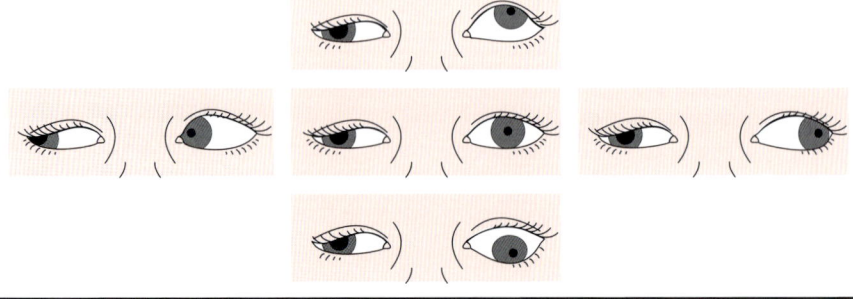

④-2 眼球運動障害（滑車神経麻痺）

左滑車神経麻痺では，正面視・右方視で左眼が上転位となり，右下方視で左眼が下転，回内しない．

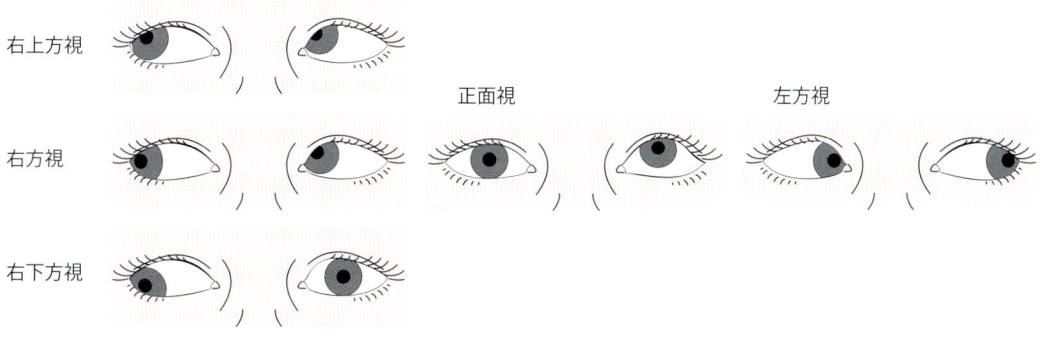

④-3　Bielshowsky head-tilt test（左滑車神経麻痺）

滑車神経麻痺では，頭位を障害側に傾けると障害側の眼が上転する．図は左滑車神経麻痺で，左傾斜で左眼が上転する．

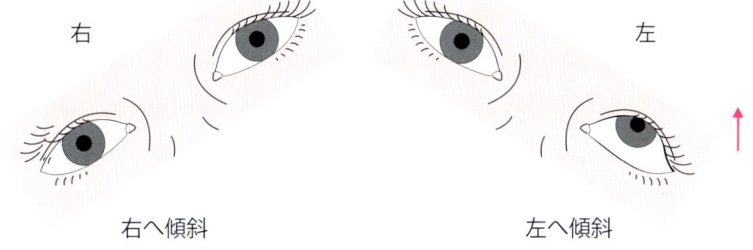

④-4 眼球運動障害（外転神経麻痺）

右外転神経麻痺では，右眼の外転が障害される．

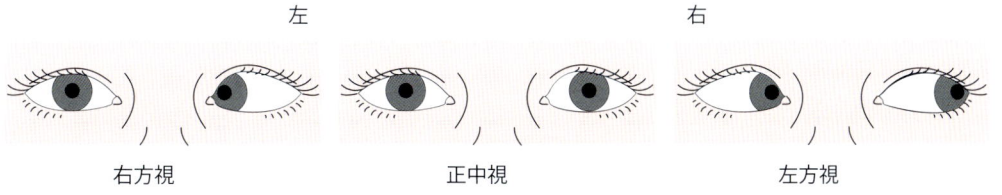

⑤ 対光反射

片側の眼に光を入れ，速やかに縮瞳するか確認する．対側の瞳孔も縮瞳するかどうか（間接反射）も確認すること．

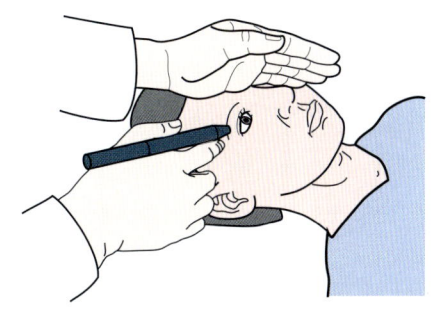

⑥ 角膜反射

ティッシュペーパーなどでこよりを作り，角膜を軽く刺激する．正常では両側ともに速やかに閉眼する

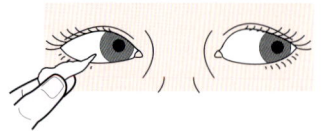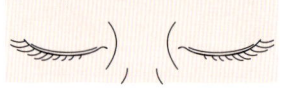

⑦ 顔面麻痺

上方視させたときの額のしわの寄り方，閉眼，「イー」と言った時の口角の挙がり方と鼻唇溝の深さで診察する．末梢性顔面神経麻痺では，麻痺側の額のしわが消失し，閉眼ができなくなり，口角下垂を認める．中枢性顔面神経麻痺では額のしわは消失しない．

（末梢性麻痺）　　　　　（中枢性麻痺）

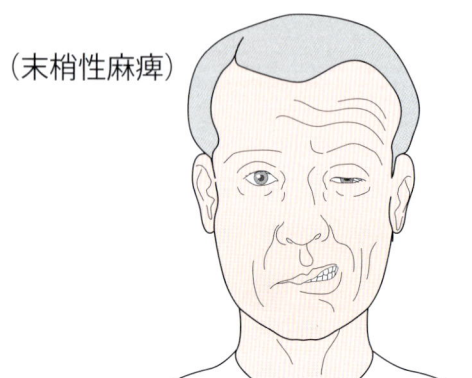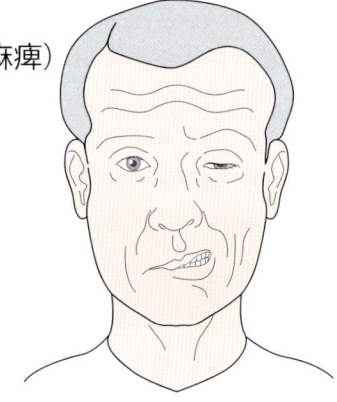

⑧ カーテン徴候

咽頭後壁がよく見えるように観察しながら，患者に「アー」と発声してもらう．健常側の軟口蓋は挙上し，口蓋垂は健常側に偏倚する．

（左側麻痺）

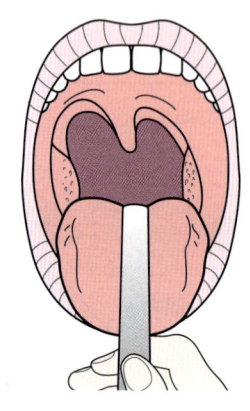

⑨ 咽頭反射

舌圧子などで咽頭の奥を刺激し，「ゲッ」とする反応が出現するか確認する．

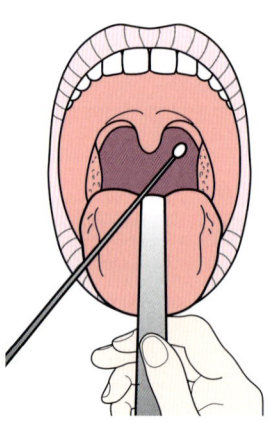

⑩ 挺舌

舌をまっすぐに突き出してもらい，偏倚の有無を確認する．偏倚があるならば，偏倚しているほうが障害側である．

（右側麻痺）

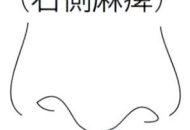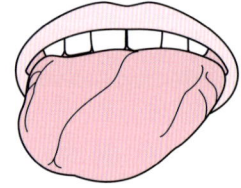

3　運動系

① Barré 徴候
閉眼して，上肢を回外位で伸展させ，手掌面を上に向けると，錐体路障害のある側が落下，内転する．

(右麻痺)

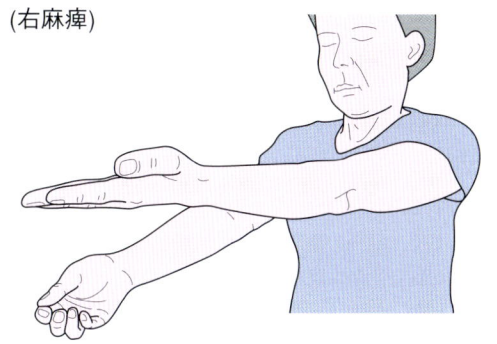

② 第5指徴候
第1〜5指の内転並合を行わせると，錐体路障害のある患者は第5指の内転が不十分で第4指と第5指の間が開く．

(左麻痺)

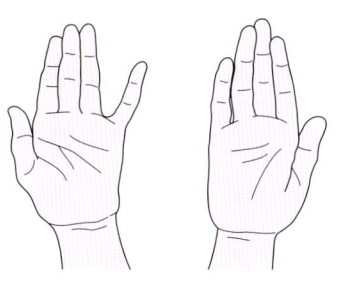

③ 指回し検査
両手の示指で指回しをしてもらい，回転する速さや大きさの左右差がないかを確認する．

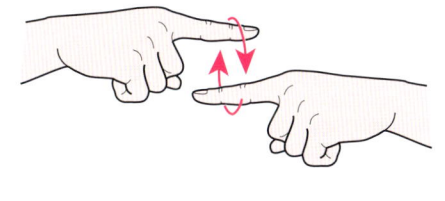

④ Mingazzini 徴候
仰臥位で股関節および膝関節を90度に曲げ，両下肢を同時に挙上させる．空中で両側ともに保持できるかどうか確認する．麻痺側では動揺したり落下したりする．

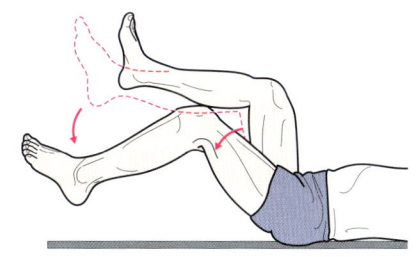

⑤ Hoover 徴候
仰臥位で両下肢を伸展させ，両踵の下に検者の手を入れる．次に一方の下肢を挙上してもらい，反対側の踵にかかる圧力を調べる．障害側の下肢を挙上させると，健常側の踵の下に置いた手には強い圧力がかかる．

ヒステリー症でない場合

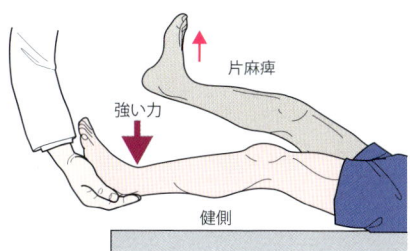 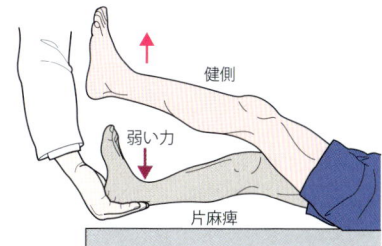

4　失調

① 指鼻試験

患者が肘を伸ばしきる程度のところに検者の示指を提示する．患者には患者の示指を出してもらい，患者の鼻と検者の示指を行き来させるように指示する．患者の示指の動き方，振戦の有無などに注意して評価する．

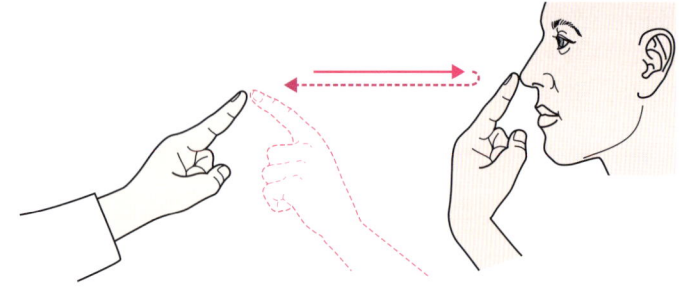

② 手回内回外試験（反復拮抗運動）

両手を同時に速く回内・回外させる．回内・回外が上手にできないほうがあるか（左右差）を確認する．

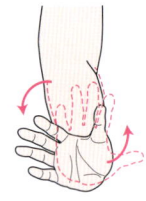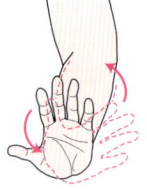

③ 膝踵試験

一側の下肢を挙上させ，踵を他側の膝につける．踵を向こう脛に沿って足首まで下降させる．同様の動作を数回繰り返す．踵が膝につけられるか，足首まで踵を円滑に降ろせるかを確認する．

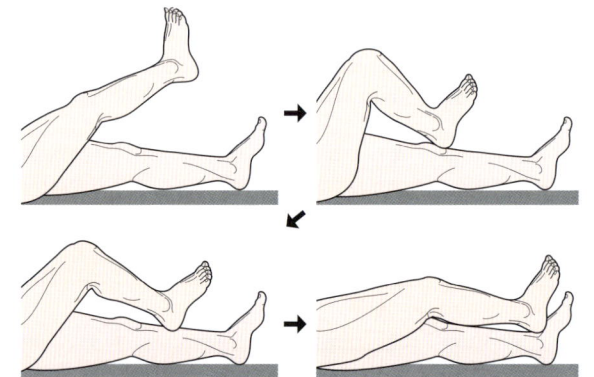

5　意識障害症例での診察

① 共同偏視

正面視をした時の，眼球の位置を確認する．両眼が一側を向いて，対側への側方視ができないかどうか確認する．

左右共同偏視

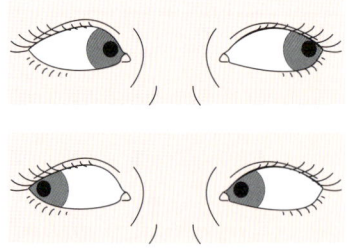

斜偏視

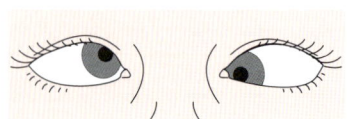

② 瞳孔不同

瞳孔は2mm以下は縮瞳，5mm以上は散瞳であり，正常瞳孔の左右差は0.5mm以下である．左右での瞳孔の大きさを比較する．

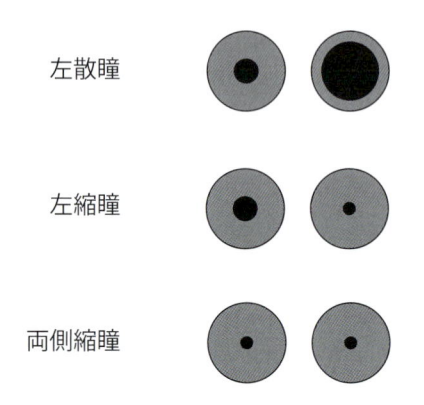

左散瞳

左縮瞳

両側縮瞳

③ 頭位変換眼球反射

意識障害の症例では，頭を一側に回転させると，通常では眼球は逆側に動き，検者の方を向こうとする（図上段）．しかし，脳幹障害のある症例では，頭を一側に回転させると，眼球はその方向を向いたままとなる（図下段）．

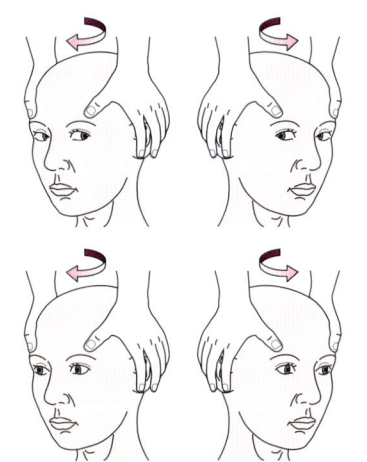

④ まぶた持ち上げ試験

意識障害の症例で，両側の眼瞼を持ち上げ，急速に離すと，眼瞼が戻る速度が遅かったり，完全に閉じない場合は，顔面神経麻痺が疑われる．
（左麻痺）

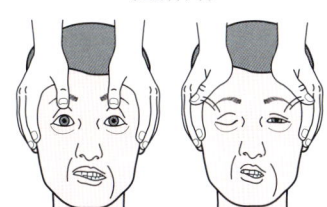

⑤ 腕落下試験

患者の一側の上肢を垂直に持ち上げて，その状態で急に手を離す．麻痺が存在すると，上肢は直ちに落下し顔にぶつかろうとする（腕落下試験陽性）．顔にぶつからないように検者は注意する．

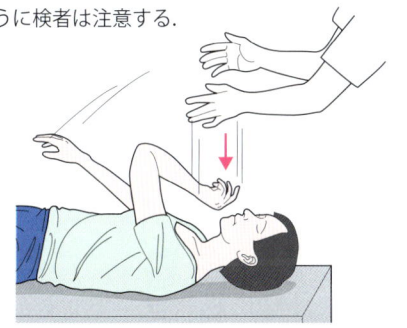

⑥ 膝立て試験

両側の下肢を受動的に膝立ての姿位にする．検者が手を離したときに，麻痺が存在すれば，下肢は外側に急激に倒れるか伸展する．

左麻痺

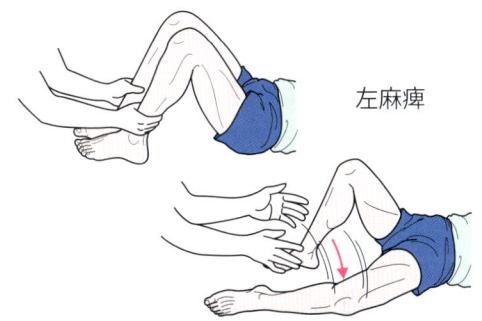

6　錐体外路系

① 仮面様顔貌

表情が乏しく，瞬目も少ない．パーキンソニズムで認められる顔貌である．

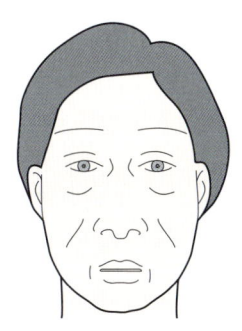

② 姿勢反射障害（後方突進現象）

患者に立位をとらせ，検者は患者の肩をもち後ろに引く．姿勢反射障害があると，患者は姿勢を立て直せない．検者は後ろで患者が倒れないように支える．

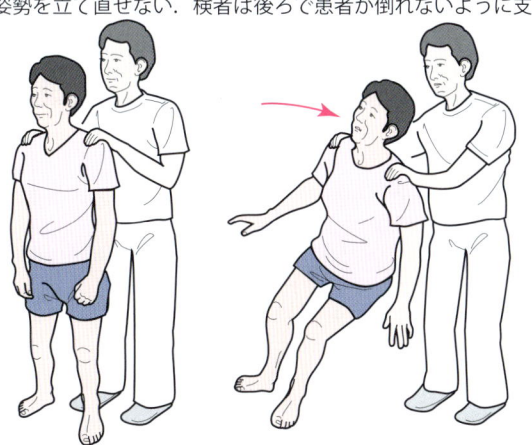

③ 腕木信号現象（signpost phenomenon）

肘をついて前腕を立てたまま保持させる．筋強剛がある場合には，手首が伸展位でさがらない．

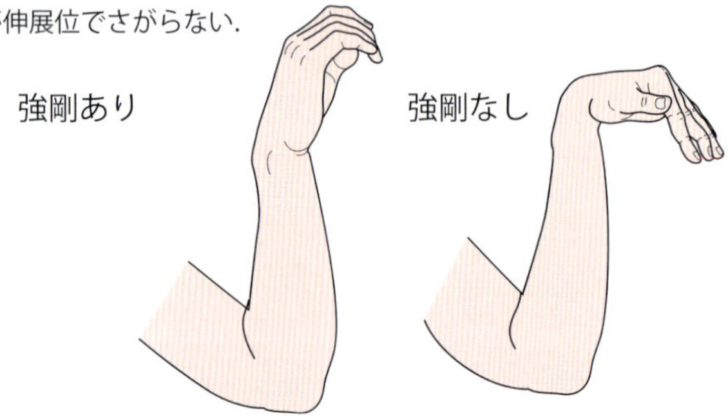

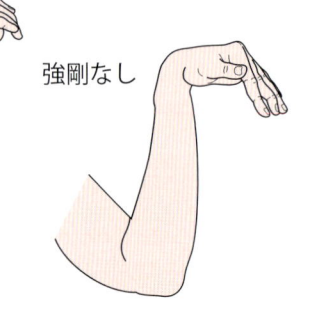

強剛あり　　　　強剛なし

④ 指タップ

両側の母指と示指でタップを行ってもらう．パーキンソニズムが強いと，タップのリズムが不良であったり，タップの幅が狭くなる．

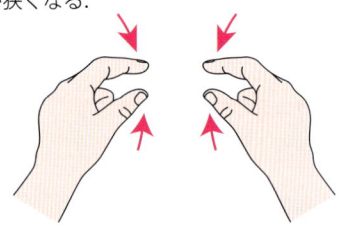

7　起立・歩行

① Romberg 徴候

患者に両足をそろえて立位をとらせ閉眼させる．閉眼させた後に体が動揺し，倒れそうになった場合に陽性とする．深部感覚障害で視覚からの補正が効かなくなるため，陽性となる．

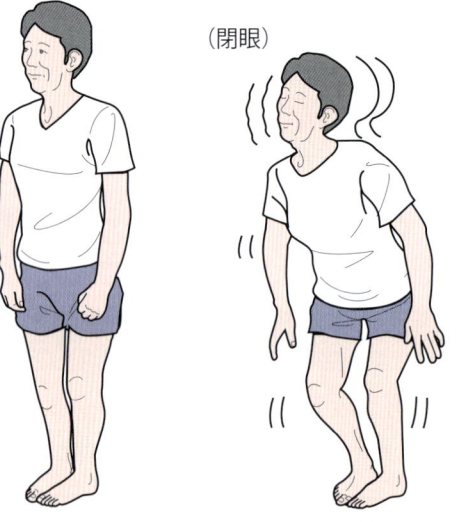

（開眼）　　　　（閉眼）

② 継ぎ足歩行

一側の踵と他側のつま先をつけ，左右の踵とつま先を交代しながら歩く

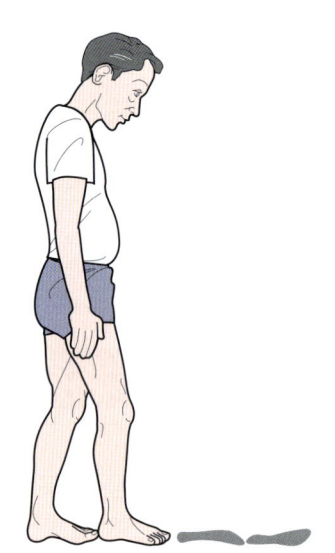

8　末梢神経障害

① 下垂手

橈骨神経麻痺では手関節の背屈・手指の伸展が障害される．

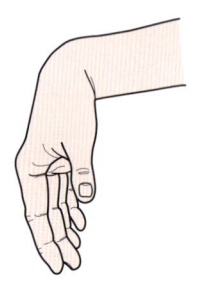

② 下垂足

腓骨神経麻痺では足関節と足趾が背屈できなくなる．

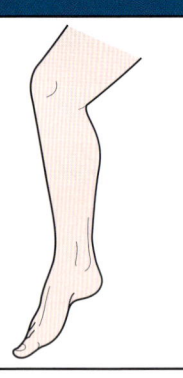

③ Froment 徴候

両手の第1・2指で紙をつままませて紙を引っ張ると，尺骨神経麻痺側では第1指の指節間関節が屈曲し紙を保持しようとする．

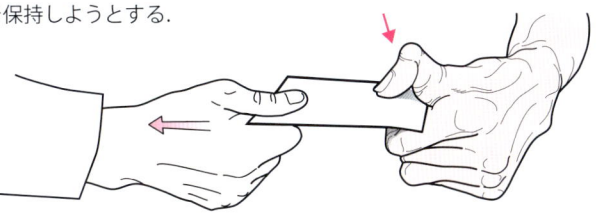

④ Tinel 徴候

末梢神経の断裂部や変性部を叩打すると，その神経支配領域に痛みやしびれが放散する．

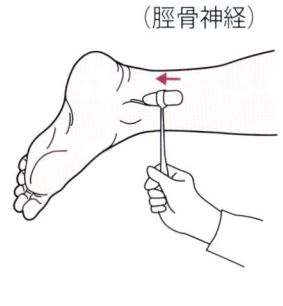
（脛骨神経）

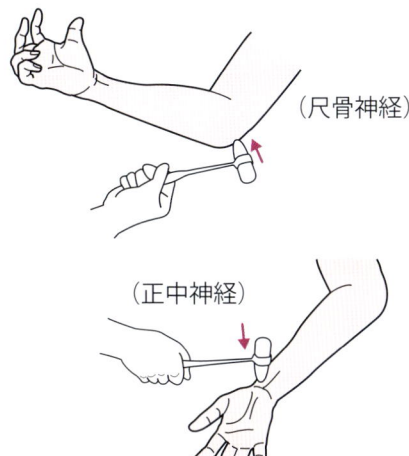
（尺骨神経）
（正中神経）

⑤ Phalen 徴候

手関節を直角に曲げて，両手背を合わせ保持させると，手根管症候群では1分以内にしびれや痛みが増悪する．

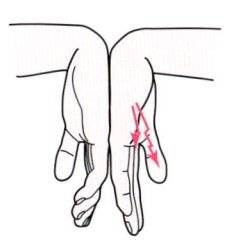

9　深部腱反射

| ① 上腕二頭筋反射 | ② 上腕三頭筋反射 | ③ 腕橈骨筋反射 |

① 上腕二頭筋反射

反射中枢はC5,6である．肘関節屈側の上腕二頭筋腱上に検者の母指を当て，母指の上から打鍵器で叩く．

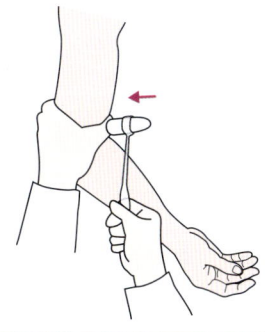

② 上腕三頭筋反射

反射中枢はC6-8にある．肘を半屈曲位に保ち，肘頭上の上腕三頭筋腱部を打鍵器で叩く．

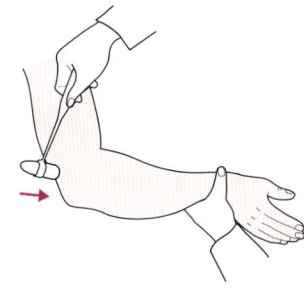

③ 腕橈骨筋反射

反射中枢はC5,6にある．肘を軽く屈曲させ，前腕は回内，回外の中間程度に保持し橈骨下端を打鍵器で叩く．

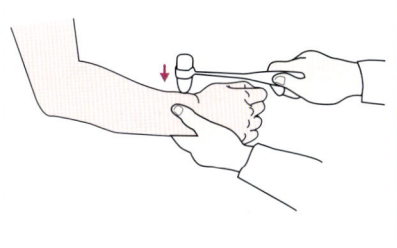

④ 膝蓋腱反射

反射中枢は L2-4 にある.
両膝を軽く屈曲させ,膝蓋骨の直下を打鍵器で叩く.

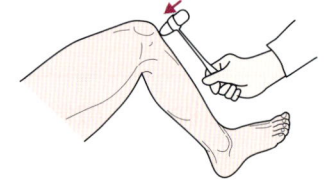

⑤ アキレス腱反射

反射中枢は S1,2 にある.
仰臥位の際には,膝を屈曲・外旋させ,検者が足を軽く背屈させながら打鍵器でアキレス腱部を叩く方法が簡便である.起座位では,患者を後ろ向きにさせて膝で立った状態で,足をベッドの縁から出してもらい,足底を押さえながらアキレス腱部を打鍵器で叩く.

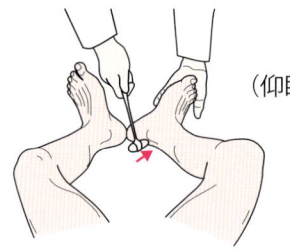
（仰臥位）

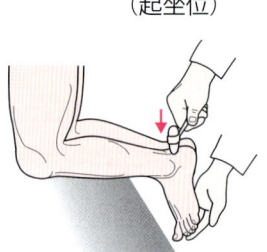
（起坐位）

10　病的反射

① 足底反射

正常な足底反射
健常者に見られる表在性反射
全ての足趾が底屈する.

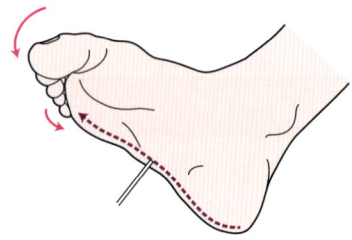

Babinski反射陽性
代表的な病的反射
母趾は背屈し,他の足趾は開排する.

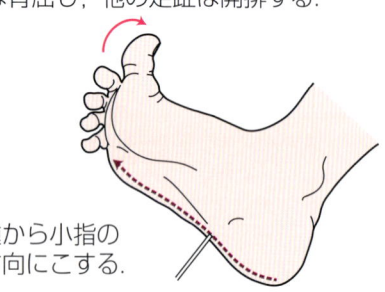

踵から小指の方向にこする.

② Chaddock 反射

足の外踝周囲を,後方から前方に向かってこする.
評価は Babinski 反射と同様である.

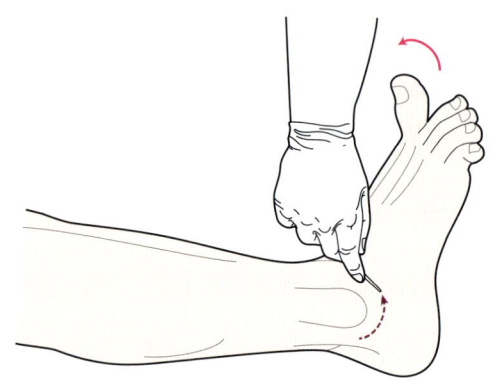

（文責　星野晴彦・荒川千晶）

I

外来で神経疾患を診るということ

1 神経疾患の診療の基本

画像診断の進歩で診断の手順も精度も格段に進歩しましたが，
やはり基本は問診と診察です

① 神経疾患の診断はMRIなどの画像診断も大事ですが，基本は問診と診察にあり，なかでも問診のポイントは臨床経過のパターンです．
② 神経疾患の診断のポイントは局所診断であり．局所診断は神経機能解剖の知識をもとに病巣を診断します．
③ 神経疾患であっても救急外来では鑑別の前にまず救命対応が優先します．
④ 神経疾患であっても一般身体所見ををおろそかにすると，足元をすくわれてしまいます．
⑤ 検査はルーティンに行うのでなく，鑑別に必要な検査をよく考えてオーダーします．
⑥ ガイドラインはそのままでなくエビデンスをよく理解して応用しましょう．

神経疾患を診療するうえでの基本は，問診と診察です

研修医A「これだけ画像診断が発達すると頭部MRIで神経疾患の診断はとても容易になりましたよね」

上級医B「確かに頭部MRIの出現で神経疾患の診断の手順は進歩し，精度は格段にあがったけど，やはり基本は問診と診察だよね．画像で見つからない病変も診察でわかる場合もあるし，問診でしか診断できない疾患もあるよね．どんな疾患だかわかる？」

研修医A「頭痛や意識消失などですか」

上級医B「片頭痛や意識消失は，病院や診療所に来院した時には症状が残っていない場合がほとんどだね．これ以外に，てんかん発作，一過性脳虚血発作なども重要な疾患だ．問診で一番大切なのは，臨床経過だね」

1. 神経疾患の診療の基本

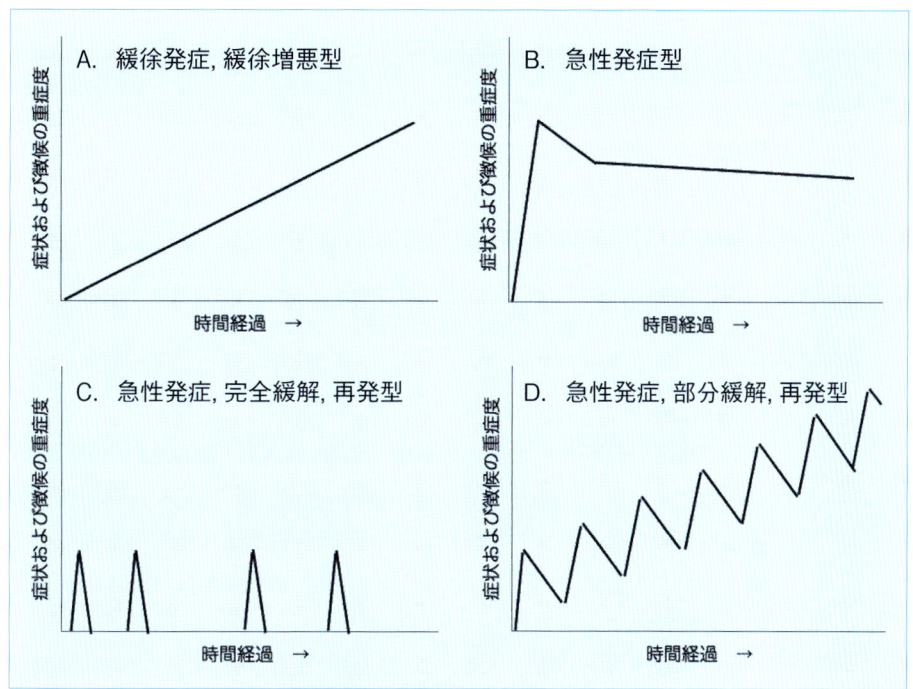

図1 神経疾患の典型的な症状の臨床経過のパターン
問診のポイントはパターンを知ること

Comment

神経疾患は，中枢神経系，末梢神経系，神経筋接合部疾患，筋疾患と幅広い疾患が含まれますが，問診での症状の臨床経過が鑑別上，とても重要となります．図1に典型的なパターンを示します．

A：緩徐発症，緩徐増悪型：発症時期が不明瞭で，徐々に症状が増悪していくパターンです．アルツハイマー病 Alzheimer disease やパーキンソン病 Parkinson disease などの変性疾患が疑われます．

B：急性発症型：日あるいは時間単位で発症し，急速に症状が出現した後，徐々に改善するが後遺症を残すパターンです．最も多いのは脳血管疾患，脳卒中になります．脳卒中の中でもくも膜下出血や心原性脳塞栓症は突発完成型ですし，脳出血も急速に症状が出現します．脳血管疾患以外には，中枢神経系の感染症やギランバレー症候群 Guillain-Barré syndrome などが含まれます．

C：急性発症，完全緩解，再発型：急速に症状が出現しますが，症状改善後は後遺症を残さずに緩解します．これを繰り返すのが特徴です．片頭痛，てんかん発作，一過性脳虚血発作などが含まれます．

D：急性発症，部分緩解，再発型：急性発症や症状増悪を繰り返し，症状は一時的に改善するものの後遺症が残り，徐々に神経症状が増悪していくパターンです．多発性硬化症が最も典型的なパターンになります．

3

神経疾患では局所診断を行う．そのためには神経学的所見が重要

研修医 A「神経疾患の診断の最も大きな特徴は局所診断だと思うのですが，いくつもの神経症状を組み合わせて障害部位を見つけるのですね」

上級医 B「神経症状の組み合わせから局所診断するには，症状に関係する神経解剖を知っている必要があるね．その機能異常から障害部位を推測，同定していくことは詰め将棋のようなもので，とても面白いと思うね」

Comment

　神経疾患の診断が他の疾患の診断と異なるのは，鑑別診断の前に局所診断を行うという点にあります．神経学的所見から得られた異常所見を，機能解剖の知識を元に障害部位を絞っていきます．原則として，得られた異常所見をすべて説明できる単一の障害部位を探しますが，2つ以上の障害部位が推測される場合には，多発する病巣を呈する疾患を考慮することになります．

　異常所見をきちんと捉えることが前提になりますから，神経学的診察は系統立ててすべて診ることが大切です．問診からは予想されなかったような神経所見がある場合も多く，病的反射のように本人が全く自覚しない異常所見が診断，さらに治療に結びつく場合があります．

救急外来と一般外来での問診や診察はどのように異なるか

研修医 A「神経学的所見をすべて診るのには時間がかかりますから，救急対応のときはそうもいきませんよね」

上級医 B「たとえ神経疾患だとしても，救急で一番優先されるのは何？」

研修医 A「バイタルサインのチェックと救命対応です」

上級医 B「その通りだね．問診や神経学的診察する場合も時間がかけられない場合も多いから，前もって神経救急疾患に関する知識は覚えておこうね」

Comment

　意識障害などで救急外来に搬送された場合に，意識障害の原因となる神経疾患を鑑別する前に，バイタルサインをチェックし，救命対応，いわゆる ABCD を行うことが優先されるのは当然のことです（図2）．血圧・脈拍，呼吸，体温をチェックしつつ，意識障害の有無，大まかな身体所見と神経学的な所見をとります．救命処置を行いながら，付き添いや家人から経過を聴きます．ゆっくり診察している時間的余裕がないと判断すれば，頭部 CT を含めて検査を優先する場合もあります．診断と治療は効率

1. 神経疾患の診療の基本

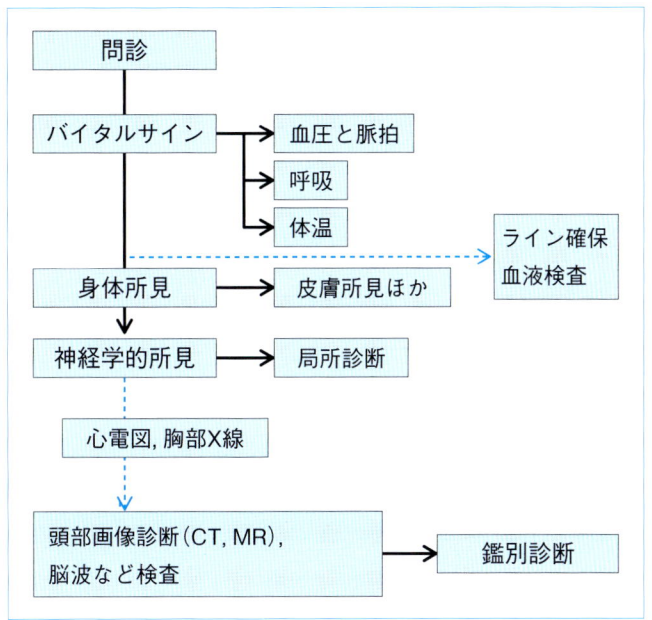

図2　救急外来における問診・診察・診断の手順

よく行う必要があります．

　たとえば頭痛の患者の場合には，突然発症した激しい頭痛であればくも膜下出血を考えなければなりません．その際にも詳しい問診や診察を行っている時間はないので，最低限必要な問診と診察にとどめて頭部 CT を速やかに行う必要があります．発熱を伴った頭痛の患者で，意識も混濁していれば細菌性髄膜炎かもしれません．この際にも一刻も早い診断が必要ですから，問診や診察に多大な時間を割くことは避けなければなりません．

　このように，救急外来で速やかに診断しなければならない疾患に関しては，その疾患の診断に最低限必要な問診内容や診察事項を前もって身につけておく必要があります．患者を目の前にしてからあたふたしないためにも，緊急性の高い救急疾患については熟知しておきましょう．

一般身体診察も忘れてはいけない

上級医 B「ねぇ，先生のカルテを見たら神経所見はよく書けているのだけど，一般身体所見を全然記載してないよ！」

研修医 A「意識障害の患者だったので，神経所見だけでもよいと思ったのですが…」

上級医 B「意識障害は脳以外の疾患で起こることも多いんだよ！高齢者であれば感染症や脱水でも容易に意識は悪くなるしね．一般身体所見をおろそかにすると足下を

すくわれることがあるから注意したほうがよいね」

Comment

　神経症状はあらゆる疾患で認められます．たとえば，どのような疾患でも重症になれば意識障害を伴ってきます．このように，神経疾患ではない基礎疾患なのに，神経症状が前面となって来院する場合も少なくありません．したがって，神経学的診察をきちんと行うことばかりでなく，一般身体診察もきちんと行う必要があります．神経学的診察と同様に頭の先から足の先まで臓器別のレビューを行いながら，基礎疾患がないかどうかを見極める必要があります．

鑑別診断のために検査を組む

上級医 B「さて，この意識障害の症例だけど，これからどうやって検査していこうか？」
研修医 A「そうですね…．頭部 CT はなんでもなかったですし，血液検査もあまりパッとした異常はなかったですね．でもアンモニアも調べていないし，甲状腺も調べていませんでした．調べてみないとダメですね．それに脳波や頭部 MRI も行ってみたほうがよいと思います！それに念のため胸部や腹部の CT も行ってみましょう！熱はないですが髄液検査も行いましょう！」
上級医 B「………」

Comment

　局所診断がついた後に，その障害の原因となっている疾患を鑑別していくことになります．画像を含めた検査は局所診断の確認と鑑別のために必要な情報を得ることが一番の目的になります．
　したがって，ルーティンで行うのではなく，鑑別のために必要な検査をきちんと考えてオーダーする必要があります．頭部 MRI をはじめとした画像検査は局所診断の精度を高めましたが，鑑別診断を考えながら必要な撮影法を追加する必要があります．画像以外に，特殊血液検査，髄液検査，脳波や筋電図などの電気生理学的検査，などをうまく組み合わせる必要があります．

診察，検査，治療に関しては，エビデンスをよく理解し，そのうえで選択する

研修医 A「ガイドラインに沿って診断治療を行えばいいと思うのですが，しばしばガイドラインとは異なる治療になるような気がするのですが…．」
上級医 B「ガイドラインは専門家がそれまでに積み重ねられた多くのエビデンスを元

に推奨のグレードを決めたものだけど，実際の現場では臨床試験に組み込まれるような症例ばかりではないよね．禁忌項目があったりして，必ずしもガイドライン通りの治療の適応とならない場合も多いわけだ．エビデンスとなった内容をもう一歩踏み込んで理解して，その推奨が適応できるかどうかを見極める必要があるね」

Comment

　これまでの臨床試験結果をエビデンスとして，診断，検査，治療についてガイドラインが多数発表されています．臨床試験で対象となった症例は，他の合併疾患がほとんどなく，条件の良い症例が選ばれている場合が多く，その結果が，必ずしも実地臨床で適応できるばかりではないことに注意する必要があります．ガイドラインの推奨となったエビデンスをよく理解して，現場で応用することが必要です．

（星野　晴彦）

2

外来における神経学的診察のABC

診察の前にふまえておきたい心得

① きちんとした神経学的診察をするためには，現病歴，既往歴などをもとにした準備が必要です．
② 診察道具もきちんと整えましょう．
③ 神経学的診察のチャートに沿って，系統立てた診察の手順を決め，診察することが大切です．
④ 得られた所見の意味をよく考え，評価することが正しい診断につながります．
⑤ 短時間での神経診察が必要な時には，まずどのような異常所見があるかをつかみ，その所見をもとに次の診察を組み立てることが必要です．

外来における診療アプローチ

 救急外来に1人の患者が搬送された

> 76歳，男性　主訴：右上下肢脱力
> 　1時間ほど前から，急に右上下肢脱力を自覚し，言葉も話しにくくなったため，家族が救急車を要請し当院を受診した．高血圧，糖尿病，心房細動があり，インスリン，ワルファリンなどにて加療中であった．

上級医B「まず，何を考える？」
研修医A「高血圧，糖尿病，心房細動のある男性に急性発症した右上下肢脱力と言語の障害ですので，脳血管障害が最も疑われます」
上級医B「そうだね．病歴からは脳血管障害が最も考えやすいよね．脳血管障害の中では，どの疾患を考える？　鑑別するためにはどのような所見の確認が必要かな？」

研修医A「危険因子，症状からは脳梗塞か脳出血のどちらかだと考えられます．この2つの疾患では神経症状に大きな差はないと思います．脳出血の場合がより血圧が高値になる場合が多いので，バイタルサインとしての血圧が重要と考えます」

上級医B「その通り！　血圧は重要だね．それと神経学的診察で注意しなければならないことには何がある？」

研修医A「脳血管障害が疑われるので，意識障害の有無が重症度に関わると思います．まず意識障害の確認が必要です．次に片麻痺の有無と程度について診察します．話しにくさについては，右麻痺があれば，左大脳の病変も考えられますので，失語なのか，構音障害なのかについても診察しなければならないと思います．その他には感覚障害についても評価が必要です」

上級医B「それでは，今，考えていることを念頭に置いて診察してみよう」

Comment

この症例では状況から脳血管障害が最も疑われることに異論はないと考えられます．右上下肢脱力という症状だけであれば，脳血管障害以外に脳腫瘍，硬膜下血腫などの外傷性疾患も可能性はありますし，高齢ですので頻度は低くなりますが，脱髄性疾患なども鑑別疾患に含まれてきます．また，糖尿病に対してインスリン使用中ですので，低血糖も鑑別として重要です．

このように考えていくと，麻痺の有無と程度，失語か構音障害かを鑑別するための診察手順，頭部打撲の既往についての確認などの情報を得ながら，神経学的診察を組み立てることになります．本稿では病歴から神経学的診察に入っていく段階での考え方，診察過程での診察の進め方について考えてみましょう．

① 神経学的診察を行う前に

神経学的診察を始める前にはきちんとした準備が必要です．準備というのはどのような疾患を想定していて，どのような所見があるのか無いのか，という点についてよく考えてから診察を始めるということです．それをまず頭の中に描いていないと，適切な神経学的診察はできません．すべての患者に同じように診察していると思わぬ見落としをすることがありますし，重要な所見を重要と考えないようなことが起こってしまいます．主訴，現病歴，既往歴，家族歴などを聴取した後に神経学的診察をすることになりますが，それまでに得た情報を総合して診察の準備をします．

② 必要な診察道具

診察には頭の中の準備だけではなく，診察道具もきちんと準備しなければなりません．必要な診察道具を図1に示します．神経学的診察の象徴たる打腱器だけではなく，最低でもペンライト，感覚の診察に用いる爪楊枝（つまようじ），ティシュペーパー，音叉．などを用意しておきましょう（バビンスキー反射 Babinski reflex などを診察す

Ⅰ. 外来で神経疾患を診るということ

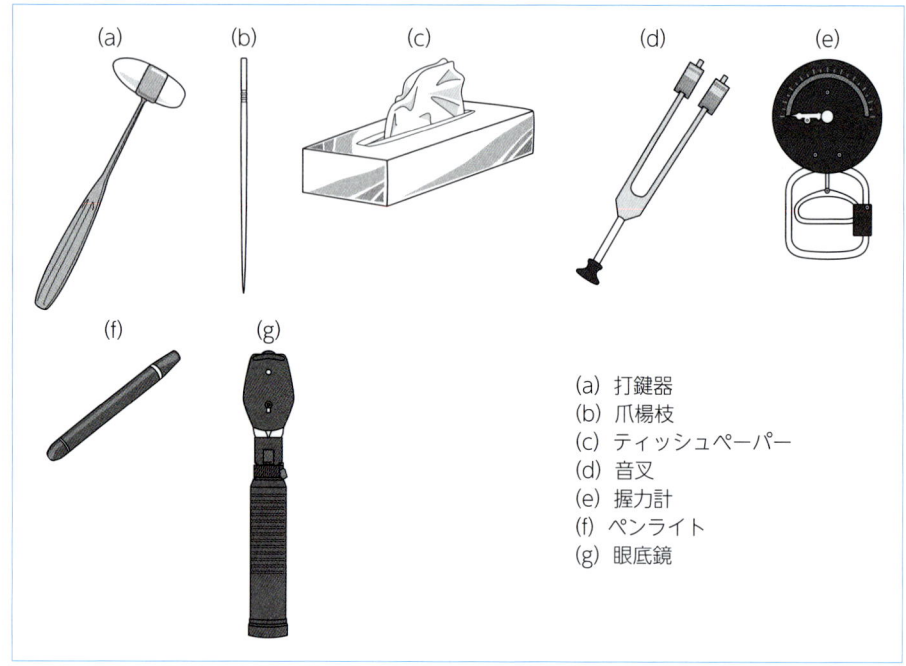

(a) 打鍵器
(b) 爪楊枝
(c) ティッシュペーパー
(d) 音叉
(e) 握力計
(f) ペンライト
(g) 眼底鏡

図1 診察道具

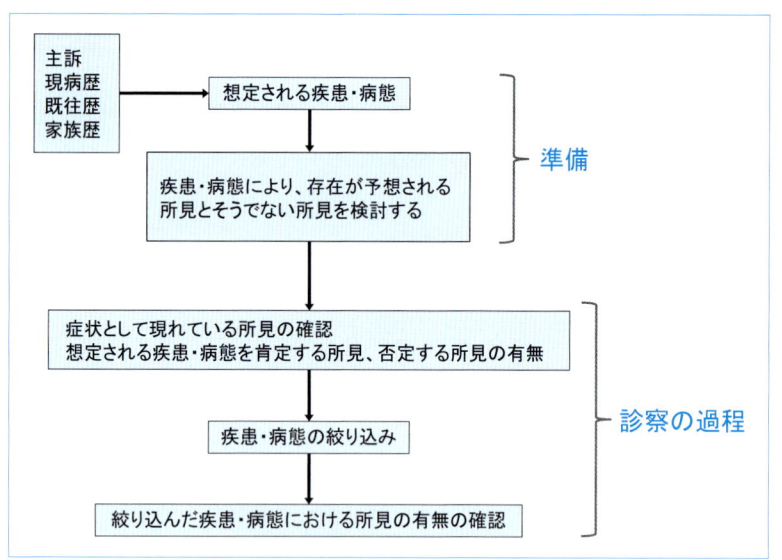

図2 神経学的診察の準備と診察の関係

るには爪楊枝の頭側を使います).

③ 神経学的診察は診察の前から始まっている

これは，前述した診察の準備とも通じることですが，外来で患者を呼び，実際に診

察室に入ってくる時から観察が始まります．歩行の様子，姿勢，表情，言語・話し方，さまざまな動作などは，部屋に入ってくる時の歩き方，病歴聴取の間の様子の観察，会話の中からも多くの情報が得られます．それらも重要な所見であり，実際に神経学的診察を始める時の参考になります．たとえば，パーキンソン病 Parkinson disease での小刻み歩行，不随意運動などは入室時の歩行，座っている時の様子だけで判断できます．病歴聴取時の話し方で構音障害の有無とそのタイプも判断できますし，失語，認知機能障害などについても多くの情報が得られます．また，患者が診察されているという意識を持たない状態での動作と診察時の所見が異なることもあり，診断に重要な情報となります．

④ 診察で得られた所見の評価

実際の診察で得られた所見をどのように評価するかが，神経学的診察の過程では大切な手順になります．ただ，漫然と脳神経，運動，感覚と診察していては，実際に見極めなければならない疾患，病態を見落とす可能性が高くなります．いくつかの疾患で考えてみましょう．

a）脳血管障害

冒頭の症例のような脳血管障害では，疾患の重症度，病変の局在診断が診断や治療に重要となります．それを評価するためには症例で示したようにバイタルサインの確認を最初に行わなければなりません．脳血管障害急性期は一般に血圧は上昇していますが，脳出血でより高値であることが多く，200 mmHg にもなるような高血圧は脳出血の可能性が高くなります．

次に意識レベルの評価です．意識障害の程度は脳血管障害の重症度と強く関連しますので大切な評価です．

脳神経では視野，眼球運動障害，瞳孔，眼振など眼に関連する所見は病変部位の局在診断に直結します．視野異常があれば外側膝状体から側頭葉，後頭葉のどこかに病変があることを示していますし，眼球運動障害，瞳孔不同，眼振などは後頭蓋窩の障害を示しており，その組み合わせによってさらに部位は限定されます．

言語では構音障害，失語についての評価はやはり病変部位の局在，脳梗塞の病型診断についても診断の根拠となる所見です．構音障害があれば嚥下はどうか，失語があれば他の高次脳機能障害はどうかなど，確認する所見を考えることとなります．

運動については麻痺の有無，分布，程度について評価します．この評価は予後の推測にも関連します．

感覚は，表在感覚と深部感覚の区別，温痛覚と触覚が解離する感覚解離は病巣の診断に有用ですし，協調運動も脳幹，小脳の病巣の局在に直結します．

神経所見を正確に取ることによって，重症度，局在診断などさまざまな情報が得られます．

b) パーキンソン病 Parkinson disease

　パーキンソニズムに含まれる疾患はさまざまですが，パーキンソン病を診断していくには，それら多数の疾患から神経学的診察でパーキンソン病らしい所見を取り出していくことになります．代表的な症状として，動作緩慢，筋強剛，振戦，姿勢反射障害が挙げられ，これらの所見を診察していきます．

　まず，診察室に入ってくる時の姿勢・歩行を観察すると，歩幅，腕振りの左右差，前傾姿勢などに特徴があります．パーキンソン病では筋強剛も含めて左右差があることが多く，筋強剛の強い側の腕振りが小さくなることが一般的です．左右差がほとんどない，または，非常に強い左右差がある場合には他の疾患によるパーキンソン症候群の可能性が高まります．振戦にも同様に左右差があり，筋強剛が強い側で振戦も強いものです．振戦は静止時，動作時のどちらで観察されるかについても大切な診察です．

　眼球運動障害，特に垂直方向の眼球運動障害が観察されれば，進行性核上性麻痺などが考えられますし，一側に強い失行のような動作の障害が観察されれば，皮質基底核変性症が鑑別に挙がります．

　このように筋強剛ひとつをとっても，左右差，性状などで疾患の鑑別を考え，その他の所見との関連を考えて診察をしなければパーキンソン症候群を鑑別していくことができません．一つ一つの神経所見が持つ意味が非常に重要になるのです．

c) 頭痛

　頭痛は非常に多くの疾患に伴う症状であるとともに，頭痛として一つの疾患単位ともなっています．片頭痛に代表される一次性頭痛はほとんどの場合に神経学的診察で異常所見を認めることはありません．ここでは，他の疾患に伴う頭痛を一般身体所見，神経所見から鑑別することになります．意識，項部硬直，眼球運動障害，結膜充血，麻痺などの局所神経所見の異常を捉えることで，潜在している疾患を診断する糸口になります．漫然とした診察でこれらの神経所見を見落とすと重大な疾患を見落とすことにつながります．それを避けるためにも系統的に神経学的診察を行い，神経所見を見落とさないようにしなければなりません．

　以上のように神経学的診察では，1つ1つの所見が持つ意味をよく考え，得られた所見から考えられる疾患，病態を確認し，次に何を診なければならないか考えていくことが大切です．そして，次に得られた所見から，再び同じ手順で次の診断，所見の確認へつなげていき，その繰り返しで疾患，病態に迫っていくことになります．そして，どのような検査が必要になるかを考えます．この過程をきちんと行うためには，各疾患の理解も重要ですが，各神経系統の所見が持つ意味を理解することが必要です．現れてくる症状と神経所見は，疾患は異なっていても障害された部位に応じた同様の症状，所見が見られます．そこで病変の局在診断も可能になります．この作業がきち

(別紙様式19)

神経学的検査チャート

年　月　日　時　分

患者氏名
患者ID
患者性別　男　女　　年齢

1) 意識・精神状態　a) 意識 ： 清明、異常 （　　　　　）
　　＊Japan Coma Scale （1, 2, 3, 10, 20, 30, 100, 200, 300）
　　＊Glasgow Coma Scale（E 1, 2, 3, 4, V 1, 2, 3, 4, 5, M 1, 2, 3, 4, 5, 6 total　　）
　b) 検査への協力 ： 協力的、非協力的
　c) けいれん ： なし、あり（　　　　　）
　d) 見当識 ： 正常、障害（時間 、場所 、人）
　e) 記憶 ： 正常、障害（　　　　　）
　f) 数字の逆唱 ： 286、3529
　g) 計算 ： 100 − 7 =　　93 − 7 =　　86 − 7 =
　h) 失行 （　　　　　）、失認 （　　　　　）

2) 言語　正常、失語（　　　）、構音障害（　　　）、嗄声、開鼻声

3) 利き手　右、左

4) 脳神経

	右	左
視力	正、低下	正、低下
視野	正、⊕	正、⊕
眼底	正常、動脈硬化（　）度、出血、白斑、うっ血乳頭、視神経萎縮	
眼裂	＞　＝　＜	
眼瞼下垂	（−）（＋）	（−）（＋）
眼球位置	正、斜視（　）、偏視（　）、突出（　）	
眼球運動	上直筋 下斜筋 外直筋 内直筋 下直筋 上斜筋	下斜筋 上直筋 内直筋 外直筋 上斜筋 下直筋
眼振		
複視	（−）（＋）：方向（　　　）	
瞳孔 大きさ	（正、縮、散）mm ＞ ＝ ＜ mm（正、縮、散）	
形	正円、不正	正円、不正
対光反射	速、鈍、消失	速、鈍、消失
輻湊反射	正常、障害	
角膜反射	正常、障害	正常、障害
顔面感覚	正常、障害	正常、障害
上部顔面筋	正常、麻痺	正常、麻痺
下部顔面筋	正常、麻痺	正常、麻痺
聴力	正常、低下	正常、低下
めまい	（−）（＋）：回転性・非回転性（　　）	
耳鳴り	（−）（＋）	（−）（＋）
軟口蓋	正常、麻痺	正常、麻痺
咽頭反射	（＋）（−）	（＋）（−）
嚥下	正常、障害（　　　）	
胸鎖乳突筋	正常、麻痺	正常、麻痺
上部僧帽筋	正常、麻痺	正常、麻痺
舌偏倚	（−）（＋）：偏倚（右　左）	
舌萎縮	（−）（＋）	（−）（＋）
舌線維束性収縮	（−）（＋）	

5) 運動系　a) 筋トーヌス　上肢（右・左、正常　痙縮　強剛　低下）その他（　　　）
　　　　下肢（右・左、正常　痙縮　強剛　低下）
　b) 筋萎縮　（−）（＋）：部位（　　　）
　c) 線維束性収縮　（−）（＋）：部位（　　　）
　d) 関節　変形、拘縮　：部位（　　　）
　e) 不随意運動　（−）（＋）：部位（　　）、性質（　　）
　f) 無動・運動緩慢　（−）（＋）
　g) 筋力　正常、麻痺　：部位（　　）、程度（　　）

		右	左		右	左
頸部屈曲	C1〜6	5 4 3 2 1 0	5 4 3 2 1 0	上肢バレー	(−) (+)	(−) (+)
伸展	C1〜T1	5 4 3 2 1 0	5 4 3 2 1 0	(下肢バレー)	(−) (+)	(−) (+)
三角筋	C5,6	5 4 3 2 1 0	5 4 3 2 1 0	Mingazzini	(−) (+)	(−) (+)
上腕二頭筋	C5,6	5 4 3 2 1 0	5 4 3 2 1 0	握力	kg	kg
上腕三頭筋	C6〜8	5 4 3 2 1 0	5 4 3 2 1 0			
手関節背屈	C6〜8	5 4 3 2 1 0	5 4 3 2 1 0			
掌屈	C6〜8,T1	5 4 3 2 1 0	5 4 3 2 1 0			
母指対立筋	C8,T1	5 4 3 2 1 0	5 4 3 2 1 0			
腸腰筋	L1〜4	5 4 3 2 1 0	5 4 3 2 1 0			
大腿四頭筋	L2〜4	5 4 3 2 1 0	5 4 3 2 1 0			
大腿屈筋群	L4,5,S1,2	5 4 3 2 1 0	5 4 3 2 1 0			
前脛骨筋	L4,5	5 4 3 2 1 0	5 4 3 2 1 0			
下腿三頭筋	S1,2	5 4 3 2 1 0	5 4 3 2 1 0			

筋萎縮・感覚

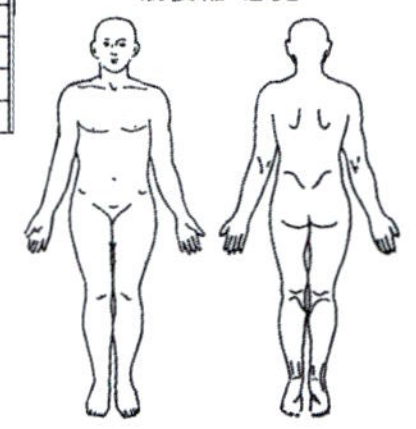

6) 感覚系　a) 触覚　正常、障害：部位（　　）
　b) 痛覚　正常、障害：部位（　　）
　c) 温度覚　正常、障害：部位（　　）
　d) 振動覚　正常、障害：部位（　　）
　e) 位置覚　正常、障害：部位（　　）
　f) 異常感覚・神経痛　（−）（＋）：部位（　　）

7) 反射

	右	左		右	左		右	左
ホフマン	(−) (+)	(−) (+)	バビンスキー	(−) (+)	(−) (+)		(−) (+)	(−) (+)
トレムナー	(−) (+)	(−) (+)	チャドック	(−) (+)	(−) (+)		(−) (+)	(−) (+)
(腹壁) 上			(膝クローヌス)	(−) (+)	(−) (+)		(−) (+)	(−) (+)
下			足クローヌス	(−) (+)	(−) (+)		(−) (+)	(−) (+)

8) 協調運動

	右	左
指一鼻一指	正常 、拙劣	正常 、拙劣
かかと一膝	正常 、拙劣	正常 、拙劣
反復拮抗運動	正常 、拙劣	正常 、拙劣

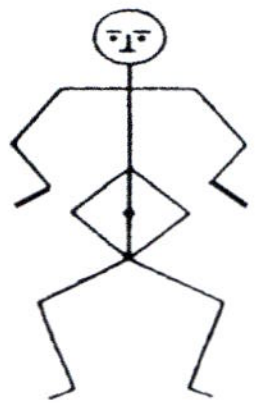

9) 髄膜刺激徴候　項部硬直（−）（＋）、ケルニッヒ徴候（−）（＋）
10) 脊柱　正常、異常（　　）、ラゼーグ徴候（−）（＋）
11) 姿勢　正常、異常（　　）
12) 自律神経　排尿機能　正常、異常（　　）
　排便機能　正常、異常（　　）
　起立性低血圧　（−）（＋）
13) 起立、歩行　ロンベルク試験　正常、異常、マン試験　正常、異常
　歩行　正常 、異常（　　）
　つぎ足歩行（可能・不可能）、しゃがみ立ち（可能・不可能）

図3　神経診察チャート

表1　診察の手順

1. 入室時から病歴聴取まで
   入室時：歩行状態，姿勢を観察
   病歴聴取中：姿勢，顔貌，話し方，不随意運動，聴力など
   会話の内容から認知機能などについても推察可能
2. 脳神経
   まず顔を見て，顔面の観察：眼瞼下垂，眼位，鼻唇溝など顔面神経麻痺
   視野：対座法
   眼球運動，瞳孔の左右差，対光反射，結膜充血，角膜の観察
   顔面筋の診察：額のしわ，眼輪筋，口輪筋
   顔面の感覚：温痛覚，触覚
   舌・軟口蓋などの観察：提舌，舌の萎縮など，軟口蓋挙上，カーテン徴候など
   発語，構音障害の診察
3. 運動
   筋トーヌス，筋萎縮，上肢，下肢挙上
   バレー徴候 Barre's sign，指折りなど．臥位であれば，ミンガッツィーニ徴候 Mingazzini sign など　近位，遠位を区別して診察
   必要に応じて徒手筋力テスト
4. 感覚
   表在感覚：温痛覚，触覚
   深部感覚：振動覚，位置覚
   いずれも部位と範囲，脊髄レベルとの関連，程度など
5. 協調運動
   指鼻指試験，膝踵試験，回内回外試験　運動の円滑さ，測定障害，振戦など
6. 反射
   腱反射，病的反射　左右差，上下肢での差，正常か亢進，減弱・消失
7. 起立・歩行
   入室時の歩行観察に加えて，継ぎ足歩行，ロンベルグ徴候 Romberg sign．しゃがみ立ち，つま先立ち，立ち上がりの動作，バランスなどを観察
8. 高次脳機能
   半側空間無視，病態失認などの失認，失行，計算，左右，認知機能など
9. その他
   髄膜刺激症状；項部硬直，ケルニッヒ徴候 Kernig sign など，起立性低血圧など

んと行えれば，病歴から神経学的診察を終えるまでの過程でおのずと診断，病態に迫っていることになり，次に適切な検査を選択することができるようになります．

⑤ Full neurological examination，日常の系統的神経学的診察の意義と考え方

　神経学的診察は，すべての神経系統を網羅して診察すること；full neurological examination が基本になります．この全神経系の診察は神経学的診察チャート（図3）に従って行うと見落としがなくなります．見落としがなくなるとともに，診察しながら所見の確認もできますので，full neurological examination を行う場合には神経学的診察チャートを用いて診察するようにしたいものです．今までにも繰り返し述べていますが，神経学的診察は系統立てて行うことが大切です．診察チャートの順番で構いませんが，あらかじめ自分なりに診察の順番を決めておくと良いでしょう．たとえば，表1に示すように脳神経，運動，感覚，協調運動，反射，起立・歩行，高次脳機能を順に系統立てて診察します．それにより，どの神経系統のどの部分に異常があり，どこは障害されていないかをはっきりさせることができます．病歴，神経症状とともに

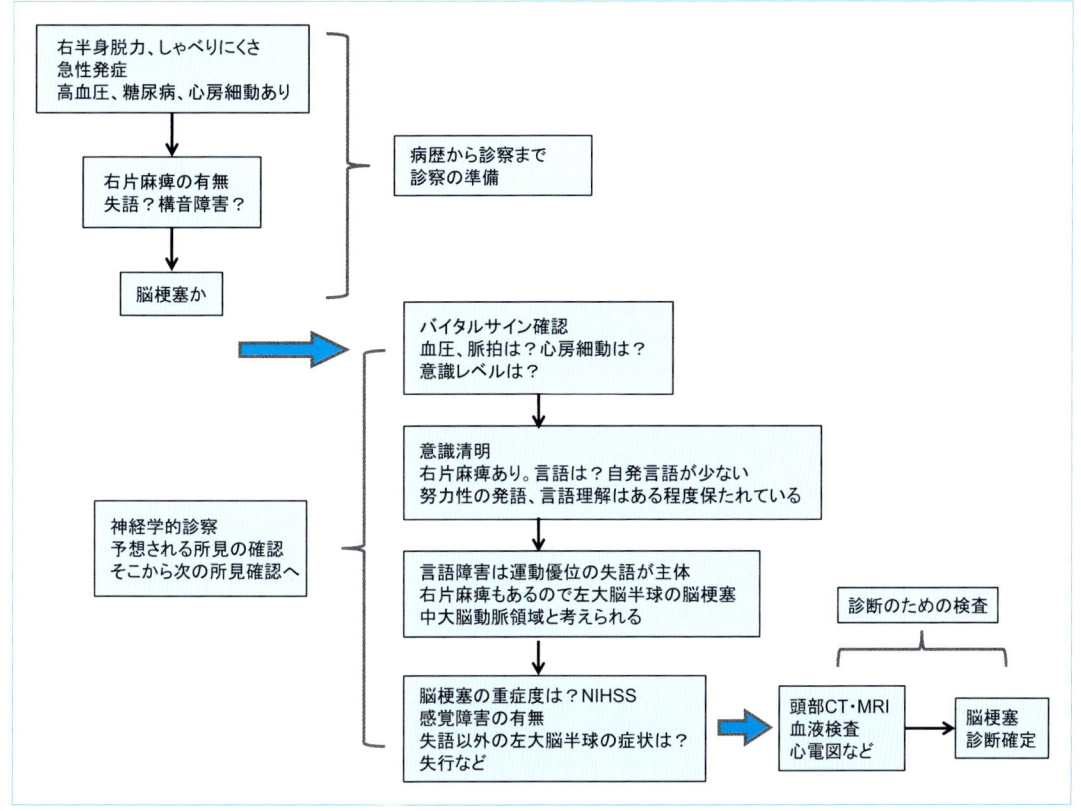

図4 診察の流れ：脳梗塞では

明らかになった神経学的所見から鑑別診断をしていくのです．そのためにも，この詳細な神経学的診察は欠かすことができない重要なものです．

そして，得られた所見を正確に記載します．神経所見の記載はできるだけ具体的に記載するべきです．運動麻痺の有無だけを記載してあっても，運動麻痺の程度，部位などについての記載がないと評価が困難です．また，それでは麻痺の程度が変化した時に変化の程度がわかりません．具体的に記載してあれば，評価は容易に行えます．この神経学的診察の訓練を十分に行っていれば，簡潔な神経診察でも十分な診察ができます．

full neurological examination は神経学的診察のすべてと言えるほど重要なものですが時間もかかります．入院患者を病棟で診察する場合には十分な時間もあり，それで良いのですが，ただ，救急外来，一般外来の場ではすべての症例で詳細な full neurological examination を行っていたのでは時間がいくらあっても足りません．そこで，日常の系統的な神経学的診察では full neurological examination を簡潔にし，同じ手順で流れに沿って神経学的診察をします．ここでは，どのような異常があるかについてつかむことを主眼とします．手順は full neurological examination と同様に行い，その中でポイントを絞った神経学的診察が必要になります．絞るべきポイントは，前述

した病歴，既往歴などから行う神経学的診察の準備で考えておくことになります．準備の段階で想定している疾患，病態が見えてきているはずです．それらの疾患，病態で認められる所見，認められない所見がありますので，それらの所見をまず確認していくことがポイントになります．そこで，説明できない所見が見られた場合には，その所見から，想定される疾患，病態を考え直していく作業を行います．冒頭に示した脳梗塞を例にとると，図4のような流れになります．一つの異常所見を捉えたら，その所見を起こす病巣を考え，その病巣と関連する所見について診察していくのです．系統的にこの作業を行えば短時間でポイントを絞った診察が可能になります．

⑥ 最後に

神経学的診察を行うにあたっての心構え，考え方についての概略を述べました．神経学的診察はなかなか取っつきにくいと思いますが，自分なりの手順を作っておけばそれほど難しい診察ではありません．そのためには一つ一つの所見を正しく診察，評価する訓練を繰り返し行っておくことが大切です．その訓練の中で，観察の眼を養っておきましょう．

（足立　智英）

II

重要な神経症候の外来アプローチ

1

頭痛

「CTで問題がないので緊張型頭痛ですよね」
―頭痛の症候は多彩であり，診断基準を熟知して鑑別することと，
緊急の疾患を除外することが大切です―

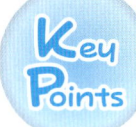

Key Points

① 頭痛は「国際頭痛分類第2版」の分類と診断基準を参考に診断します．
② 緊張型頭痛，片頭痛については診断基準を熟知する必要があります．
③ 側頭動脈炎と緑内障は頭痛と関連した失明の危険性のある緊急疾患です．
④ くも膜下出血と髄膜炎は疑ったら，徹底的に検査して除外する必要があります．
⑤ 心療科的疾患も頭痛の原因となります．

緊張型頭痛，片頭痛へのアプローチ

ごみ箱的疾患となる緊張型頭痛の診断の根拠を明らかにする

研修医A「頭痛を主訴に来院された33歳の女性です．頭全体がズキズキと痛み出し，歩くと痛みが強くてじっとしていたそうですが，改善しないので来院されました．頭部CTを施行しましたが，出血もなく，緊張型頭痛と考えました」

上級医B「なるほどね．ちなみにどうして頭部CTを撮影したんだい？」

研修医A「それは…．頭痛の中で絶対に見逃してはいけないのが**くも膜下出血**と**髄膜炎**だと習いましたので」

上級医B「確かにくも膜下出血は頭部CTで診断できると思うけど，髄膜炎の場合には頭部CTでなにか所見が出るのかな？」

研修医A「髄膜炎の場合は…．あまり特徴的な所見は出ないかもしれません…」

上級医B「それに先生は，頭痛の患者を診たら全員に頭部CTを撮影するつもりかな？そんなことをしていたら，頭部CTを撮影する患者であふれてしまわないかい？やはり，問診や診察で本当に頭部CTが必要な患者を絞り込むことが必要ではないかな？」

研修医A「確かにそうだと思います」

上級医B「それでは，くも膜下出血や髄膜炎の患者に重要な問診はなんだろうね？」

研修医A「くも膜下出血は動脈瘤の破裂ですので，突発するかどうかが重要だと思います．髄膜炎は，発熱などの炎症症状を伴っているかどうかが大事ではないでしょうか」

上級医B「そうだね．まずは頭痛の始まり方や経過，重症度，随伴症状などを問診して二次性あるいは症候性といわれる，原因疾患のある頭痛を鑑別する必要があり，その最たるものがくも膜下出血と髄膜炎だね．それ以外にも脳腫瘍だったり，脳出血などがあるけど，一般には頭痛以外の症状があるから，神経学的診察をしっかり行えば大半が鑑別できると思うよ．もし，このような二次性頭痛が疑われれば，頭部CTを撮影したほうがよいよね」

研修医A「わかりました．頭痛の診察にはまず問診と診察が大事なのですね」

上級医B「さて，症候性ではない慢性頭痛として一次性頭痛があって，そのひとつが，さきほど先生が診断した緊張型頭痛なわけだけど，どうやって診断したのかな？頭部CTで異常がなくて，頭全体が痛んだからかい？」

研修医A「片頭痛に有名な閃輝性暗点はなかったようですし，片側でもありませんでしたから…」

上級医B「先生は緊張型頭痛や片頭痛の診断基準は知っているかい？」

Comment

頭痛は，2003年に第11回国際頭痛学会（International Headache Society：IHS）で発表されたInternational Classification of Headache Disorders, 2nd Edition（ICHD-Ⅱ），邦訳名は「国際頭痛分類第2版」[1]によって表1のように診断，分類されます．

表1 「国際頭痛分類第2版」による頭痛の分類（文献[1]より引用）

第1部：一次性頭痛（機能性頭痛）
1．片頭痛
2．緊張型頭痛
3．群発頭痛およびその他の三叉神経・自律神経性頭痛
4．その他の一次性頭痛

第2部：二次性頭痛（症候性頭痛）
5．頭頸部外傷による頭痛
6．頭頸部血管障害による頭痛
7．非血管性頭蓋内疾患による頭痛
8．物質またはその離脱による頭痛
9．感染症による頭痛
10．ホメオスターシスの障害による頭痛
11．頭蓋骨，頸，眼，耳，鼻，副鼻腔，歯，口あるいはその他の顔面・頭蓋の構成組織の障害に起因する頭痛あるいは顔面痛
12．精神疾患による頭痛
13．頭部神経痛および中枢性顔面痛
14．その他の頭痛，頭部神経痛，中枢性あるいは原発性顔面痛

表2 「国際頭痛分類第2版」による緊張型頭痛の分類
(文献1)より引用)

2.1 稀発反復性緊張型頭痛
    2.1.1 頭蓋周囲の圧痛を伴う稀発反復性緊張型頭痛
    2.1.2 頭蓋周囲の圧痛を伴わない稀発反復性緊張型頭痛
2.2 頻発反復性緊張型頭痛
    2.2.1 頭蓋周囲の圧痛を伴う頻発反復性緊張型頭痛
    2.2.2 頭蓋周囲の圧痛を伴わない頻発反復性緊張型頭痛
2.3 慢性緊張型頭痛
    2.3.1 頭蓋周囲の圧痛を伴う慢性緊張型頭痛
    2.3.2 頭蓋周囲の圧痛を伴わない慢性緊張型頭痛
2.4 緊張型頭痛の疑い
    2.4.1 稀発反復性緊張型頭痛の疑い
    2.4.2 頻発反復性緊張型頭痛の疑い
    2.4.3 慢性緊張型頭痛の疑い

緊張型頭痛は一般集団における生涯有病率は30〜78％とされ，一次性頭痛の中では最も多い頭痛ですが，その機序についてはいまだに不明な点が多い疾患です．国際頭痛分類では表2のように分類しています[1]．代表的なものの解説と診断基準を示します．

2.1 稀発反復性緊張型頭痛

頻度が稀であり，数分〜数日間持続する頭痛です．痛みは一般に両側性で，性状は圧迫感または締め付け感，強さは軽度〜中等度で，日常的な動作により増悪しません．悪心はないですが，光過敏または音過敏を呈することがあります．

診断基準：
A．平均して1ヵ月に1日未満（年間12日未満）の頻度で発現する頭痛が10回以上あり，かつB〜Dを満たす
B．頭痛は30分〜7日間持続する
C．頭痛は以下の特徴の少なくとも2項目を満たす
  1．両側性
  2．性状は圧迫感または締め付け感（非拍動性）
  3．強さは軽度〜中等度
  4．歩行や階段の昇降のような日常的な動作により増悪しない
D．以下の両方を満たす
  1．悪心や嘔吐はない（食欲不振を伴うことはある）
  2．光過敏や音過敏はあってもどちらか一方のみ
E．その他の疾患によらない

2.2 頻発反復性緊張型頭痛

頭痛の頻度が高く，数10分〜数日間持続します．痛みは一般に両側性で，性状は圧迫感または締め付け感であり，強さは軽度〜中等度で，日常的な動作により増悪しません．悪心はないが，光過敏または音過敏を呈することがあります．

診断基準：

A．3ヵ月以上にわたり，平均して1ヵ月に1日以上，15日未満（年間12日以上180日未満）の頻度で発現する頭痛が10回以上あり，かつB〜Dを満たす
B．頭痛は30分〜7日間持続する
C．頭痛は以下の特徴の少なくとも2項目を満たす
    1．両側性
    2．性状は圧迫感または締め付け感（非拍動性）
    3．強さは軽度〜中等度
    4．歩行や階段の昇降のような日常的な動作により増悪しない
D．以下の両方を満たす
    1．悪心や嘔吐はない（食欲不振を伴うことはある）
    2．光過敏や音過敏はあってもどちらか一方のみ
E．その他の疾患によらない

2.3 慢性緊張型頭痛

反復性緊張型頭痛から進展した疾患で，数分〜数日間持続する頭痛が連日または非常に頻繁に発現します．痛みは一般に両側性で，性状は圧迫感または締め付け感であり，強さは軽度〜中等度で，日常的な動作により増悪しません．軽度の悪心，光過敏または音過敏を呈することがあります．

診断基準：

A．3ヵ月以上にわたり，平均して1ヵ月に15日以上（年間180日以上）の頻度で発現する頭痛でかつB〜Dを満たす
B．頭痛は数時間持続するか，あるいは絶え間なく続くこともある
C．頭痛は以下の特徴の少なくとも2項目を満たす
    1．両側性
    2．性状は圧迫感または締め付け感（非拍動性）
    3．強さは軽度〜中等度
    4．歩行や階段の昇降のような日常的な動作により増悪しない
D．以下の両方を満たす
    1．光過敏，音過敏，軽度の悪心はあってもいずれか1つのみ

2．中程度〜重度の悪心や嘔吐はどちらもない
　E．その他の疾患によらない

　これらのいずれも，触診により頭蓋周囲に圧痛があるかどうかでさらに細分されます．

　緊張型頭痛はこのように最も多い頭痛ではありますが，診断基準がきちんと示されており，それに沿って診断することが必要です．歩行や階段の昇降のような日常動作により増悪しないのがひとつの特徴ですから，今回の症例は診断基準に合致しない部分があることがわかります．

片頭痛の診断に必要な問診を診断基準に沿って明らかにする

研修医A「頭が痛くて一歩も歩けないといっていたから緊張型頭痛の診断基準に一致しない部分がありますね．とすると片頭痛でしょうか？」
上級医B「片頭痛にも診断基準が示されているんだよ．診断に大事な問診事項があるのだけど知っているかい？」
研修医A「片頭痛というくらいなので，頭の片側だけとか…」

Comment

　片頭痛は本邦で15歳以上の4,029人の調査では，罹患率が8.4％であり，約70％は医師にかかっていないと報告されています[2]．国際頭痛分類では以下のような診断基準が示されています．

1.1 前兆のない片頭痛

　以前には普通型片頭痛（common migraine），単純片側頭痛（hemicrania simplex）と呼ばれていました．頭痛発作を繰り返す疾患で，発作は4〜72時間持続します．片側性，拍動性の頭痛で，中等度〜重度の強さであり，日常的な動作により頭痛が増悪することが特徴的であり，随伴症状として悪心や光過敏・音過敏を伴います．

診断基準：
　A．B〜Dを満たす頭痛発作が5回以上ある
　B．頭痛の持続時間は4〜72時間（未治療もしくは治療が無効の場合）
　C．頭痛は以下の特徴の少なくとも2項目を満たす
　　1．片側性
　　2．拍動性
　　3．中等度〜重度の頭痛
　　4．日常的な動作（歩行や階段昇降などの）により頭痛が増悪する，ある

いは頭痛のために日常的な動作を避ける
　D．頭痛発作中に少なくとも以下の1項目を満たす
　　1．悪心または嘔吐（あるいはその両方）
　　2．光過敏および音過敏
　E．その他の疾患によらない

1.2　前兆のある片頭痛

　以前には，典型的または古典的片頭痛（classic or classical migraine），眼性片頭痛，片側錯感覚性片頭痛，片麻痺性片頭痛，失語性片頭痛（ophthalmic, hemiparaesthetic, hemiplegic or aphasic migraine），片頭痛随伴症（migraine accompagnee），片頭痛合併症（complicated migraine）と呼ばれていました．

　通常5～20分にわたり徐々に進展し，かつ持続時間が60分未満の可逆性局在神経症状からなる発作を繰り返す疾患です．前兆のない片頭痛の特徴を有する頭痛が前兆後に生じることが多く，稀に片頭痛の特徴を欠く頭痛であったり，全く頭痛がなかったりする例があります．

診断基準：
　A．Bを満たす頭痛が2回以上ある
　B．片頭痛の前兆がサブフォーム1.2.1～1.2.6のいずれかの診断基準項目BおよびCを満たす
　C．その他の疾患によらない

1.2.1　典型的前兆に片頭痛を伴うもの

　典型的前兆には視覚症状，感覚症状，言語症状があります．徐々に進展し，1時間以上持続することはありません．前兆には陽性徴候および陰性徴候が混在し，完全に可逆性であり，1.1「前兆のない片頭痛」の基準を満たす頭痛を伴います．

診断基準：
　A．B～Dを満たす頭痛発作が2回以上ある
　B．少なくとも以下の1項目を満たす前兆があるが，運動麻痺（脱力）は伴わない
　　1．陽性徴候（例えばきらきらした光・点・線）および・または陰性徴候（視覚消失）を含む完全可逆性の視覚症状
　　2．陽性徴候（チクチク感）および・または陰性徴候（感覚鈍麻）を含む完全可逆性の感覚症状
　　3．完全可逆性の失語性言語障害
　C．少なくとも以下の2項目を満たす

> 1. 同名性の視覚症状または片側性の感覚症状（あるいはその両方）
> 2. 少なくとも1つの前兆は5分以上かけて徐々に進展するかおよび・または異なる複数の前兆が引き続き5分以上かけて進展する
> 3. それぞれの前兆の持続時間は5分以上60分以内
>
> D. 1.1「前兆のない片頭痛」の診断基準B〜Dを満たす頭痛が，前兆の出現中もしくは前兆後60分以内に生じる
> E. その他の疾患によらない

このように，片頭痛の診断には，頭痛の性状や随伴症状に関する問診が重要であり，前兆に関する問診も必要です．「片」頭痛といっても必ずしも片側に生じるわけではないことも重要です．

「とりあえずトリプタンを試してみる」は危険なことを認識する

研修医A「問診をとりなおしてみたら，この患者は嘔気もあり，光過敏も認めていました．このような頭痛は前から何回か経験していたようですが，今回が一番ひどかったとのことでした．前兆は特になかったとのことでしたので，片頭痛の診断基準と照らし合わせると，**前兆のない片頭痛**でよいような印象です．ということは，片頭痛の特効薬的として習ったトリプタンをとりあえず投与して反応を見るというのはいかがでしょうか？」

上級医B「治療の反応によって診断があっているかどうか確かめるという考え方はあるね．ただ，その治療によるリスクを見極める必要があるよね．トリプタンは高価な薬だし，どんな副作用が知られている？」

Comment

トリプタン製剤はセロトニンの5-HT$_{1B/1D}$の選択的作動薬です．片頭痛，群発頭痛に対して急性期の発作頓挫薬として用いられ，内服ばかりでなく，注射薬，点鼻薬もあります．片頭痛発作初期に使用するとプラセボより有意に片頭痛を抑制することができます．

トリプタンの使用に際して注意することは，血管収縮作用があることから，心血管系疾患を有する場合には禁忌となる場合があることです．主な禁忌項目を示します．

1. 心筋梗塞の既往，虚血性心疾患，異型狭心症（冠動脈攣縮）
2. 脳血管障害や一過性脳虚血性発作
3. 末梢血管障害
4. コントロール不良の高血圧症
5. 重篤な肝機能障害
6. エルゴタミン，エルゴタミン誘導体含有製剤，あるいは他の5-HT$_{1B/1D}$受容体作

動薬を投与中
7．モノアミンオキシダーゼ阻害剤（MAO阻害剤）を投与中，あるいは投与中止2週間以内

また，製剤が1錠900円以上と，薬価が高いことにも注意が必要です．

本患者のように，問診や診察から片頭痛の可能性が強いと診断した患者にトリプタンを投与することは意味があるかと思いますが，「よくわからない頭痛なので，トリプタンをとりあえず試してみる」ということは控えなければなりません．

実際の緊張型頭痛や片頭痛の治療は？

ここで，ガイドライン[3]に沿ったおもな頭痛の治療についてまとめておきます．

片頭痛急性期の治療としては，片頭痛急性期治療薬には，一般的には1）アセトアミノフェン，2）非ステロイド系抗炎症薬（NSAIDs），3）エルゴタミン製剤，4）トリプタン系薬剤，5）制吐薬があり，片頭痛の重症度に応じた層別治療が推奨されます．すなわち，軽度～中等度の頭痛にはアスピリン，ナプロキセンなどのNSAIDs，中等度～重度の頭痛，または軽度～中等度の頭痛でも過去にNSAIDsの効果がなかった場合にはトリプタン系薬剤が推奨されます．いずれの場合も制吐薬の併用は有用です．エルゴタミン/カフェイン製剤は，発作回数が少なく発作早期使用で満足な効果が得られている患者やトリプタン系薬剤で頭痛の再燃が多い患者で使用されます．

一般に軽度から中等度の頭痛であれば，安価なNSAIDsが第一選択薬となります．エルゴタミン製剤は悪心を来すことが多く，長期乱用による副作用，妊娠中・授乳中禁忌であり，片頭痛の特異的治療としては用いられなくなってきています．妊娠・授乳中の発作頓挫薬としてはアセトアミノフェンが推奨され，トリプタンは妊娠初期の安全性は確立されていないとされています．

片頭痛発作が月に2回以上ある患者では予防療法が勧められます．予防薬としては，カルシウム拮抗薬(塩酸ロメリジン)，バルプロ酸，プロプラノロールが保険適応となっています．バルプロ酸については400～600 mg/日の内服が勧められますが，妊娠および妊娠の可能性のある女性には原則禁忌となっています．てんかん治療と異なり，至適血中濃度は21～50 μg/mlと低用量での有効性が期待できます．プロプラノロールについては成人では20～30 mg/日より開始し，60 mg/日まで漸増投与します．

緊張型頭痛については，ガイドライン[3]で推奨されているのは，

緊張型頭痛の薬物療法：
A．鎮痛薬およびNSAIDs・カフェイン・抗うつ薬
1．鎮痛薬およびNSAIDs（多数あるが，たとえばアスピリン500～1000 mg，アセトアミノフェン500 mg，イブプロフェン200 mg頓用など）

> 2．カフェイン（100〜300 mg 頓用）
> 3．抗うつ薬（例　アミトリプチリン 10〜25 mg）
> B．抗不安薬・筋弛緩薬
> 1．抗不安薬（例　ジアゼパム 2〜5 mg，エチゾラム 0.5〜1 mg）
> 2．筋弛緩薬
> ①チザニジン（テルネリン）3〜6 mg/日
> ②エペリゾン（ミオナール）150 mg/日
> ③ダントロレン（ダントリウム）25〜150 mg/日
>
> **緊張型頭痛の非薬物療法：**
> A．バイオフィードバック（認知行動療法）
> B．頸部指圧
> C．鍼灸
> D．タイガーバーム：Tiger Balm
> E．percutaneous electrical nerve stimulation（PENS）
> F．催眠療法（hypnotherapy）
> G．頭痛体操

になります．

群発頭痛でしょうか？

研修医 A「先日，40 歳ぐらいの男性で，夜に右目の奥にナイフを刺されるような激烈な頭痛と涙が出るような発作が 1〜2 時間，毎晩起こるということで来院されました．これは片頭痛ですか？　光過敏や音過敏はなく，嘔気もそれほどではなさそうだったのですが…」

上級医 B「中年男性の眼の奥の激しい痛みで，毎晩起こる数時間の頭痛…．しかも涙が出るとくれば，典型的な群発頭痛ではないのかな？」

Comment

群発頭痛は眼周囲から前頭部，側頭部にかけての激しい頭痛が数週から数ヵ月の期間群発することが特徴で，夜間，睡眠中に頭痛発作が起こりやすく，通常 20〜40 歳代に発症することが多く，男性に 3〜7 倍多いとされています．その罹患率は片頭痛よりも少なく，10 万人あたり 56〜401 人程度と報告されています．群発期には，発作は定期的に起こるほか，アルコール，ヒスタミンまたはニトログリセリンにより誘発されます．短期持続性の一側頭痛と流涙・鼻漏などの自律神経症状を伴うのが特徴で，そのメカニズムは trigeminal-parasympathetic 反射によるとの考えに基づき，国際頭痛学会分類では，三叉神経・自律神経性頭痛（Cluster headache and other trigeminal autonomic cephalalgias：TAC）という概念が導入されています．その診断基準は以下

のようになっています．

群発頭痛の診断基準：
A．B～Dをみたす発作が5回以上ある
B．未治療で一側性の重度～きわめて重度の頭痛が，眼窩部，眼窩上部または側頭部のいずれか1つ以上の部位に，15～180分間持続する
C．頭痛と同側に少なくとも以下の1項目を伴う
　1．結膜充血または流涙（あるいはその両方）
　2．鼻閉または鼻漏（あるいはその両方）
　3．眼瞼浮腫
　4．前頭部および顔面の発汗
　5．縮瞳または眼瞼下垂（あるいはその両方）
　6．落ち着きがない，あるいは興奮した様子
D．発作頻度は1回/2日～8回/1日である
E．その他の疾患によらない

また，この国際分類によれば3・1「群発頭痛」は1ヵ月以上の寛解期をはさむ3・1・1「反復性群発頭痛」と，寛解期がないか，または寛解期があっても1ヵ月未満の3・1・2「慢性群発頭痛」に分けられる．患者の約10～15%は寛解期のない「慢性群発頭痛」とされている．

群発頭痛の急性期の治療としてはガイドライン[3]では以下の治療が勧められています．

群発頭痛の急性期治療：
1. トリプタン系薬剤ではスマトリプタン3 mg皮下注射（1日6 mgまで）が勧められる（保険適応）．スマトリプタン点鼻20 mg/doseによる鼻腔内投与およびゾルミトリプタン5～10 mgの経口投与による有効性が報告されているがエビデンスは確立されておらず，本邦において保険適応外である．
2. 純酸素，フェイスマスク側管より7 L/分で15分間吸入も有効とされている．

群発する時期には予防治療が必要です．

A．反復性群発頭痛の予防療法：
1. カルシウム拮抗薬では，海外でベラパミル360 mg/日が予防効果を示すが心伝導遅延作用による徐脈や心不全の合併が問題となる．ロメリジンは，臨床治験の段階で若干の予防効果が期待されているが，現在保険適用外である．

2．酒石酸エルゴタミン（1～2 mg）の就寝前の予防内服は有効なこともある．
　　3．副腎皮質ステロイドの有効性が報告されているが効果について確立はされていない．
　　4．β遮断薬，トリプタン系薬剤，メラトニンについての効果は明らかでない．

B．慢性群発頭痛の予防療法：

炭酸リチウム，バルプロ酸，gabapentin，topiramate，baclofen などの有効性が報告されているが効果について確立はされていない．

C．薬物療法以外の療法：

薬物療法無効例では，神経ブロック療法（三叉神経ブロック，星状神経節ブロック，翼口蓋神経節ブロック，大後頭神経ブロック），三叉神経根切除，翼口蓋神経節切除が行われることがある．ガンマナイフ治療，脳深部刺激療法も行われているが効果は確立されていない．

症候性頭痛へのアプローチ

副鼻腔炎，側頭動脈炎，緑内障などの鑑別に必要な問診や診察事項は？

研修医 A「各疾患にはこのようなきちんとした診断基準があるのですね．これに沿った問診が必要なのがよくわかりました．前兆の有無，持続時間，部位，随伴症状についてよく聴かなくてはなりませんね」

上級医 B「一次性頭痛については「国際頭痛分類第 2 版日本語版」に，これ以外にも詳しく診断基準について書かれているので，一度，読んでみたほうがいいだろうね．でも，実際に外来で診察する場合には症候性の部分をいかに除外するかも大切だね．先ほど絶対見逃してはいけない疾患としてくも膜下出血と髄膜炎が挙がったけど，それ以外にも気がつかないと意外と診断できない疾患として，副鼻腔炎，側頭動脈炎，緑内障があり，特に側頭動脈炎，緑内障は失明の危険性がある緊急疾患だね」

研修医 A「緑内障ですか？？」

上級医 B「以前にアルツハイマー病の高齢女性で，突然の不穏で運ばれてきた患者があるんだけど，原因がよくわからなくて，眼を見たらすごい充血をしていたんだ．それで眼科に診てもらったところ，急性緑内障で，すぐに眼圧を下げる治療をしたら，不穏が一気に治まったことがあるよ．頭痛は原病のために訴えられなかったんだけど，多分，ものすごく頭あるいは眼が痛かったんじゃないかと思うんだよね．」

Comment

　頭痛に関連した疾患のうち，失明の危険性があるため，緊急治療を要する疾患として**急性緑内障**と**側頭動脈炎**があります．**急性緑内障**は眼圧の急激な上昇に伴って，眼およびその後部または上部の痛みを呈します．結膜充血，角膜混濁，視覚障害を呈することから，一般には眼科を受診すると思いますが，ときに頭痛が前面に出て，内科あるいは救急外来を受診する場合があります．眼圧亢進は眼瞼の上から眼球を押してみるとその固さでわかります．充血や散瞳も診断の一助になります．眼科の緊急疾患で，眼科医にすぐに治療してもらうことが必要です．通常は有効な治療により72時間以内に痛みは軽減，消失します．

　側頭動脈炎は頭痛を主訴として来院することがしばしばあります．特に高齢者で最近頭痛がするという場合には，必ず鑑別する必要があります．血管内膜から中膜に巨細胞の出現を伴う肉芽腫性炎症で中径から大径の動脈が局所性・分節性に障害されます．頭痛は80％以上の症例で認められ，急性に側頭部を中心とした比較的激しい痛みを呈します．側頭動脈の腫脹，疼痛，索状肥厚，拍動減少を認めます．最も危惧すべきは前部虚血性視神経障害による失明で，一過性黒内障，霧視，眼痛，視野障害，中心暗点といった眼症状と頭痛をみたら必ず考えなくてはならない疾患です．片眼の失明からもう片眼の失明までの期間は通常1週間未満とされています．動脈炎による虚血症状として顎跛行，リウマチ性多発筋痛症による体幹に近い肩甲帯，上腕，腰帯，大腿部の筋肉の痛みを訴えます．末梢神経障害や脳梗塞の原因となることもあります．診察では側頭動脈の圧痛，検査では血沈亢進が認められます．超音波検査やMRによって動脈病変を捉えられることが報告されていますが，確定診断には側頭動脈の生検が必要です．病変が分節性のこともあること（**跳び越し病変** skip lesions）から，生検は2 cm以上，できれば3〜5 cmの長さが必要です．治療は迅速なステロイド投与が必要です．

　それ以外に，頭蓋外の頭痛の原因として比較的多く，気をつけるべき疾患として，**副鼻腔病変**があります．前頭部痛に加えて，顔面，耳，または歯の1ヵ所以上の領域の痛みを呈します．副鼻腔症状として，鼻腔内化膿，鼻閉，嗅覚鈍麻・嗅覚消失また発熱が挙げられ，診察では炎症を起こした副鼻腔部に叩打痛を認めます．鼻腔内視鏡，CT・MRI画像検査で診断することができます．急性副鼻腔炎では，ドレナージ手術が必要な場合もあり，耳鼻科にコンサルトする必要があります．

わりと遭遇する後頭神経痛の特徴は？

研修医A「先日，後頭から頸部の痛みを訴えて受診された患者がいたのですが，緊張型頭痛の診断にはあわなくて，片側で，うずくような痛み方をしていました．項部硬直もなくて，鎮痛解熱剤ですぐに改善したのですが…」

上級医B「きっとそれは後頭神経痛だったんじゃないかな．あまり教科書には書かれていないけれど，外来では比較的多く遭遇する疾患だね」

Comment

　後頭神経痛は大後頭神経，小後頭神経または第3後頭神経の支配領域に生じる発作性の突くような痛み（jabbing pain）です．ときに罹患領域の感覚鈍麻または異常感覚を伴います．一般に罹患神経上に圧痛を伴います．「国際頭痛分類第2版」では，13. 頭部神経痛および中枢性顔面痛の13.8 後頭神経痛として記載されています．その診断基準は以下のとおりです．

> **後頭神経痛の診断基準：**
> A．発作性の刺痛が大後頭神経，小後頭神経または第3後頭神経のいずれか1つ以上の支配領域に生じ，うずく痛みが発作間歇期に持続する場合もあれば持続しない場合もある
> B．圧痛は罹患神経上にある
> C．局所麻酔薬を用いた神経ブロックにより痛みは一時的に軽減する

　後頭神経領域に痛みが生じる機序としては，後頸部と頭蓋筋肉で神経が圧迫されることが原因と考えられていますが，外傷機転がはっきりせずに特発的に発症する場合が多い疾患です．後頭神経に圧痛が認められる場合もあります．特に，後頭神経が筋肉の間から皮下に出てくる部分に圧痛を認めることがしばしばあります．後頭神経痛は，環軸関節または上関節突起間関節を起源とする，あるいは頸筋またはその付着部の過敏なトリガーポイントを起源とする後頭への関連痛と鑑別する必要があります．

　後頭神経痛は1〜2週間程度で自然に改善することが多いですが，鎮痛剤や抗てんかん薬，ビタミン剤などを使用する場合もあります．

三叉神経痛の特徴は？

上級医B「神経痛と言えば三叉神経痛というのも有名だけど，どの三叉神経領域が痛むことが多いか知っているかい？ 帯状疱疹は第1枝が多いのは有名だと思うんだけど….」
研修医A「第1枝ではないということですか？」
上級医B「そうだね．第2枝もしくは第3枝領域に多い病気なんだよ．」

Comment

　三叉神経痛は，短時間の電撃痛が突然出現し，すぐに終了します．三叉神経枝の支配領域の第2または第3枝領域に始まり，頬またはオトガイが罹患部位になります．第1枝領域に起こるのは5％未満とされています．三叉神経痛は通常，洗顔，髭剃り，喫煙，会話または歯磨きなどの些細な刺激（トリガー因子）により誘発されます．

三叉神経痛の診断基準：
　A．三叉神経分枝の支配領域の1つまたはそれ以上の部位の発作性の痛みが数分の1秒～2分間持続し，かつBおよびCを満たす
　B．痛みは以下の特徴のうち少なくとも1項目を有する
　　1．激痛，鋭い痛み，表在痛または刺痛
　　2．トリガー域から発生するか，またはトリガー因子により発生する
　C．発作は個々の患者で定型化する
　D．臨床的に明白な神経障害は存在しない
　E．その他の疾患によらない

　三叉神経痛の多くは，三叉神経が周囲の血管の圧迫を受けて発症すると言われています．血管による三叉神経の圧迫は，頭部MRIを用いて，三叉神経周囲を詳しく検索することで判明する場合もあります．

　内科的治療として広く使用されているのはカルバマゼピンです．カルバマゼピンで効果が乏しい場合には，神経ブロックや手術療法も選択肢となります．

どのような時にSAHや髄膜炎を疑うか．髄液検査はやるべきか

上級医B「最も見逃してはいけないくも膜下出血はどうやって診断する？」
研修医A「発症が突発して，これまでに経験したことのない激しい頭痛と習いました．頭部CTで診断できますから，CTをとって異常なければ大丈夫ではないでしょうか」
上級医B「突発することが大切だね．頭部CTではっきりしないけど，どうしてもくも膜下出血が否定できないような経過の時はどうする？　特に，数日経ってからきた場合には頭部CTでは異常がない場合もあるよね」
研修医A「頭部MRIをとります．MRIのほうが，よくわかるのではないでしょうか」
上級医B「確かに，FLAIRという画像で見ると，頭部CTでは検出できなかったくも膜下出血が診断できる場合もあるし，MRアンギオグラフィーをとれば，動脈瘤も診断できる可能性があるね．MRIで異常ないけど，それでも疑ったらどうする？」
研修医A「腰椎穿刺で髄液検査ですか？」

Comment
　「国際頭痛分類第2版」では，6．頭頸部血管障害による頭痛，6.2非外傷性頭蓋内出血による頭痛，6.2.2くも膜下出血による頭痛として記載されています[1]．
　くも膜下出血は，突然発症の激しい頭痛（雷鳴頭痛）をきたします．くも膜下出血を起こすと50％の患者が死亡するとされ，きわめて予後が悪い疾患です．外傷を除いて，80％は嚢状動脈瘤破裂が原因です．発症時は悪心，嘔吐，意識障害および項部硬

直を伴いますが，随伴徴候のないこともありえます．最も特徴的な頭痛の性状は，突然の発症ということです．突然発症の頭痛または雷鳴頭痛を呈する場合はくも膜下出血を鑑別すべきです．単純頭部 CT または MRI（FLAIR）で診断を確定しますが，検出感度は最初の 24 時間以内では 90％を上回ります．しかし，神経画像検査が陰性であっても，くも膜下出血を疑っている場合には，腰椎穿刺にて髄液検査を行うべきです．

　もう一つの見逃してはいけない頭痛として**髄膜炎**を疑っている場合には，やはり，髄液検査を行う必要があります．脳膿瘍を合併していると**脳ヘルニア**の危険性がありますから，頭部 CT あるいは MR によって占拠性病変がないことを確認して髄液検査を行います．細菌性髄膜炎では一刻も早い確定診断が必要であり，腰椎穿刺によって原因菌を同定し，最も有効な治療を即時に開始する必要があります．髄膜炎は，感冒や肺炎などの全身の炎症疾患が先行する場合もありますが，髄膜炎以外の臓器の炎症がない場合もあります．発熱や炎症反応が軽くても否定できません．細菌性髄膜炎では意識障害を伴うことも多く，疑ったならば髄液検査を至急行うべきです．

心療科的頭痛へのアプローチ

頭痛の原因として心療科疾患を考慮するのはどのようなときか

研修医 A「先日来院された別の患者ですが，どうも頭痛の性状が片頭痛でもなく，緊張型頭痛でもなく，頭痛も日によって動揺して，他の神経学的な異常所見もなく，診断に困っている方がいます」

上級医 B「頭痛は感冒でも起こるし，非特異的な症状でもあるね．精神的にまいっているというようなエピソードはないのかな？」

Comment

　これまで述べて来たような診断基準にどうも一致しない，治療によってその反応が不十分で，主訴が不定な印象が拭えない，既往に心療科的疾患がある，頭痛の開始前に勤務異動や家人の死亡などの精神的なストレスが多かった，というような場合には，心療科的な疾患も念頭において，専門家の意見を求めることが必要です．

薬物乱用頭痛へのアプローチ

近年多くなってきている薬物乱用頭痛とは

研修医 A「先日外来にこられた 40 歳ぐらいの女性の患者で，頭痛のために毎日 3 食後

にNSAIDsを内服されていた方がいらっしゃいました．こういう人は毎日飲んでいて大丈夫なのですかね？」

上級医B「市販薬でも鎮痛薬が手に入るようになり，比較的安易に痛み止めとして内服を続けていると，今度は，薬効が切れるたびに頭痛が生じるようになってしまい，薬がやめられなくなるばかりでなく，どんどん増えていくこともあるね．薬物乱用頭痛は最近とても大きな問題となっているんだよ」

Comment

薬物乱用頭痛（medication-overuse headache；MOH）は，過剰に使用された治療薬と感受性のある患者の間の相互作用であり，頭痛になりやすい患者において頭痛頓挫薬の乱用により頭痛を引き起こすことをいいます．一般に，乱用とは1ヵ月間の治療日数によって定義されます．

なお「薬物乱用」という言葉が患者に与える影響が大きいとする意見もあり，最新の国際頭痛分類第3版beta版では「薬剤の使用過多による頭痛（薬物乱用頭痛；MOH）」と名称が変更されています．

> **薬物乱用頭痛の診断基準：**
> A．頭痛は1ヵ月に15日以上存在し，CおよびDを満たす
> B．「急性の物質使用または曝露による頭痛」に示す以外の薬物を3ヵ月を超えて定期的に乱用している
> C．頭痛は薬物乱用のある間に出現もしくは著明に悪化する
> D．乱用薬物の使用中止後，2ヵ月以内に頭痛が消失，または以前のパターンに戻る
> 10日以上の使用が3ヵ月以上続くと，乱用状態と判断します．

治療としては，まず原因薬物を中止することが必須です．そのうえで，原因薬物中止後に起こる頭痛に対する対策や，今後の頭痛の予防に関して考えていかなければなりません．

脳動脈解離へのアプローチ

脳動脈解離はどのような際に疑うべきか

研修医A「30歳の男性が2日前から右の後頸部痛があったようなのですが，今朝から左手足がしびれるとのことで来院されました．頭痛と何か関連があるのでしょうかね」

上級医 B「頭部打撲のエピソードはないかな？　その他にも例えばカイロプラクティックをしてもらったとか」

研修医 A「カイロプラクティックですか？？？　何かカイロプラクティックと関係のある病気ってありましたっけ？」

Comment

　脳動脈解離の原因はわからないことも多いのですが，頭部打撲やカイロプラクティック，マッサージ，頸部に負担のかかる運動などが原因となる場合もあります．

　脳動脈解離は，解離動脈と同側に頭痛が生じますが，特異的なパターンはありません．本症例のように，しびれなどの神経症状を伴っていれば疑いやすい疾患ですが，症状が頭痛のみの場合には，MRI 撮影することによりはじめて診断される場合も多く，まずは疑ってみることが重要です．

> **動脈解離による頭痛，顔面痛または頸部痛の診断基準：**
> A．新規の，急性発症の頭痛，顔面痛あるいは頸部痛で，その他の神経症状を伴うことも伴わないこともあり，かつ C および D を満たす
> B．適切な血管・神経画像検査により動脈解離が示される
> C．痛みは，解離と時期的に一致して，かつ，解離と同側に発現する
> D．痛みは 1 ヵ月以内に寛解する

　痛みのみで神経症状を呈さない場合もありますが，動脈解離による頭痛・頸部痛に続いて，脳梗塞，くも膜下出血を呈することがあります．本邦では頭蓋内椎骨動脈解離が多く，延髄外側症候群を呈する場合が多く認められます．

　また，頭蓋内椎骨動脈解離では，後頭神経痛の圧痛点と同じ部位に圧痛を認める場合があります．典型的には裂ける痛みのために放散するような痛みになると言われていますが，痛みの性状で区別することは難しいことがしばしばあります．好発部位の痛みが急性に発症した場合には MRI で積極的に検査する必要があります．

病診連携のポイント

- 頭痛は最も多い主訴のひとつではありますが，くも膜下出血や髄膜炎のように致死性疾患の症状でもあります．器質的な原因による 2 次性頭痛を疑ったら，至急，検査のできる病院に紹介してください．
- Red flags といわれる危険な頭痛の特徴として国際頭痛分類で推奨されている 2 次性頭痛を疑うポイントがあります．
  1．突然の頭痛
  2．今まで経験したことがない頭痛

3．いつもと様子の異なる頭痛
4．頻度と程度が増していく頭痛
5．50歳以降に初発の頭痛
6．神経脱落症状を有する頭痛
7．癌や免疫不全の病態を有する患者の頭痛
8．精神症状を有する患者の頭痛
9．発熱・項部硬直・髄膜刺激症状を有する頭痛

これらに該当する頭痛は，緊急性のある疾患である可能性が高くなります．

参考文献
1）日本頭痛学会新国際頭痛分類普及委員会：特集号「国際頭痛分類第2版日本語版」．日本頭痛学会，2004．
2）Sakai F, Igarashi H：Prevalence of migraine in Japan：A nationwide survey. Cephalalgia 1997；17：15-22
3）日本頭痛学会新国際頭痛分類普及委員会：慢性頭痛の診療ガイドライン．医学書院，2006．

（星野　晴彦）

追記：

本稿脱稿後に「International Classification of Headache Disorders 3rd Edition（beta version；ICHD-3 beta, 国際頭痛分類第3版 beta 版）」として頭痛の分類が下記のように改訂された．現在，日本頭痛学会にて日本語訳を作成中である．

（2014.6.26）

「国際頭痛分類第3版 beta 版」

第1部：一次性頭痛
1．片頭痛
2．緊張型頭痛
3．三叉神経・自律神経性頭痛
4．その他の一次性頭痛性疾患

第2部：二次性頭痛
5．頭部または頸部（あるいはその両方）の外傷・傷害による頭痛
6．頭頸部血管障害による頭痛
7．非血管性頭蓋内疾患による頭痛
8．物質またはその離脱による頭痛
9．感染症による頭痛
10．ホメオスターシスの障害による頭痛
11．頭蓋骨，頸，眼，耳，鼻，副鼻腔，歯，口あるいはその他の顔面・頭蓋の構成組織の障害に起因する頭痛あるいは顔面痛
12．精神疾患による頭痛

第3部：有痛性脳神経ニューロパチー，他の顔面痛およびその他の頭痛
13．有痛性脳神経ニューロパチーおよび他の顔面痛
14．その他の頭痛性疾患

2 めまい

「CTは問題ないから大丈夫です！　末梢性めまいですよね」
―めまいの診療における問診・診察の重要性を再認識しましょう！―

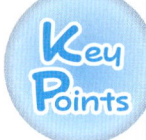

Key Points

① 患者が言う「めまい」には多様な意味が含まれています．その「めまい」が医学的にはどのような病態（末梢性めまい，中枢性めまい，循環系障害，その他）なのかをまず把握しましょう．
② 中枢性めまいを示す「注視方向性眼振」，「垂直性眼振」，「定方向性の純回旋性眼振」，末梢性を疑わせる「定方向性の水平回旋混合性眼振」を見分けましょう．
③「回転性めまい＝末梢性めまい」ではないこと，後下小脳動脈（PICA）領域の病変は末梢性めまいと鑑別が難しいことを知っておきましょう．
④ 若年者でも起こる脳血管障害として「椎骨動脈解離」を意識しましょう．

一般外来における診療アプローチ

［問診］「めまい」の性状をとらえよう

研修医A「めまいの患者がいるのですが」
上級医B「どんな患者？」
研修医A「80歳の女性で，発症時期は数週間前あたりからです．神経学的にはfocal signはなくて，歩行も可能なのでよくわからないのですが，何となくふわふわする感じのようです．1週間前にも前医で頭部MRIを撮り，問題ないといわれたようです．」
上級医B「既往症や血管系の危険因子の有無は？」
研修医A「とくに大きな病気はないようです」

　上級医が問診をとりなおすと，既往歴や血管系危険因子はないが，最近眠れないということで別の医院から睡眠剤を処方されており，これによる「ふらつき」と診断した．

Comment

① 「めまい」の訴えの意味する病態をとらえる

　一般外来に「めまい」を訴えて受診する患者は，麻痺などの中枢性疾患を疑わせる随伴症状がない場合がほとんどであり，また受診時には症状が消失している場合も多くあります．一般外来ではまず問診で，その性状・持続時間・誘因・随伴症状・既往歴などを聞き出すことが重要で，これだけで診断に関する半分以上の情報が得られます．また患者が言う「めまい」には多様な意味が含まれています．周囲が回っているようなめまい感から，いわゆる脳貧血様の眼の前が暗くなる感じ，起立時・歩行時のふらつきやよろめき，あるいは脱力感・倦怠感のことを「めまい」として訴えることがあります．「めまい患者ならまず頭部 MRI，異常がなければ耳鼻科にコンサルト」と考えるのではなく，患者の「めまい」の訴えがどのような病態を表現しているのかを考え，それに応じた診察，対処を行うように心がけましょう．

　めまいは一般的には回転性めまいと非回転性めまいに分けられ，後者はさらに浮遊感・動揺感，眼前暗黒感，失神などに分類されますが，全身倦怠感や身体の違和感なども「めまい」として訴えられる場合もあります．したがって診断の第一歩としては，患者の訴える「めまい」が医学的にはどのような病態（末梢性めまい，中枢性めまい，循環系障害，その他）なのかを把握することが重要になります．またカルテには「めまい」と記載するのではなく，実際に患者が訴えた「ふわふわする感じ」「周囲が右へ回転している」「体に力が入らない」などの症状をそのまま記載することで，その病態が類推しやすくなります．

② 病歴や内服薬を把握する

　また主訴・現病歴の他，既往症や内服薬を聴取することも重要です．高血圧，糖尿病，脂質異常症，喫煙などの動脈硬化のリスクファクター，心房細動などの不整脈の存在，陳旧性脳血管障害の既往などがあれば中枢性から疑うほうが無難でしょう．先行感染の有無はフィッシャー症候群 Fisher's syndrome，小脳炎などの鑑別に必要で，胃切除後ではビタミン B_{12} 欠乏による深部感覚障害もふらつきの原因となることがあります．低血糖もめまいの原因になり得ます．

　めまい・ふらつきを起こす薬剤は多種存在するので，それらをすべて記憶することは不可能ですが，患者が服用している薬剤はすべて把握するよう努めたいものです．代表的なものを表1に示します．前立腺肥大症などに汎用される排尿障害治療薬でも，$α_1$ 受容体遮断作用を有するものは起立性低血圧を誘発し，めまい，失神などを生じることがあります．

［鑑別］ 中枢性とも末梢性めまいとも言い切れないめまい

　頭部 MRI を施行しても脳幹・小脳などに病変を認めず，一方耳鼻科的診察でも問題

表1 めまい・ふらつきを来たす薬剤

- アルコール
- ベンゾジアゼピン
- 三環系抗うつ薬
- 降圧薬
- 抗てんかん薬（特にカルバマゼピン（テグレトール®）やフェニトイン（アレビアチン®））
- 抗ヒスタミン薬
- 塩酸エペゾリン（ミオナール®），塩酸チザニジン（テルネリン®）などの痙性麻痺用薬

ないと言われ，いくつもの医療機関を受診する慢性的なめまい患者は少なくありません．そのような場合には下記の原因疾患も鑑別に挙げるとよいでしょう．

① 頸性めまい　cervical vertigo

　頸性めまいは，日本めまい平衡医学会（1987）の定義では「頸部に原因があり，多くの場合，頸の回転，伸展により誘発されるめまい，平衡感覚の異常」とされています．広義には頸部の動きに関連しためまい全体（椎骨動脈循環不全や良性発作性頭位変換性めまいなどを含む）を指すこともありますが[1]，ここでは頸部の筋緊張が原因で起こるめまいで，肩こりや緊張性頭痛と併存し，筋弛緩剤や頸部筋マッサージなどの理学療法でその症状が改善するものを頸性めまいとします．その機序としては，頸部痛により深頸部にある筋紡錘が過敏になり，感覚入力のミスマッチがめまいを引き起こすと言われています[2]．長時間のPC使用が多くなっている社会環境のなかで，今後この概念のめまい患者が増加することも考えられます[3]．

② 脳血管障害後の多発性病変によるめまい

　脳幹や小脳に明瞭な病変がないのに慢性的なめまいを呈する患者のなかには，テント上白質に小病変が多発している場合があります．なぜこれがめまいを引き起こすかの明確な機序は判明していませんが，多発白質病変に伴う歩行障害，または両側半球間の神経伝達遅延などが関与するとも考えられます[4]．浮動性，回転性めまい双方を引き起こす可能性があり，治療としてはエビデンスはありませんが脳循環改善薬の投与が行われています．

③ 片頭痛性めまい

　片頭痛患者に反復性のめまいが生じるものです．片頭痛は頭痛だけと思っていると見逃す可能性があります．回転性めまい，浮動性めまいのどちらも生じます．

2. めまい

表2 末梢性めまいと中枢性めまいの鑑別 (文献[5]より引用)

症候	末梢性	中枢性
めまいの性状	回転性＞非回転性	非回転性＞回転性
めまいの強さ	強い	一般に末梢性より軽い
めまいの持続	一般に数日以内	しばしば数日以上
眼振の向き	一方向性（健側向き）	しばしば注視方向性
自発眼振の性状	水平回旋混合性	純水平・回旋・垂直性
眼振の増強する方向	健側注視	しばしば患側注視
倒れる方向	患側	不定
耳鳴・難聴	しばしば伴う	一般に伴わない
中枢神経症候の随伴	なし	あり

救急外来における診療アプローチ

［診察］眼振の性状による鑑別は？

研修医 A「回転性めまいの患者です．嘔気がかなり強く，少しでも体を動かすと嘔吐してしまいます．かなり症状が強いので中枢性でしょうか？」

上級医 B「症状が強く，回転性めまいを訴える場合は実は末梢性めまいのことが多いといわれているけど，回転性めまい＝末梢性めまいではないことも事実！　まず随伴する耳鳴・難聴があるか，眼振はどうか，局所神経徴候があるかを診察してください」

研修医 A「耳鳴・難聴はないようです．明らかな麻痺はないようですが，眼を開けるとめまいが強くて眼振や，他の神経所見の診察は無理です」

Comment
① 中枢性のめまい

　救急外来でのめまいの診察で重要な点は，やはり末梢性（末梢前庭系の障害）か中枢性（中枢前庭系の障害）かの鑑別です．両者の特徴を表2に示しますが，中枢性でも回転性であったり，末梢性でも耳石器由来では宙に浮くような非回転性のめまいを訴えることがあり，個々の症例に応じて総合的に判断することが重要です．また，めまいが強いため神経学的所見が思うようにとれないことがあることも多いですが，開眼しなくても診察ができる構音障害の有無，顔面や四肢の麻痺の有無，温痛覚を含め

図1　眼振の分類

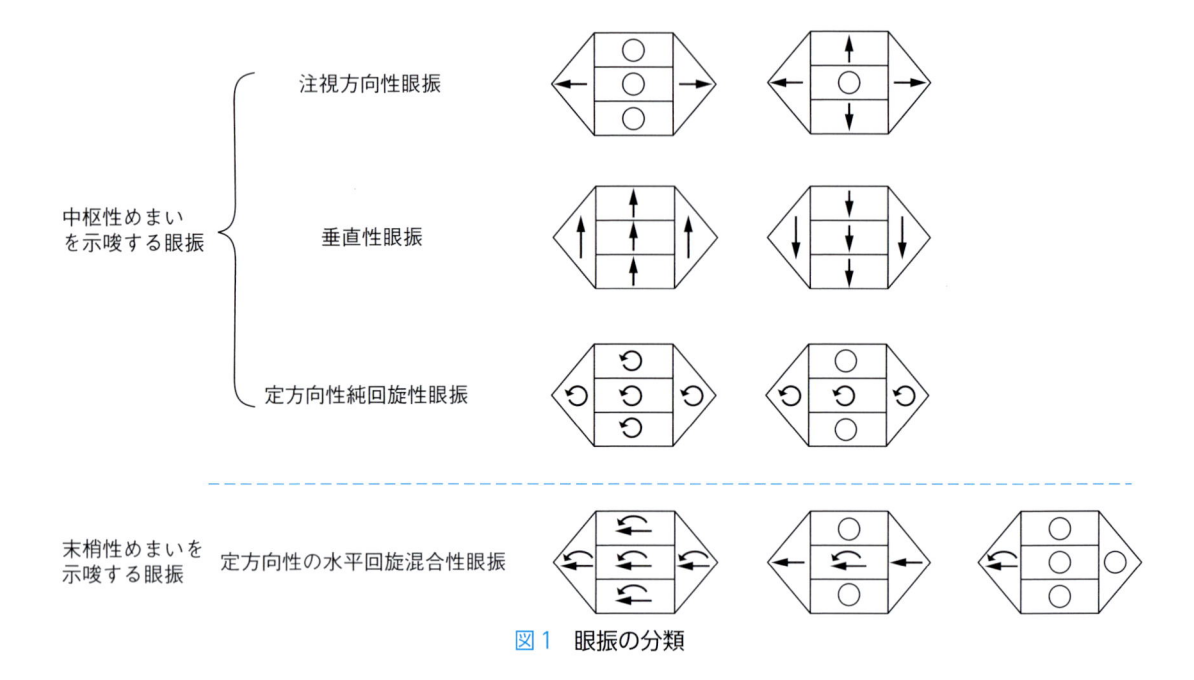

た感覚障害の有無，深部腱反射，手回内回外運動，踵膝試験，病的反射の有無はチェックしましょう．また眼振はめまいの診察で一番重要ですので，患者の協力を得て必ず所見をとりましょう．眼振は時間とともに変化することも多いので，救急外来での眼振がどうであったかを記載することは，重要な情報となります．

必ず末梢性と言い切れる眼振は残念ながらありませんが，逆にほぼ中枢性と言い切れる眼振があります．それは

① 注視方向性眼振
② 垂直性眼振
③ 定方向性の純回旋性眼振

です（図1）[5]．これらが認められたら頭部CT/MRIは必須で，入院を検討しましょう．

② 末梢性のめまい

一方で末梢性の可能性が高い眼振は，定方向性の水平回旋混合性眼振です（図1）．また難聴，耳鳴り，耳閉感等の随伴症状を伴っている場合も多いです．末梢性（内耳性）のめまいを来たす疾患，およびそれぞれの特徴を下に示します．

① 良性発作性頭位めまい症（benign paroxysmal positional vertigo；BPPV）
症状・眼振が頭位変換時に潜時を伴って生じる，通常秒単位のめまい
② 前庭神経炎
日単位で持続する強いめまい，耳鳴り，難聴などの蝸牛症状は伴わない
③ メニエール病 Ménière disease
時間単位で持続する回転性めまいおよびそれに伴う耳鳴り，難聴が反復する

④ めまいを伴う突発性難聴
突然の難聴とそれに伴うめまい
⑤ 炎症性（中耳炎内耳波及，ウイルス感染など）

[実働] 良性発作性頭性めまい症を極めよう

研修医 A「めまいの患者です．今はめまいの症状はないのですが，発作時は症状が強くて座り込んでしまったようです．今は明らかな神経学的異常所見はないので，TIA（一過性脳虚血発作）でしょうか？」

上級医 B「そうしたらその発作時の状況を把握するため，問診が重要になるね．どんな状況でどれくらい持続するどのようなめまいだったの？」

研修医 A「頭位変換時の回転性めまいで，1 分以内には症状は消失するようです．耳鳴・難聴はありません」

上級医 B「どんなめまいでも頭位変換時に症状は増悪するけど，それが 1 分以内に消失する点からは BPPV かもしれないね．もっと積極的に BPPV の診断をつけるために，Dix-Hallpike test をやりましょう．」

Comment

① 良性発作性めまいの特徴

末梢性めまいの原因として一番頻度の多い良性発作性頭位めまい症の特徴としては，

① 特定の頭位によって誘発される回転性（症例によっては動揺性）のめまい
② 特定の頭位になってから，めまいが誘発されるまでには若干の潜時があり，めまいの持続時間はおおむね数秒〜数 10 秒
③ めまい症状に伴って増強−減衰する眼振
④ 引き続き同じ頭位を繰り返すと，めまいは軽減または起きなくなる
⑤ めまいには難聴や耳鳴などの聴覚症状を随伴しない

などの特徴があります[7]．

② BPPV の診断法

BPPV の診断には Dix-Hallpike test を行いましょう（図 2）．このテストは，

① 患者を座らせ，頭を左右どちらかに 45 度回す．
② その状態から頭を固定したまま患者を横にして，眼振/めまいが誘発されれば陽性．めまいを生じた側の耳が病側．

というものです．めまいの強い時にはなかなか施行することが難しく，またこのテストが陽性でも必ず BPPV と言い切れるものではありません．しかし安静時に眼振/めまいがなくても，このテストにより誘発されれば診断のひとつの根拠となり得るので，

Ⅱ．重要な神経症候の外来アプローチ

頭を45度回転させる　　　　患者を横にして眼振・めまいの誘発をみる

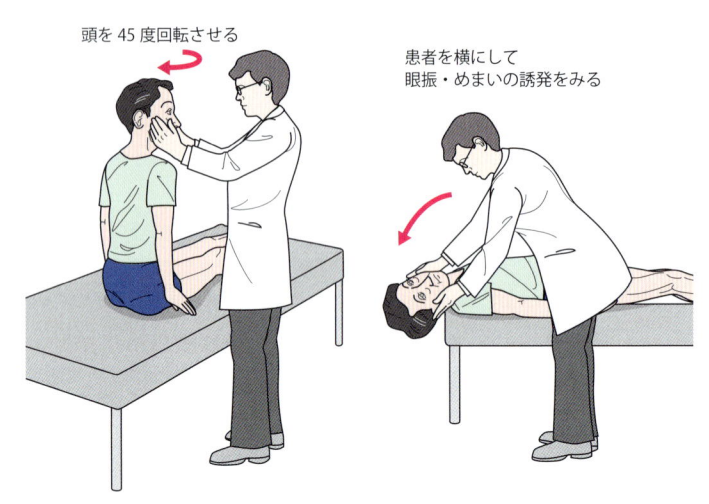

図2　Dix-Hallpike テスト

心がけてみましょう．

［治療］末梢性めまいの治療とは

研修医A「めまいの30歳女性です．体動時に増悪する回転性めまいにどうやら難聴を伴っているので，なんらかの末梢性めまいだと思います．嘔気も強いのでとりあえずメイロン®＋プリンペラン®の点滴をして症状が治まったら帰宅させようと思いますがいかがですか？」

上級医B「とりあえずメイロン®も悪いとは言わないけど，どのような末梢性めまいかある程度推測をして対処をしよう．この患者は数日前からのめまいで体動時に増悪するけど，それ以外のときも常にめまいは持続しているようだね．また難聴もあるようなので，メニエール病や突発性難聴に伴うめまいも鑑別に挙がるね．ステロイドなどの適応や入院も必要になるかもしれないから，耳鼻科の先生には相談をしておこう」

Comment

　末梢性めまいに対する急性期の治療としては，抗めまい薬，制吐剤，鎮静剤（安定剤）投与を行い，安静状態を保ちながら疾患に沿った治療を同時に進めます．メニエール病で難聴を伴う場合は，副腎皮質ステロイドや浸透圧利尿薬などを適宜選択し，突発性難聴や前庭神経炎の際も副腎皮質ステロイドを使用する場合があります．このような場合には耳鼻科専門医への速やかなコンサルトが必要です．

　以前よりめまい急性期にメイロン®注が使用されていますが，治験が行われていないためその有効性についてのエビデンスはありません．急性期の悪心・嘔吐による体

2. めまい

内アシドーシスの改善や内耳循環の改善によりめまいを軽減させる効果，内リンパ水腫に対する作用を期待して使用されることが多いですが，1985年に第一次再評価が行われ，副作用が現れた時には投与中止・適切処置をするという条件で使用が許可されています[6]．

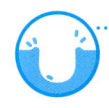

[pitfall 1] 末梢性めまいとの鑑別が難しい中枢病変

研修医A「73歳男性，めまいで救急搬送されました．本日朝起床時から気持ちが悪くて目を覚ましたようです．トイレに行こうと思って立ちあがった際に回転性のめまいがあって歩けず，救急要請されました．悪心はありますが，嘔吐はないようです」

上級医B「身体所見は？」

研修医A「一般身体所見に異常はなく血圧も130/80 mmHg程度です．神経学的には眼振はなく，その他の脳神経症状も異常ありません．四肢の失調もありませんが，継ぎ足歩行は不可能です」

上級医B「末梢性，中枢性，どちらを考える？」

研修医A「めまいは，起立時などの頭位変換時に起こる回転性で，神経学的にも異常ありませんので，おそらく良性発作性頭位変換性めまい（BPPV）だと思います．しかし高血圧と脂質異常症に対し内服加療中で境界型糖尿病も指摘されているようですので，脳血管障害の可能性も否定できません．頭部CTをオーダーします」

研修医Aは頭部CTの他，血液検査，胸部レントゲンをオーダーした．

研修医A「頭部CT，血液検査，胸部レントゲンとも異常はありませんので，帰宅させたいと思います．」

（ここで上級医Bが頭部CT（図3）を再度チェックする．上級医の眼にもほぼ正常に見えたが，後頭蓋窩を良く見ると左小脳半球がやや低吸収を呈しているようにも見えた．）

上級医B「神経学的所見は本当に異常ないの？」

研修医A「眼振，上肢の失調はありません．歩行もふらつきますがめまいが強いためだと思います．あ，下肢の失調は診察していません」

（上級医Bがもう一度神経学的所見をとりなおす．確かに眼振もなく，Dix-Hallpikeテスト（図2）でも眼振の誘発はなかった．また上肢に失調は認めず，下肢の膝踵試験でもほぼ左右差ないと思われた．しかしCT上の左小脳半球の所見から左下肢の動きをていねいに右と比べるとやや拙劣な印象であった．）

研修医A「先ほどは下肢の失調は診察しませんでした．確かにそう言われると…」

この症例は上級医の眼にも神経学的所見がほぼ正常のようにも認められましたが，高血圧，脂質異常症，糖尿病などの危険因子を有している点などから脳血管障害も否定できないと判断し入院して経過観察となりました．

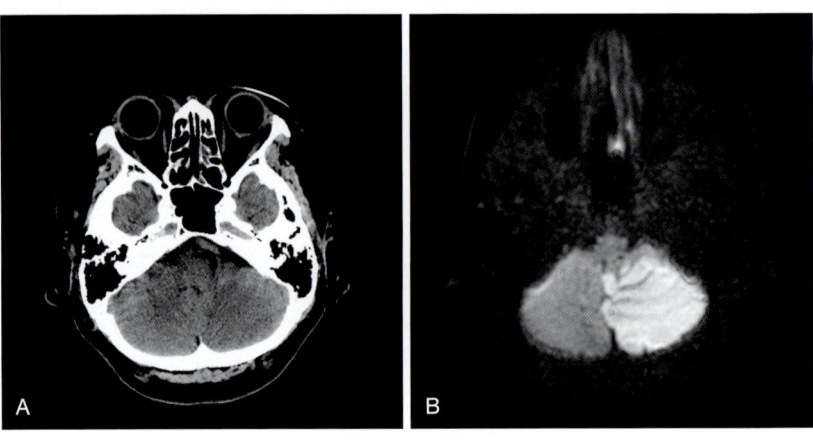

Ⅱ．重要な神経症候の外来アプローチ

図3　73歳男性，回転性めまいの症例
左下肢にごくわずかに失調を認める．発症6時間後の頭部CT（画像A）ではわずかに左小脳半球後下小脳動脈領域に低吸収域を認めるが，判然としない．発症1日後の頭部MR拡散強調画像（DWI）（画像B）では左小脳半球に高信号を認めた．

入院翌日，頭部MRIでは左小脳半球に急性期梗塞を認めました（図3）．

Comment

① BPPV以外でも頭位変換でめまいが増強する

BPPV以外のめまいでも頭位変換時に症状が増強することは少なくありません．Dix-Hallpike testでめまい誘発時にのみ定方向性眼振が出現し，それ以外の時に眼振を認めないようなものはBPPVの可能性が高いですが，それ以外のめまいは頭位変換時の増悪があっても安易にBPPVとは言わないほうがよいでしょう．

② 中枢性と末梢性の見分け方

本症例のように後下小脳動脈（PICA）領域の梗塞では，四肢運動失調は軽微なのに対し前庭症状が顕著と報告されており[8]，PICA領域の病変は末梢性めまいとの鑑別が難しいのも事実です．その場合の末梢性・中枢性の鑑別の指標と言えば，やはり脳血管障害のリスクファクターの有無です．PICA領域の小脳梗塞の80％以上に高血圧，糖尿病，脂質異常症，心疾患などのリスクファクターが存在するとされています[9]．また後頭蓋窩の梗塞では，CTでは周囲の骨によるアーチファクトのため詳細な情報が得られにくく，リスクファクターがある症例で中枢性めまいを否定できなければ，できれば緊急MRIを撮像しましょう．MRIが困難であれば，躊躇することなく経過観察目的的の入院を検討したほうがいいでしょう．

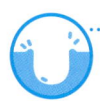

［pitfall 2］若年者でも起こる脳血管障害を忘れずに

研修医A「40歳の男性，昨日からの回転性めまいとふらつきを主訴に来院されました」

上級医 B「神経学的所見は？」

研修医 A「右向き眼振を右注視時に認めます．耳鳴，難聴は認めません．明らかな四肢麻痺もなく，顔面を含めた触覚の異常もありません．左後頸部に痛みがありますが，もともと頭痛持ちだそうです．めまいが強いため立位にはさせていません．リスクファクターはないようで，眼振も右注視時に認めるのみなので末梢性めまいでしょうか？」

上級医 B「もともと頭痛持ちかもしれないけど，後頸部痛があるめまいの場合には椎骨動脈解離による延髄外側症候群（ワレンベルグ症候群 Wallenberg syndrome）を疑わないといけないよ．その場合，触覚は正常でも温痛覚の障害が出るから，もう一度きちんと神経学的所見をとってみよう」

研修医 A は触覚だけは診察していたが，温痛覚は調べていなかった．もう一度しっかり神経学的所見をとりなおすと，左顔面および頸部より下の右半身に温痛覚低下を認めた．また眼球運動障害ははっきりしなかったが，患者は複視を訴えていた．

神経学的に異常所見を認めたため頭部 MRI を撮像すると左延髄外側に拡散強調画像でわずかに高信号を認め，MRA では左椎骨動脈に壁不整を認めた．入院 2 日後に再度撮像した MRA では左椎骨動脈に膨隆が認められ，左椎骨動脈解離による延髄外側症候群と診断した（図 4）．

Comment
まずは椎骨動脈解離を疑う

椎骨動脈解離によるワレンベルグ症候群 Wallenberg's syndrome の症例は，ときおりめまいを主訴として来院します．ワレンベルグ症候群は，めまい，悪心・嘔吐，構音・嚥下障害，病巣と同側の小脳失調，ホルネル症候群 Horner's syndrome，そして病巣と同側の顔面・病巣と対側の頸部以下の上下肢・体幹に温痛覚障害を認める症候群で，典型的な症例の診断は容易ですが，これらの症状のすべてが揃う症例は稀です．特にめまいを主訴とした比較的若年の症例では，脳血管障害のリスクファクターがない場合が多いので，「末梢性めまいであろう」という先入観が，せっかくの有意な所見を見逃させてしまう可能性もあります．

また表在感覚に関しても触覚は正常で温痛覚のみ障害されるため，時間がない救急外来での診察では温痛覚の診察が省略され，感覚障害が見逃されることも多いかと思われます．めまいの症例すべてにおいてじっくりと神経学的所見をとれればそれが一番ですが，このようなワレンベルグ症候群を見逃さないためにも，温痛覚の診察を忘れないよう心がけることは重要でしょう（特殊な器具がなくてもアルコール綿があれば，気化熱による冷感を与えることで，温度覚を診ることはいつでもできます．ただしアルコールに弱い人には気をつけてください）．

またぬまいとともに頭痛があれば，椎骨動脈解離を疑うことも重要です．そして仮

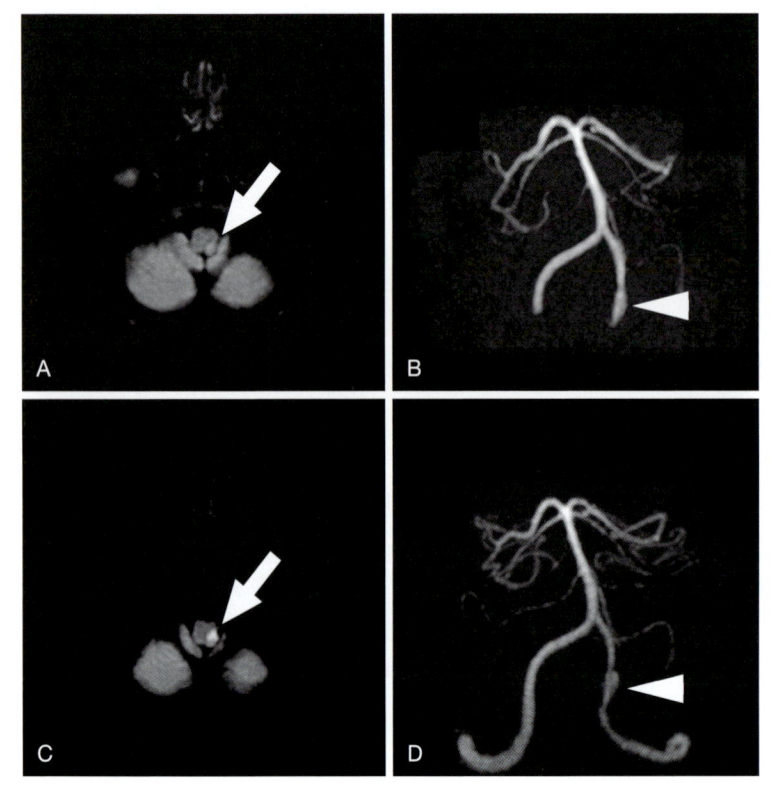

Ⅱ．重要な神経症候の外来アプローチ

図4 40歳男性，回転性めまい・ふらつきと頭痛の症例

発症6時間後の頭部MRでは左延髄外側に拡散強調画像（DWI）でわずかに高信号を認め（画像A矢印），MRA（MRアンギオグラフィー）では左椎骨動脈に壁不整を認めたが（画像B矢頭），疑って読影しないと見逃してしまう程度である．発症2日後に撮像したMRでは，左延髄外側にDWIではっきりと高信号を認め（画像C矢印），MRAでは左椎骨動脈に膨隆が認められたため（画像D矢頭），左椎骨動脈解離による延髄外側症候群と診断した．

りに頭部MRIを撮像したとしても延髄外側梗塞は非常に小さいため，疑って観察しないと見逃すことがあります．また椎骨動脈解離は何回かの画像を繰り返すうちに血管の形態が変化して診断に至ることも多いです．まずは「椎骨動脈解離を疑う」という姿勢が重要でしょう．

病診連携のポイント

- 中枢性でも末梢性でも，立位保持や歩行が困難な場合は入院適応があるので，高次医療機関への紹介をお願いします．
- 発症日当日に中枢性と末梢性を鑑別するのは，実臨床では困難な場合も多いです（症状の変動や進行の情報がなく，また仮にMRIで拡散強調画像を撮ったとしても脳幹部では発症当日に異常信号を示さない場合もあるため）．神経学的異常を呈する場合はもちろん，椎骨動脈解離を疑わすような突発性の頸部痛，難聴を伴うものは速やかに高次医療機関への紹介をお願いします．
- 小脳梗塞や脳幹梗塞は発症日当日に症状が軽度でも，その後症状が進行する場合があります（小脳梗塞：脳浮腫による脳幹圧迫で意識障害．脳幹梗塞：脳底動脈の血栓進行による梗塞巣の拡大・再発）．その可能性が低いと判断し仮に当日帰宅させるとしても，その後も「患者を一人にさせない」，「常に周囲が症状の変化を追う」

などのことができるように本人,家族,同伴者に説明しておくことは重要です.

参考文献
1)望月仁志:頸性めまい. Medical Practice 2008;**25**(2):368-369
2)Brandt T:Cervical vertigo--reality or fiction? Audiol Neurootol 1996;**1**(4):187-196
3)近藤明悳:頸性めまい―診断と治療. 脳神経外科速報 2009;**19**(2):203-207
4)成冨博章:高齢者の慢性めまい感―その臨床的特徴と脳磁図所見―. 臨床神経 2008;**48**:393-400
5)髙木 誠:急性のめまいの病態生理. JIM 1991;**1**(8):742-748
6)山本昌彦,吉田友英:抗めまい薬. medicina 2012;**49**(11):260-263
7)日本めまい平衡医学会診断基準化委員会編:良性発作性頭位めまい症診療ガイドライン(医師用). Equilibrium Research 2009;**68**(3):218-225
8)小川克彦,水谷智彦,鈴木 裕,亀井 聡:後下小脳動脈内側枝領域梗塞の臨床的検討. 脳卒中 2001:169-173
9)濱田敬永,斎藤雄一郎,遠藤壮平,中里真帆子,阿部博章,北郷秀人,他:めまいを主訴とした後下小脳動脈領域の小脳梗塞―MRIで確認し得た新鮮梗塞5症例の検討―. Equilibrium Research 1994;**53**(3):381-392

(大木 宏一)

3

しびれ

「しびれにはとりあえずビタミンB12を投与すればよいですかね？」
―しびれの原因はどこにあるのかを見きわめましょう！―

Key Points

① まず，見逃してはいけない，危険なしびれの鑑別が大切です．
② 障害されている感覚の種類を区別し，障害されている部位を正確に評価してください．
③ 脳，脊髄，末梢神経で生じるしびれ，感覚障害の違いを理解しましょう．

［最初に］見逃してはいけないしびれを認識する

研修医A「しびれを主訴とする患者が来院しました．年齢は72歳，男性です．起床時から右手と右口周囲にしびれがあり改善しないとのことです．はっきりとした運動麻痺はありません」

上級医B「右手と口周囲というと，どこに障害が起きていると考えられるかな？」

研修医A「しびれの原因は，脳か，脊髄か，末梢神経のどれかだと思うのですが…」

上級医B「………．それはそうだろうね…．じゃあ質問を変えてみよう．まずこの患者のしびれは緊急性を要するものかな？」

研修医A「まぁ，ただのしびれですからあまり緊急性はないように思いますが…」

上級医B「本当に！？　先生はしびれを甘くみてないかい？　先生の話を聞いている限り，この症例のしびれは危険だよ！」

Comment

　冒頭の症例についての会話からどのような疾患を思いつきますか？　しびれ，感覚障害の原因になる疾患は数多くあり，鑑別診断にはさまざまな疾患を考慮する必要があります．まず，病歴が最も重要であり，しびれ，感覚障害のonset，経過，分布，しびれや感覚障害の性状，運動麻痺などの随伴症状について詳細な病歴聴取を行うことが鑑別診断への第一歩になります．慢性の経過をとる疾患も多数ありますが，ここでは救急外来，一般外来で遭遇するしびれ，感覚障害について考えてみます．その中での考え方をいくつかの項目に分けて述べることとします．

表1 しびれの原因となる疾患

脳疾患	末梢神経疾患
脳血管障害：脳出血，脳梗塞など	Guillain-Barré 症候群
脱髄疾患：多発性硬化症など	内分泌代謝疾患：糖尿病，甲状腺機能低下症，尿毒症など
脳腫瘍	圧迫性：手根管症候群，橈骨神経麻痺など
脊髄・脊椎疾患	遺伝性・家族性：遺伝性運動感覚ニューロパチー，アミロイドニューロパチーなど
脊椎疾患：椎間板ヘルニア，脊柱管狭窄症など	栄養障害性：ビタミン B1・B6・B12 欠乏，アルコールなど
脱髄疾患：多発性硬化症，NMO など	中毒性：薬剤，重金属，有機溶媒など
血管障害：脊髄梗塞など	腫瘍性
脊髄腫瘍	膠原病
脊髄炎	
圧迫性病変：硬膜下血腫，膿瘍など	

　一言にしびれと言ってもさまざまな感覚があり，その原因疾患にも非常に多くの疾患が存在します．代表的な疾患を表1に示します．脳，脊髄，末梢神経のいずれかの障害となるわけですが，脳疾患，脊髄疾患に緊急性が高い疾患が含まれることが多くなります．

　脳疾患では脳梗塞，脳出血に代表される脳血管障害，脳腫瘍，多発性硬化症などの脱髄疾患，脊髄疾患では脳と同様に血管障害，腫瘍，脱髄を含む脊髄炎，また，血腫，膿瘍などによる圧迫が挙げられます．末梢神経疾患ではギランバレー症候群 Guillain-Barré syndrome などの急性末梢神経障害は緊急性が高く，見逃してはいけない代表的な疾患です．

　これらのしびれにはいくつか共通の特徴があります．

① 突然または急性発症

　特に緊急性が高い脳血管障害，脊髄の急性圧迫性病変などは突然発症，急性発症の経過をとることが特徴です．その他の疾患でも急性の経過をとるしびれは十分な注意が必要です．

② 特徴のある分布

　脳病変では半身のしびれ，感覚障害，脊髄病変では障害されている髄節に一致するレベルを有する半身あるいは両側のしびれ，感覚障害が特徴の1つです．脳の場合には視床病変による対側の口周囲と手指のしびれ（手口症候群；cheiro-oral syndrome），延髄外側病変による病側顔面と対側半身の温痛覚障害など特殊な組み合わせもあり，そのような場合にはそれだけで大きく診断に近づくことができます．末梢神経障害では手袋靴下型の分布を示すしびれが特徴です．

③ 運動麻痺など他の神経症状の存在

　いずれの部位でも運動麻痺など他の神経症状を合併している場合には見逃してはい

けない疾患に伴うことが多く，緊急性が高いと考えられます．

このような特徴を示しているしびれ，感覚障害を見た場合には，迷わずCTあるいはMRIを考慮するべきです．脳血管障害，脊髄の急性圧迫などではできるだけ迅速な治療介入が必要ですので，診断を確定させるためのCT，MRIなどの検査は至急施行する必要があります．

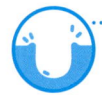

[pitfall 1] デルマトームで充実する感覚障害の診察

上級医B「さて，この患者のしびれの範囲はどうなってる？」
研修医A「さきほども言った通り右手と右口唇ですが…」
上級医B「手といっても手掌？ 手背？ 指はどこからどこまでかな？ デルマトームに一致するような分布をとっているのかい？」
研修医A「デルマトーム？ えっと…あの面倒くさそうなやつですか…」
上級医B「デルマトームはしびれの診察をするにはどうしても必要とする知識だよ！面倒くさがらないでデルマトームを意識して診察してごらん」
研修医A「わかりました．もう1回診察してみます」
-----診察後-----
研修医A「右手は第1指から5指まで，右口唇は口唇の上下にしびれと感覚鈍麻を認めました」
上級医B「その分布だと，デルマトームには一致していなそうだね」

Comment

① 感覚の種類

感覚にはいくつかの種類があります．感覚というと温痛覚，触覚などの表在感覚が一般的に思われますが，位置覚，振動覚などの深部感覚も重要な感覚です．感覚障害といってもこれらの感覚がすべて一様に障害されるわけではなく，疾患，病変の部位により障害の程度が異なります．このことを理解しておくことは，鑑別診断に際して非常に重要です．感覚の種類を以下に示します．

```
表在感覚：触覚        深部感覚：位置覚
        温度覚              振動覚
        痛覚
        圧覚
```

② 感覚の経路

これらの感覚は図1に示すように，脊髄から大脳にいたる経路が異なっているため，

3. しびれ

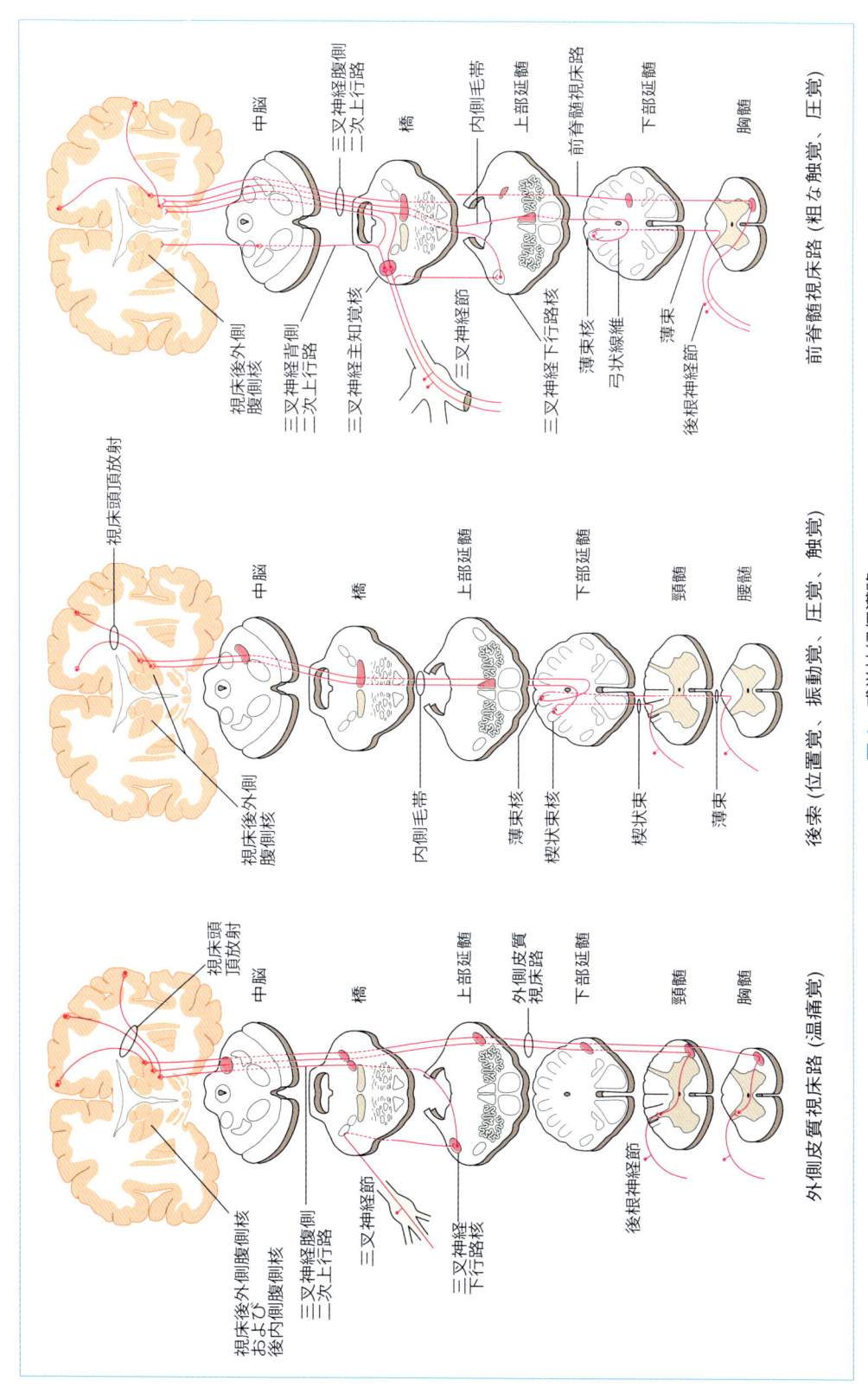

図1 感覚神経伝導路
(Campbell WW. ed. The Neurologic Examination 6th ed. より改変)

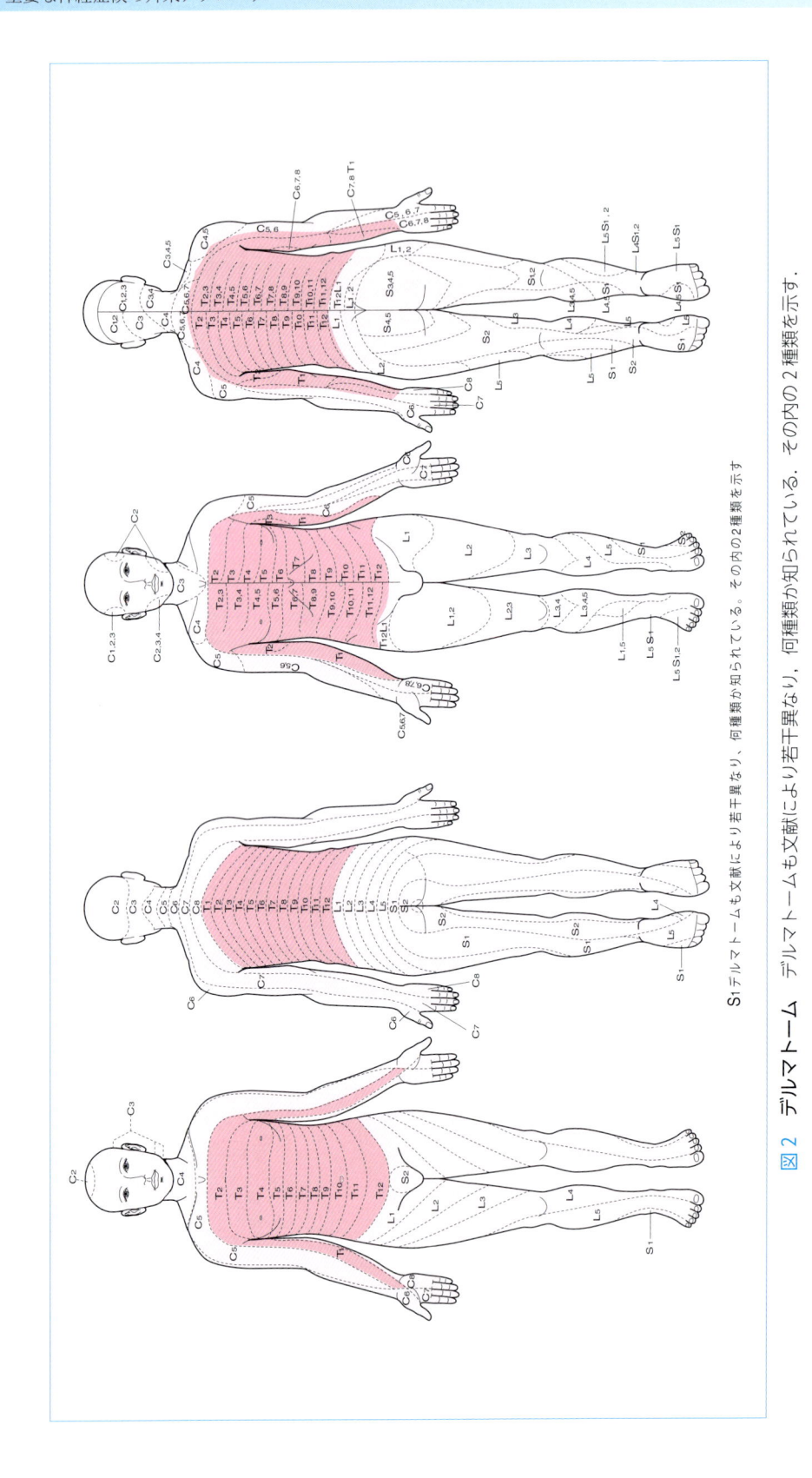

Ⅱ．重要な神経症候の外来アプローチ

図2 デルマトーム デルマトームも文献により若干異なり，何種類か知られている．そのうちの2種類を示す．S1デルマトームも文献により若干異なり，何種類か知られている．そのうちの2種類を示す．

この経路を把握しておくことで，神経学的診察によりどの経路，どの部位の障害かを鑑別できることになります．たとえば，脳梗塞でときどき遭遇する延髄外側症候群（ワレンベルグ症候群 Wallenberg syndrome）では触覚は保たれますが，病側と同側顔面，対側身体の温痛覚低下を認めます．

③ デルマトーム

一般に脳病変による感覚障害は半身の感覚鈍麻，感覚脱失を呈することが多いですが，脊髄，末梢神経由来の感覚障害では，障害部位に一致した感覚障害の分布を認めることが多くあります．特に脊髄神経根の感覚支配領域を現したものをデルマトームと呼びます．文献によって若干異なりますが，代表的なものを図2に示します．デルマトームは脊髄神経根，または腕神経叢，腰神経叢の障害によって生じる感覚障害を鑑別，診断する重要な手がかりになります．頸椎症，腰椎症，椎間板ヘルニアなどで神経根が圧迫され感覚障害が生じると，圧迫された神経根に一致した領域に自覚的なしびれ，感覚鈍麻，疼痛などを生じ，その範囲に他覚的感覚鈍麻，異常感覚を所見として捉えることができます．たとえば，頸椎 C5/6 椎間板ヘルニアであれば，そこから C6 神経根が出ているので，図に示されているように前腕撓側から第1，2指にかけてのしびれ，感覚鈍麻という症状が認められることになります．椎間板ヘルニアという診断まではつきませんが，少なくとも C6 神経根が障害されていることはわかりますので，神経根障害を起こしてくるような病態を考えればよいことになり，鑑別診断の範囲はぐっと狭まります．その点でデルマトームは非常に有用であり，覚えておくと便利な知識です．

④ デルマトームと末梢神経の支配領域

ただ，ここで注意しなければならないのは，神経根ではなく各末梢神経の支配領域の分布がデルマトームに似ている部分があることです．デルマトームと各末梢神経の支配領域分布の比較図を図3に示します．比較してみるとすべてではありませんが，近似している部分が多く見受けられます．たとえば，先の C6 神経根による感覚障害は，手の部分では正中神経の支配領域とよく似ています．患者が「手がしびれる」と訴える場合には，その分布についてよく聴取，診察して感覚障害が存在する範囲を確認することが診断のために重要です．しびれ，感覚障害の範囲を正確に診察することの重要性は，身体のどの部分でも共通であり診断の第一歩です．

デルマトームは脊髄神経根障害による感覚障害の範囲を示すものですが，デルマトーム以外の特徴ある感覚障害の分布を覚えておくと診断が容易になる知識もあります．これらの感覚障害は救急外来で遭遇する頻度が高いものばかりではありません．ただ，これらの特徴を理解しておくことは感覚障害から鑑別を考えるうえで重要です．

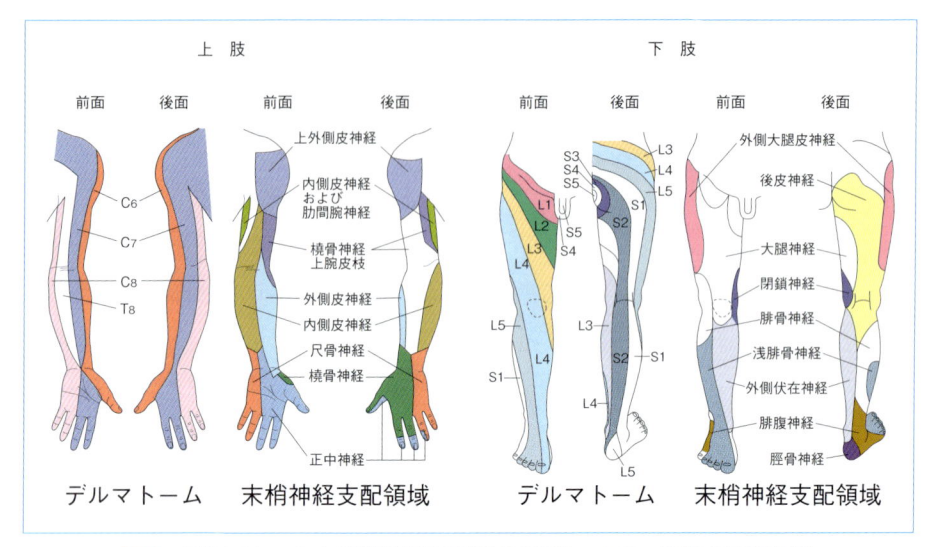

Ⅱ．重要な神経症候の外来アプローチ

図3 デルマトームと末梢神経支配領域の差異：上肢，下肢の支配神経

⑤ 脊髄の障害部位と感覚，運動障害

図4に脊髄の障害部位と感覚障害，運動障害の分布図を示します．脊髄障害は，椎間板ヘルニアなどによる慢性の感覚障害だけではなく，脊髄硬膜外血腫による圧迫，外傷，血管障害など急性の病態もあり，これらは緊急性を有する疾患です．対麻痺を伴っていることもあり，その場合には脊髄障害であることを診断することは比較的容易ですが，感覚障害の診察は脊髄の障害レベルを同定するために重要な所見になります．前述したデルマトームによる感覚障害部位が脊髄障害のレベルと一致するので，この点でもデルマトームは役に立ちます．また，脊髄では温痛覚と触覚では神経線維の走行が異なるため，これらを区別して診察することも重要です．

⑥ 脳病変による感覚障害

図5に脳病変による感覚障害の主要なパターンを示します．脳病変による感覚障害は多くの場合，顔面を含む半身の感覚障害，しびれを示します．脳幹，視床病変では，顔面と体部で交代性感覚障害などの特徴ある感覚障害，しびれを示すことがあります．脳卒中など救急外来で経験する急性疾患でも認めることがしばしばありますので，知っているとその症候だけで病変の局在診断が可能になります．

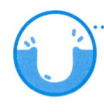

[pitfall 2] 腱反射はしびれの患者に必須の診察

上級医B「感覚以外の診察所見はどうだった？」

研修医A「はい，眼球運動や対光反射は異常ないですし，顔面の麻痺もありませんでした．構音障害も認めず，嚥下も大丈夫そうです．上肢も下肢も麻痺はないと思い

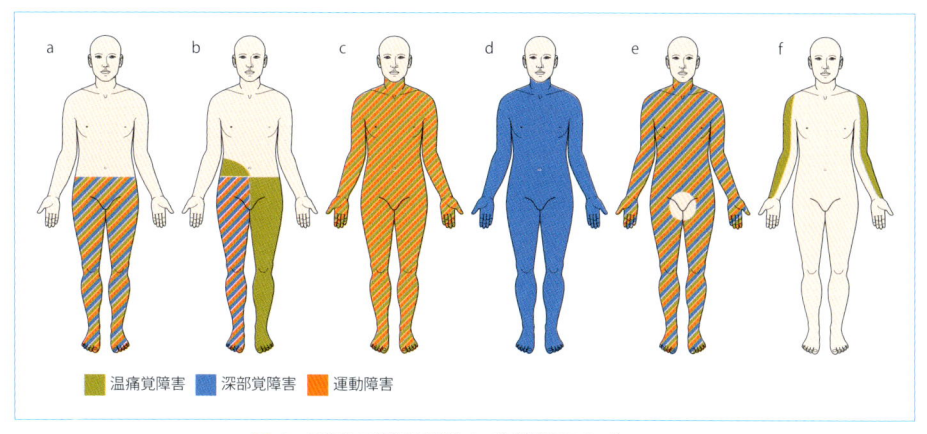

図4 脊髄の障害部位と感覚障害のパターン
(a) 横断性脊髄障害
(b) 半側脊髄障害（Brown-Sequard症候群）
(c) 前脊髄動脈症候群
(d) 後索障害
(e) 中心性脊髄障害：大病変
(f) 中心性脊髄障害：小病変
（Blumenfeld H. ed.：Neuroanatomy through Clinical Cases より改変）

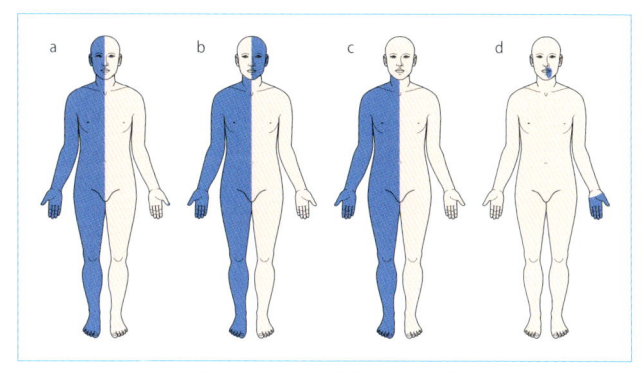

図5 脳病変による感覚障害のパターン
(a) 視床から感覚野にかけての病変；(b) 延髄外側病変；(c) 延髄内側病変；(d) 視床病変；cherio-oral syndrome

ます」

上級医B「なるほど．ちなみに腱反射はどうだった？」

研修医A「腱反射ですか？　いや…診察してませんでした．あまり意味はないかなと思いますし」

上級医B「うーん，そういうふうに思っている若い先生が多いんだよね．でも腱反射ほどしびれの患者の診察で手がかりとなる診察所見はないんだよ．なぜか軽視されがちだけど，絶対に診察しないといけない所見だよ！」

-----診察後-----

研修医A「腱反射は減弱も亢進もしておらず，左右差もありませんでした．病的反射も認めませんでした」

Comment
① 腱反射でわかること
　腱反射は錐体路障害，末梢神経障害などの診断過程で重要な神経所見です．腱反射の亢進あるいは減弱・消失，左右差，上下肢での差などを診察することで，病態の推測，部位の推定が可能になります．多くの場合は運動障害に伴って腱反射の異常が生じますので，運動障害との関連で腱反射の意味を考えることが多いのですが，しびれ，感覚障害の診察でも腱反射を含めて考えることで診断の方向が定まってくることがしばしばあります．

　腱反射を診察するうえで大切なことは，
　① 亢進しているか，減弱・消失しているか？
　② 左右差はどうか？
　③ 上肢，下肢で差はないか？
　④ 各肢の部位で差はないか？
などの点になります．また，原則として腱反射亢進は，障害部位より上位の錐体路障害を意味しており，減弱・消失は障害部位，または障害部位より末梢の神経障害を意味します（筋疾患などで腱反射が変化する場合もある）．

② 感覚障害，腱反射の組み合わせと疾患
　これらのことから考えると，
　例1a）主訴：両下肢筋力低下，感覚障害
　　　　診察所見：下肢末梢優位の感覚鈍麻，下肢腱反射減弱
　　　　⇒　末梢神経障害が疑わしい
　例1b）主訴：両下肢筋力低下，感覚障害
　　　　診察所見：臍付近以下の感覚鈍麻，下肢腱反射亢進，バビンスキー反射陽性
　　　　⇒　Th10付近の脊髄障害が疑わしい
　　　　　　脊髄炎？　腫瘍などの圧迫？　脊髄の血管障害？
　例2a）主訴：右手のしびれ
　　　　診察所見：右手1，2指から右前腕橈側にかけてのしびれ，感覚鈍麻．右上肢二頭筋反射，腕橈骨筋反射減弱あり．左上肢の感覚障害はなく，腱反射も正常
　　　　⇒　頸部C6神経根辺りの障害か，頸椎症？　椎間板ヘルニア？　か
　例2b）主訴：右手のしびれ
　　　　診察所見：右手掌，右手1指から4指にかけてのしびれはあるが，右上肢腱

表2 深部腱反射と脊髄，末梢神経

反射	脊髄レベル	末梢神経
上腕二頭筋	C5-C6	筋皮神経
上腕三頭筋	C7-C8	橈骨神経
腕橈骨筋	C5-C6	橈骨神経
膝蓋腱	L3-L4	大腿神経
アキレス腱	S1	坐骨神経

　　　　反射正常．右手根部でのティネル徴候 Tinel's sign 陽性
　　　⇒　手根管症候群を疑う
　例 2c）主訴：右手のしびれ（本稿冒頭の症例）
　　　　診察所見：右手指と右口唇周囲の感覚障害，腱反射正常
　　　⇒　視床梗塞による手口症候群（cheiro-oral syndrome）

このように，一つの訴えに基づき神経所見をとっていき，感覚障害，腱反射所見の組み合わせで，診断に近づくことができます．腱反射は正常なのか，異常であれば左右差があるのか，四肢のなかでどの反射異常なのか，それは亢進しているのか，減弱・消失なのかをはっきりさせると，病態，局在診断に近づきます．表2に腱反射の支配神経を示しますので，覚えておくのがよいと思います．

[鑑別診断] 脳，脊髄，末梢神経疾患の鑑別

上級医 B「さて，それではこの患者の鑑別診断はどうだろう？」
研修医 A「手と口周囲にしびれがあることが一番重要だとは思いますが…．明らかな運動麻痺もなく，腱反射も左右差なく，病的反射も認めず…．やはり口周囲にしびれがあるので脳疾患は鑑別すべきではないかと思います」
上級医 B「そうだね，片側の口と手の感覚障害だからね．手口症候群が疑わしいよね．では頭部 MRI を至急行ってみよう！」

Comment

しびれ，感覚障害でもっとも緊急性が高い神経疾患は脳梗塞をはじめとする脳血管障害，脊髄の機械的圧迫による脊髄障害です．救急外来，また一般外来でもこれらの疾患は的確に鑑別しなければなりません．ここでは，脳，脊髄，末梢神経疾患の鑑別はどのようにすれば良いか考えてみましょう．今まで述べてきた感覚神経の経路，感覚障害の分布，随伴する神経症状，所見を基礎として鑑別していくことになります．

① 脳疾患

脳疾患でしびれ，感覚障害を単独で認める症例はあまり多くなく，運動麻痺など他

表3　脊髄障害の原因疾患

分類	疾患
炎症性	感染性：スピロヘータ，結核，帯状疱疹，狂犬病，HIV，ポリオ，リケッチア，真菌性，寄生虫 非感染性：特発性横断性脊髄炎，多発性硬化症
中毒性/代謝性	糖尿病，悪性貧血，慢性肝疾患，ペラグラ，ヒ素中毒
外傷，圧迫性	脊椎腫瘍，頸椎症，硬膜外膿瘍，硬膜外血腫
血管性	梗塞，動静脈奇形，SLE，結節性動脈炎，大動脈解離
物理的原因	感電，放射線
腫瘍性	脊髄腫瘍，傍腫瘍症候群

(Ferri：Practical Guide to the Care of the Medical Patient, 8th ed. より改変)

の症状に伴って感覚障害を認める場合が大半です．一側半身の運動麻痺，感覚障害の組み合わせは脳疾患では多い組み合わせであり，この場合は診断に迷うケースは少ないと考えられます．ただ，脊髄，特に頸髄病変では同様の組み合わせを示すことがありますので注意が必要です．顔面にも症状がある場合には，まず，脳疾患と考えられます．また，失語，失認など高次脳機能障害を伴っている場合にも大脳以外の病変はありません．

　代表的な脳疾患であり頻度も高い脳血管障害を例にいくつか考えてみましょう．前述した一側半身の運動麻痺，感覚障害の組み合わせは脳血管障害では最もよく見られるパターンです．脳血管障害で感覚障害のみを認める場合は，ラクナ症候群 Lacunar syndrome の一つである pure sensory stroke が挙げられます．これは視床梗塞などで多い症状ですが，半身の感覚障害のみを示します．その他では，冒頭の症例のような一側の手と口唇の感覚障害である手口症候群；cheiro-oral syndrome も特徴のある症状です．大脳皮質の一部に限局した脳梗塞でも感覚障害のみを認める場合があります．前述した図5に脳疾患におけるしびれ，感覚障害のパターンを示しています．脳血管障害の特徴である急性発症を示し，表のような感覚障害を認める場合には，脳疾患による感覚障害，特に脳血管障害を鑑別することが大切です．実際に脳出血，脳梗塞が生じている場合にはCT，MRIなどの画像診断で病変を確認できますので診断がその時点で確定しますが，一過性脳虚血発作 transient ischemic attack（TIA）の場合にはMRIでも病変は認められませんので，症状だけで診断することになります．詳細は他稿に譲りますが，TIAは引き続いて脳梗塞を発症する危険性が高い病態ですので，見逃さないように注意する必要があります．脳血管障害以外の脳疾患によって生じる感覚障害も発症，経過などは異なっても症状は同様ですので脳血管障害での考え方が基本になります．

② 脊髄・脊椎障害

　脊髄障害での感覚障害は図4に示しているように，特徴ある分布を示します．原因疾患は表3に示すような疾患があり，なかでも緊急性が高い場合は急性圧迫による脊

表4 重要な神経根の所見

	神経根	筋力低下	腱反射減弱	感覚障害	頻度
頸椎	C5	三角筋，棘下筋，上腕二頭筋	二頭筋反射，大胸筋反射	肩，上腕外側	7%
	C6	手首伸展，上腕二頭筋	二頭筋反射，腕橈骨筋反射	第1, 2指，前腕外側	18%
	C7	上腕三頭筋	三頭筋反射	第3, 4指	46%
腰椎	L4	腸腰筋，大腿四頭筋	膝蓋腱反射	膝，下腿内側	3～10%
	L5	足背屈，第1趾伸展，足回内回外	なし	足背，第1趾	40～45%
	S1	足底屈	アキレス腱反射	足外側第5趾，踵	45～50%

(Blumenfeld H. ed.：Neuroanatomy through Clinical Cases より改変)

髄障害です．外傷，膿瘍，硬膜外血腫などが急性の脊髄圧迫を呈する疾患です．これらの疾患は緊急に圧迫を解除しないと機能予後，特に下肢の機能予後が不良になりますので，疑った場合には速やかに整形外科へのコンサルテーションが必要です．特徴ある感覚障害の分布以外に脊髄病変を示唆する所見には対麻痺，膀胱直腸障害，下肢腱反射亢進などがあります．ただ，外傷のような急性脊髄損傷では，当初は脊髄ショックの状態になり，弛緩性麻痺，腱反射低下を示しますので間違えないことが大切です．脊髄の血管障害では前脊髄動脈閉塞による脊髄梗塞が知られています．感覚障害の範囲は前述の図4に示します．脊髄疾患による感覚障害での最大の特徴は，障害部位に一致するレベルを有することです．また，下肢腱反射は亢進することが多く，腹壁反射からも脊髄障害のレベルを推測することができます．

　神経根障害は脊椎疾患にて生じる病態で，脊髄から出ている神経根の圧迫による障害です．しびれとしては神経根支配領域に一致した感覚障害を示します．障害範囲は前述したデルマトームの通りであり，障害された神経根に一致した領域のしびれ，痛み，感覚障害などを認めます．腱反射は障害部位では減弱します．頸椎症であればC5，C6，C7の障害，腰椎症であればL4，L5，S1の障害が重要であり，特徴となる所見は表4に示します．各神経根が支配している筋および運動，図3に示した感覚障害が出現する範囲をある程度理解していることが診断するうえで大切です．

③ 神経叢障害

　腕神経叢，腰神経叢などの神経叢障害も，神経根障害と同様に感覚障害を認めている部位，筋力低下や筋萎縮など運動障害に関連した症状を示している筋や運動の組み合わせで診断します．神経叢は各神経根から末梢神経の間に入る部分であり，腕神経叢，腰神経叢とも神経が合流，分枝する部分です．そのため，複数の神経根，神経根と末梢神経，複数の末梢神経が障害されるというようなパターンをとります．代表的な神経叢障害と上肢・下肢の重要な神経障害の所見を表5に示します．よく理解して

表5　神経叢・重要な神経障害の所見

神経		運動機能	感覚障害
腕神経叢	上部障害：C5, 6	三角筋，上腕二頭筋，棘下筋，手首伸展の筋力低下	C5-6
	下部障害：C8, Th1	手・指伸展の筋力低下，小指球萎縮	C8-Th1
上肢	橈骨神経	上腕・手首・指伸展，前腕回外，拇指外転	上腕・前腕背外側，手背・拇指外側
	正中神経	拇指屈曲・対立，2・3指屈曲，手首屈曲・内転，前腕回内	手掌外側，1-3指掌側，4指外掌側
	尺骨神経	指内転，2-5指外転，拇指内転，4-5指屈曲，手首屈曲・内転	手掌・手背内側，4指内側・5指掌背側
	腋窩神経	上腕外転	肩外側
	筋皮神経	上腕・肘関節屈曲，前腕回外	前腕外側
下肢	大腿神経	股関節屈曲，膝伸展	大腿前面内側，下腿前面内側
	閉鎖神経	大腿内転	大腿上部内側
	坐骨神経	膝屈曲	下腿背面外側，足背外側から足底
	脛骨神経	足関節屈曲，回内，足趾屈曲	足底から足背外側下部
	浅腓骨神経	足回外	下腿前面外側から足背
	深腓骨神経	足関節背屈，足趾伸展	足第1趾背面

(Blumenfeld H. ed.：Neuroanatomy through Clinical Cases より改変)

おきましょう．

④ 末梢神経障害

末梢神経障害にはいくつかのパターンがあります．

a) 多発ニューロパチー：globe and stocking pattern（手袋靴下型）の四肢末梢優位の感覚障害を認める．

b) 単ニューロパチー：単一の末梢神経の障害によって起き，神経支配領域に一致した感覚障害を認める．

c) 多発単ニューロパチー：上述の単神経障害がいくつかの領域に生じている．

末梢神経障害で救急外来を受診する場合はあまり多くありませんが，ギランバレー症候群 Guillain-Barré syndrome など，比較的急性の経過をとる疾患は受診する可能性があります．図6に末梢神経障害での感覚障害のパターンを示します．重要なことは多発神経障害の感覚障害では四肢末梢優位の分布をとること，その他の場合は感覚障害の範囲が神経支配に一致することです．腱反射は一般には障害部位では減弱あるいは消失します．表6, 7に末梢神経障害を呈する主要な疾患，特に急性，亜急性の経過をとる疾患をまとめています．参考にしてください．外来でしばしば遭遇する末梢神経障害としては，糖尿病性末梢神経障害，橈骨神経麻痺，腓骨神経麻痺，手根管症候群などがあります．糖尿病性末梢神経障害は四肢に起きる典型的な末梢神経障害を呈する場合と，動眼神経麻痺など単神経麻痺を呈する場合など多彩な末梢神経障害を

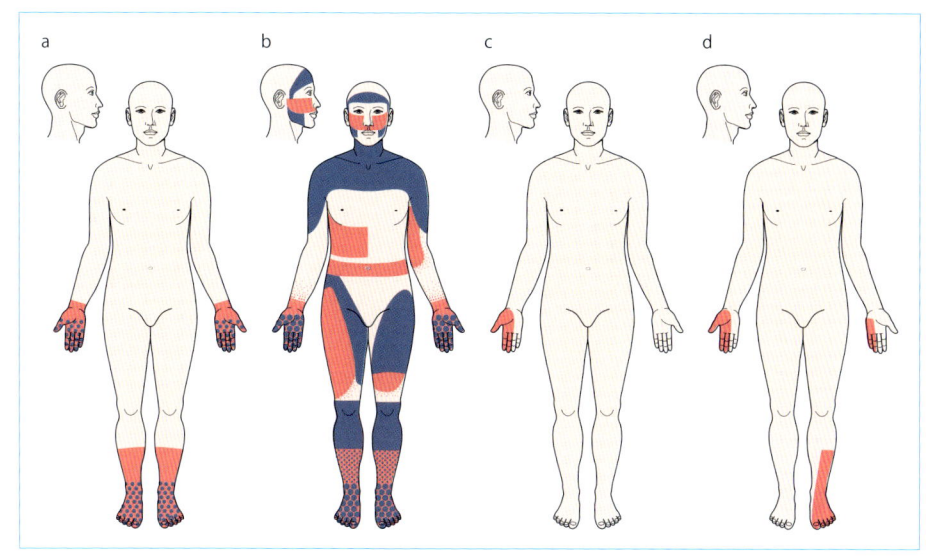

図6 末梢神経障害の障害パターン
(A) 多発ニューロパチー polyneuropathy
(B) 非対称性神経根症 asymmetric polyradiculopathy
(C) 単ニューロパチー mononeuropathy
(D) 多発単ニューロパチー mononeuropathy multiplex
（Michael W et. al.：Seminars in Neurology 2011；31：102-114 より改変）

表6 ニューロパチーの分類別：主要な原因疾患

多発ニューロパチー	・急性炎症性脱髄性多発神経根ニューロパチー ・慢性炎症性脱髄性多発神経根ニューロパチー ・糖尿病 ・薬剤 ・中毒 ・代謝性　等
単ニューロパチー 多発単ニューロパチー	・絞扼性ニューロパチー　等 ・血管炎 ・多巣性運動性/感覚性ニューロパチー ・ポルフィリア ・感染 ・サイコイドーシス　等

（Michael W et. al.：Seminars in Neurology 2011；31：102-114
　Mark B et. al.：Seminars in Neurology 2010；30：350-355　より改変）

示します．橈骨神経麻痺は下垂手，腓骨神経麻痺は下垂足が特徴の急性発症する単神経麻痺です．手根管症候群は，C6障害と鑑別が必要になりますが，感覚障害の範囲，手首でのティネル徴候の有無などから診断が可能です．

表7 急性・亜急性末梢神経障害を示す主要な疾患

急性	亜急性
・急性炎症性脱髄性多発神経根ニューロパチー，ギラン・バレー症候群 ・血管炎 ・糖尿病 ・特発性神経叢症 ・中毒 ・ポルフィリア ・薬剤	・ビタミン欠乏（ビタミン B12） ・中毒 ・薬剤 ・感染（ライム病，HIV） ・傍腫瘍性感覚性ニューロパチー

(Michael W et. al.：Seminars in Neurology 2011；31：102-114
Mark B et. al.：Seminars in Neurology 2010；30：350-355　より改変)

［知識］神経伝導速度検査

上級医 B「先生は神経伝導速度って検査を聞いたことはある？」

研修医 A「はい，聞いたことはあるのですが，検査結果を見てもなにがなんだかよくわかりません．とりあえず末梢神経障害があるのかどうかをみる検査ってことでよいですかね」

上級医 B「確かにね．あれは専門の医師が診ないとさっぱりわからないかもね．でも末梢神経障害の患者にはとても大事な検査なので，是非理解しておいたほうがいいよ！」

Comment

神経伝導速度検査は末梢神経障害の診断で非常に有用な検査です．被検査神経の運動，感覚神経の別，伝導速度，振幅，遠位潜時などの結果から，被検査神経のどの部位の障害か，障害の程度はどの程度か，脱髄による障害か，軸索損傷による障害か，などの診断をしていきます．神経伝導速度検査だけで診断が確定するわけではなく，臨床症状，経過，他の検査所見，伝導速度検査の結果を総合して診断します．末梢神経障害，神経根，神経叢などの障害が考えられる場合には行うべき検査です．

［治療］しびれの対症療法は？

上級医 B「末梢神経障害の治療ってどんな薬を使うか知ってる？」

研修医 A「よくビタミン B12 が使われてるような気がするのですが？」

上級医 B「そうなんだよね．とりあえずビタミン B12 を使うことが多いんだけど，別に特効薬ではないんだよね．効かない場合も多いんだよ」

研修医 A「プレガバリンを使われている患者もこの間みました！」

上級医 B「その通りだね．痛みが主体の神経障害に有効なことが多い薬剤だね！」

表8 しびれ・疼痛の治療に使用する薬剤

薬剤	投与量（1日量）	特徴	副作用
三環系抗うつ薬アミトリプチリン	25-150 mg	確立された効果，1日1回投与，安価，不眠への効果	口渇，尿閉，鎮静，心毒性，けいれん閾値低下
デュロキセチン	30-120 mg	抗コリン作用・心毒性がない，容易な増量，1日1回投与，うつ・不安への効果，糖尿病性神経障害の疼痛への適応	嘔気，血圧上昇，肝障害
ガバペンチン	900-3600 mg	抗コリン作用・心毒性がない，腎代謝	めまい，傾眠，頭痛，下痢，嘔気，浮腫，体重増加
プレガバリン	150-600 mg	速やかな増量が可能，糖尿病性神経障害の疼痛への適応	傾眠，めまい，浮腫，体重増加
トラマドール	100-400 mg	速やかな効果，低い依存性，様々な疼痛への効果	嘔気・嘔吐，発汗，口渇，めまい，鎮静，けいれん閾値の低下

(Kristen J.：Seminars in Neurology 2010；30：425-432 より改変)

Comment

しびれの治療には大きく分けて2つあります．

① ギランバレー症候群に対するガンマグロブリン大量療法，血管炎による多発単神経障害に対するステロイドなど原因疾患に対する治療，② 神経障害によって生じたしびれ，疼痛などを緩和するための対症療法になります．ここでは，対症療法について述べたいと思います．しびれの対症療法には表8（ビタミンB群以外）に示すような薬剤がありますが，いずれも効果としては十分ではありません．

ビタミンB12：古くから末梢神経障害の治療として繁用されていますが，欠乏症による感覚障害には有効と考えられるものの，それ以外の場合には有効性に関するエビデンスは乏しい薬剤です．副作用がほとんどありませんので，どの疾患に使用しても支障はないと考えられます．

ビタミンB1：ビタミンB1欠乏による場合には有効と考えられます．アルコール関連の末梢神経障害に対して有効とする報告があります．

抗うつ薬：しびれというより神経障害による疼痛の治療に用いられ，ある程度の有効性が示されています．デュロキセチンは糖尿病性末梢神経障害による疼痛に対する保険適応があります．

抗てんかん薬：これらも疼痛に対して用いられ，有効性が示されています．Pregabalinは末梢神経障害性疼痛の保険適応があり，最近繁用されています．ふらつき，眠気が強く，特に高齢者，腎機能障害のある患者では注意が必要です．

病診連携のポイント

- 病歴，しびれ・感覚障害の分布，筋力低下などの随伴症状などから，緊急性の高い

感覚障害を的確に鑑別することが重要です．緊急性が高いと判断された場合には，至急で専門病院をご紹介ください．
- デルマトームや腱反射から鑑別が容易になることも多く経験されます．是非これらの所見を活用してみてください．
- しびれの治療は難渋することが多く，実際有効な薬剤は少ない状況です．専門病院でも治療は困難なことが多いですが，治療に難渋する際には紹介をご検討ください．

（足立　智英）

4 痙攣

「痙攣したみたいなので，まずはフェニトインを投与しておきます」
―痙攣発作＝てんかん…この認識は間違いです．―

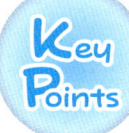

Key Points

① "痙攣"には，多彩な病態や疾患が含まれています．
② 痙攣＝てんかんではありません．
③ 意識消失を伴った痙攣発作は，救急外来などで直接観察できる場合は必ずしも多くありません．目撃者からの情報聴取がポイントです．
④ 痙攣の目撃者からは，いつ，どこで，何をしている時に起きたか？　痙攣は，体の一部分なのか全身なのか？　どこからはじまって，どのように広がったのか？　口腔内の自傷，失禁，発作後の状況などを聞きましょう．
⑤ 急性の異常運動を見たら，バイタルサインや患者の安全を確保しながら観察することが重要です．意識障害はあるか，発作，運動のはじまり，進展，左右差，とくに頭位，眼位，筋トーヌス，運動の持続時間，運動消失後の症状を観察します．
⑥ 不随意運動では，運動の速さ，運動の分布，筋トーヌス，姿勢，誘発因子，感覚トリック，睡眠時の状況などを観察しましょう．

救急外来におけるアプローチ

[はじめに] 痙攣＝てんかん？　危険な誤解です

研修医A「先生，トラックの運転席で仮眠中に痙攣していたところを同僚に通報されて救急搬送された62歳の男性です．てんかん発作と思いますので，治療のため直ちにフェニトインを静注します」

上級医B「自信満々だけど，大丈夫かい？」

研修医A「フェニトインの注意点は，もう習いました．フェニトインは，強アルカリで，糖の入った点滴で結晶をつくってラインをつめるから生食で前後をフラッシュ

上級医B「フェニトインの講釈は十分だけど…ちょっと待った！痙攣って，どんな痙攣だったの？ バイタルサインはどう？」

研修医A「いまは痙攣はありません．救急隊が搬送中に，眼球が上転して四肢をつっぱらせるところを見ていたそうです．その後カタカタふるえていたそうです．救急外来到着時には，もうろう状態でしたが，痙攣はなくなっていて，血圧 160/84 mmHg と高めのほかは，バイタルサインは安定しています」

上級医B「これまでに同じような症状が起きたことはなかったのかな？」

研修医A「患者は長距離トラックの運転手をしていて，会社の同僚も日頃の生活などはわからないそうです．ただ，この5年ぐらい一緒に働いていた同僚は，今回のようなことは見たことがないっていうことです」

上級医B「これは，本当にてんかんかい？」

研修医A「痙攣していますし，てんかんでよいと思うのですが…」

Comment

① 本当にてんかん？ 〜不用意な診断に気をつけよう

意識消失を伴う痙攣発作をみたとき，てんかんを疑って鑑別することに問題はありません．ただし，初発の痙攣がてんかんとは限りません．

繰り返す痙攣発作を認めた場合には，てんかんである可能性は高く，発作様式や基礎病態，画像診断，脳波検査などを組み合わせて，総合的にてんかんの診断を行い，治療やケアを進めることになります．

一方，てんかんの診断については，専門家であるほど，詳細な問診の重要性を強調していることに注意すべきでしょう．"てんかんもどき"の病態が多いこともありますが，不用意な"てんかん"の診断によって不必要な薬物治療が行われるリスクや，"脳波の読みすぎ"による不適切な"てんかん"の診断によって，社会的に不利益を被る人も少なくない現状にも注意が必要です．

② てんかん・発作・痙攣の定義

ここで痙攣やてんかんを語る際によく使用される用語について，その内容を復習してみます．

☆**てんかん (epilepsy)**：慢性・反復性に起こる大脳皮質ニューロンの突発性で過剰な電気的異常発射により皮質機能が障害され，種々のてんかん発作となる発作性機能性疾患である．

☆**発作 (seizure, epileptic seizure)**：てんかんを思わせる1回の発作のこと．痙攣の有無は問わない．

☆**痙攣 (convulsion)**：全身または一部の筋肉が不随意に発作的な収縮を起こす状態 研修医A君の"痙攣"というのは，ここでは convulsion の意味で使われているよう

です．用語からみれば，seizure あるいは convulsion に相当するものとなります．

[Key point] "てんかんもどき"を鑑別しよう！

上級医 B「その後，何かわかったかい？」

研修医 A「しばらくしたら意識もはっきりしてきたので，いろいろ聞いてみました」

上級医 B「なんて言っていたの？」

研修医 A「長距離トラックの運転手をもう30年近くやっているそうです．これまでには，一度もこんなことはなかったって．最近気にかかったことといえば，酒が弱くなったことくらいのようです」

上級医 B「診察所見は？」

研修医 A「意識は清明で，パーソナルデータも，時間，場所，人の見当識も完璧です．一般身体所見では，くも状血管腫と酒渣のほか，病的所見を認めません．神経学的にも，明らかな局所神経症状を認めません．救急外来で血液検査，心電図，頭部CTを行いました．軽度の肝障害を認めるものの，頭部CTでも明らかな病的所見はないようです．ご本人が，帰りたいと言っていますがどうしたらいいでしょう」

上級医 B「それで，君はどう考えているんだい」

研修医 A「てんかんかもしれないし，入院させたほうがいいかなと．でも本人は帰りたがっていて，僕の言うことを聞いてくれそうもないし…．一人暮らしで，説明するキーパーソンになってくれる家族もいないみたいなんです」

上級医 B「運転が仕事なんだね．そのまま帰ったら，長距離トラックの運転をまた始めなければいけないんだね」

研修医 A「そうか，てんかんだったら，運転はさせてはいけないんですね．どうしよう」

上級医 B「そうだね．でも，運転ができなくなったら仕事もできなくなるね．てんかんでなくても，今回のようなことが起こる可能性は何か知ってる？」

研修医 A「てんかん以外で痙攣ですか…」

Comment
① 急性症候性発作という概念

今回のケースでも，問診がきわめて重要になります．これまでに，同様のエピソードが，繰り返されていれば，てんかんも強く疑われてきます．

しかし，単回の痙攣を生じる原因はさまざまなものがあることを忘れてはなりません．代謝性疾患や中毒性疾患，アルコール離脱など，痙攣を起こす原因は数えきれません．

急性症候性発作という概念があり，「急性症候性発作とは急性全身性疾患，急性代謝性疾患，急性中毒性疾患，急性中枢神経疾患（感染症，脳卒中，頭部外傷，急性アル

II．重要な神経症候の外来アプローチ

表1　主な急性症候性発作

脳血管障害	脳血管障害から7日以内に起こる発作
中枢神経系感染症	中枢神経系感染症の活動期に起こる発作
頭部外傷	頭部外傷から7日以内に起こる発作
代謝性	電解質異常，低血糖，非ケトン性高血糖，尿毒症，低酸素性脳症，子癇など，全身性疾患に関連して起こる発作
中毒	麻薬（コカインなど），処方薬（アミノフィリン，イミプラミンなど），薬剤過剰摂取，環境からの曝露（一酸化炭素，鉛，樟脳，有機リンなど），アルコール（急性アルコール中毒など）に曝露している間に起こる発作
離脱	アルコールや薬剤（バルビツレート，ベンゾジアゼピンなど）の離脱に関連して起こる発作
頭蓋内手術後	頭蓋内脳外科手術の直後に起こる発作
脱髄性	急性散在性脳脊髄炎の急性期に起こる発作
多因性	同時に起きたいくつかの状況と関連した発作

表2　急性の異常運動（movement disorder emergency）をきたす主な病態

固縮および強直 　悪性症候群（NLM；neuroleptic malignant syndrome），セロトニン症候群，悪性過高熱， 　破傷風，Stiff person 症候群，カタトニア，狂犬病 パーキンソニズム ジストニア 　急性ジストニア反応（とくに代謝性・薬剤性），中枢神経感染症 舞踏病およびバリスム 　急性片側性舞踏病（糖尿病関連など），ヘミバリスム，急性全身性舞踏病

コール中毒，急性アルコール離脱など）と時間的に密接に関連して起こる発作である」（表1）と定義されています．急性症候性発作がてんかんに移行する率は原因疾患によって異なるものの0〜30％と言われています．

このようにさまざまな状態で，痙攣発作は認められることがあるため，痙攣＝てんかんと決めつけずにさまざまな原因を探って行くことが重要となります．このために問診や一般身体診察，神経学的診察が重要となってくるのです（表1）．

② 痙攣の問診と診察

問診内容としては，発作前後の状況はもちろんですが，既往歴や家族歴，内服歴（市販薬やサプリメントも含む），インスリン注射の有無，アルコール摂取状況，頭部外傷の有無などを聴取しましょう．

一般身体診察も疎かにしてはなりません．外傷の有無をチェックし，心音や呼吸音も聴診しましょう．低カルシウム血症を示唆するようなクボステック徴候 Chvostek sign やトールソー症候群 Trousseau's syndrome も診断の一助になることがあります．神経学的診察もできるだけ速やかに漏らさず診察します．

その後は血液検査や頭部 CT/MRI などの画像検査，心電図や脳波検査などを行い鑑別を進めて行きます．必要があれば髄液検査も行いましょう（図1）．

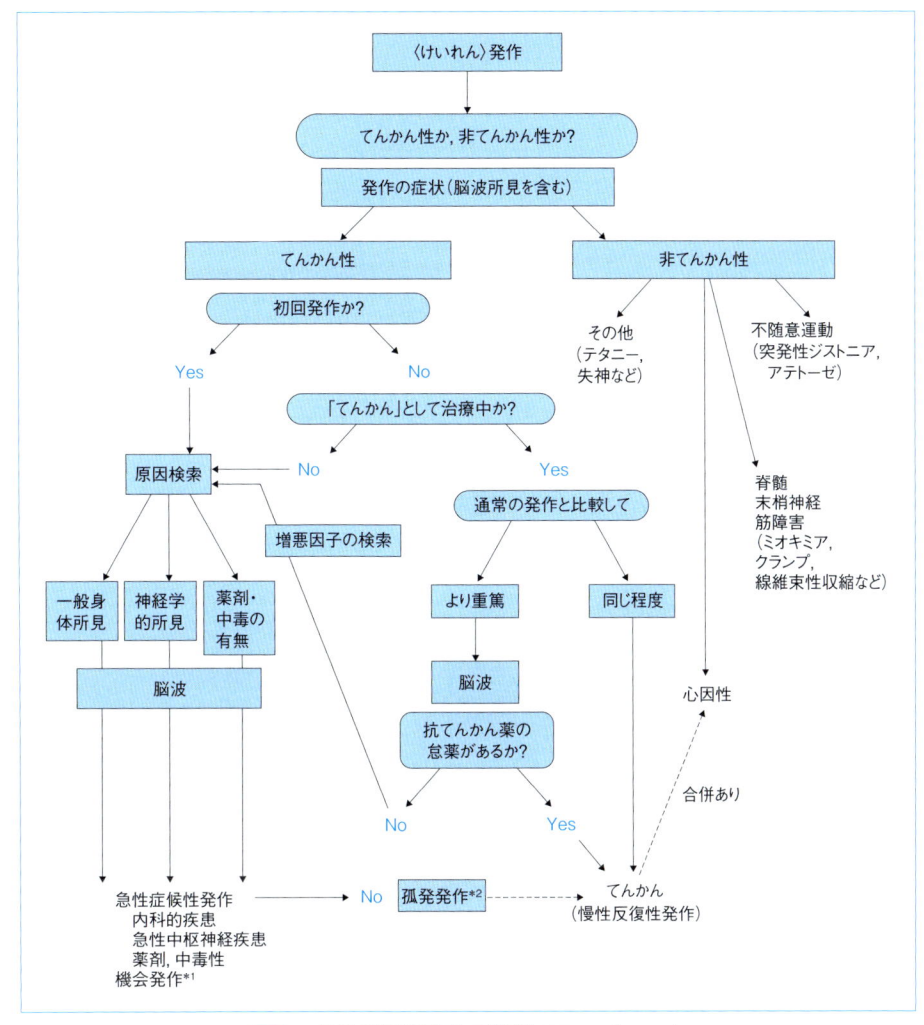

図1 急性症候性発作の診断フローチャート

＊1 機会発作：発作の誘因の状況においてのみ誘発される発作．
＊2 孤発発作：生涯1回のみの発作で，機会発作の中に含められる．
図中の破線は，その中の一部から移行する可能性を示唆する．
(池田昭夫, 柴崎 浩：痙攣, 内科鑑別診断学. 第2版 (杉本恒明, 小俣政男総編集), p.87-96. 朝倉書店, 東京, 2003より改変引用)

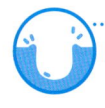

[pitfall] ていねいに問診することで患者との信頼関係を築く

上級医B「何かわかったかい？」

研修医A「本人が，少しずつ生活や仕事のことを教えてくれました」

上級医B「へー，どんな感じなの？」

研修医A「『先生，ぼくは，酒飲みだけど真面目な人間なんだ』って言うんですよ」

上級医B「ほー」

研修医A「『てんかんだから，もう運転しちゃだめだというんなら，運転もやめますよ』

なんて言うんです．でも，『自分は絶対にてんかんなんかじゃない』とも言っていますが」

指導医 B「そうか．やっぱり病気であることはなかなか信じたくないものね」

研修医 A「そうですよね．それに，確かにもともと随分飲んでいたけど，最近体調を崩して，『規則正しく飲んでいた焼酎のお湯割りが飲めなくなった』とも言っていました」

指導医 B「先生，細かいところまでよく聞き出したね」

研修医 A「てんかんとは即断できないけれど，運転中とか高所作業中などでまた起きたら大変なので，とお話したら，電話で社長とも相談したみたいで，まじめに先生の言うことを聞きますと言っていました」

指導医 B「このケースは，てんかんである可能性もゼロではないけど，よく聞いてみると，ラムフィット（rum fit）のような病態であった可能性も十分あるね．本人が納得しているのなら，しばらく運転はしないでもらって外来で経過をみてもいいかもしれないね」

研修医 A「患者本人も，入院でも通院でも先生の言うとおりにすると言ってくれています．脳波や MRI なども外来で予定してもいいですか」

指導医 B「わかった．私が外来で診ていくから，予約の時に一緒に診ていこう．生活上の注意をよく伝えなければね」

研修医 A「ありがとうございます．了解しました」

Comment

この症例は，大酒家やアルコール中毒患者などでアルコール離脱時に認めるてんかん発作（rum fit）の可能性が高そうであり，この時点ではてんかんと診断できないことに注意が必要です．

突然「てんかん」と言われてしまうと，患者は激しく動揺することがあります．昨今のてんかんに関する報道などからの誤解も多くありますが，「てんかん」とは診断されないように，患者が事実をなかなか告白しないこともあります．

まず「てんかん」に関する誤解を取り除くことが大事であり，そしててんかん発作が再発したときの危険性に関してもしっかりと話しておく必要はあります．しかし，患者との信頼関係なしにこのような話をしても，なかなか理解してもらえないこともあります．

初回の痙攣発作の患者に対しては，「てんかん」の初発である可能性は告げなければならない場合も数多くありますが，その前に十分な問診と診察を行うことで，できるだけの信頼関係を築くことが重要となります．

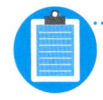

[参考]"てんかん"について

てんかんについて，詳細は別稿"てんかん"を参考にしてみてください．

もちろん，初発のエピソードであっても，場合によっては，抗てんかん薬の治療を開始する場合もあることは覚えておいてください．

初回の痙攣発作を見た場合，たとえば高齢者で明らかな症候性てんかんを起こし得るような基礎病態がある場合（皮質領域に広範な病変をもつ場合など）には，初回から治療を開始することがあります．

抗てんかん薬開始直後は，副作用の出現などにも十分配慮することが重要です．長期に確実に服薬してもらうためには，導入時の十分な理解と納得が必要になります．もちろん，痙攣のないてんかんもあることにも注意してください．非痙攣性てんかん重積発作のように，主治医が疑わないとなかなか診断，治療に結びつかないことがあります．

てんかんであるかどうかの診断に，脳波は重要な補助検査でありますが，さまざまな突発波の読みすぎや読み違いが少なくないことも指摘されています．脳波検査が，一定数以上コンスタントに行われている施設で，検査技師について実際に脳波検査に立ち会うと，どのようなときにアーチファクトがでるのかなどがよく理解できます．ビデオ脳波も有効です．経験者について経験を積むことが早道です．

てんかんの診断をつける際には，患者にとってのメリット，デメリットを，生活史の中で検討しながら，十分な説明と納得が得られるように努力を重ねてゆく必要があります．

[知識]"痙攣"には，どのようなものがありますか？

研修医A「さきほど急性腸炎で来院した患者なのですが，会計をしている時に急に上半身がピクついてきたために救急外来に戻っていらっしゃいました」

上級医B「"ピクつき"っていうのは医者っぽくない言い方だよね．要するに不随意運動ってことかな？」

研修医A「そうです！不随意運動でした．なんというか不随意運動の中でもたしかミオクローヌスとか言ったような感じの動きではと…」

上級医B「ミオクローヌスね．原因はなんだろう？ さっき急性腸炎でかかったって言っていたよね．なにか薬剤使わなかった？」

研修医A「そういえば，吐き気がするというので制吐剤を静注しましたよ」

上級医B「それかー」

Comment
それでは，てんかんではない"痙攣"には，どのようなものがあるのでしょうか？

表3　不随意運動を引き起こす可能性のある主な薬剤

> 振戦
> 　気管支拡張薬など（ベータ刺激薬など）
> パーキンソニズム（特に akinetic rigid syndrome）遅発性ジスキネジア・ジストニア
> 　抗精神薬（ハロペリドール（セレネース®），リスペリドン，オランザピンなど）など，
> 　その他の D2 受容体阻害剤　スルピリド（ドグマチール®など）
> 　制吐剤として汎用されるメトクロプラミド（プリンペラン®）など
> 　抗てんかん薬，抗うつ薬でも起こることがあるので要注意．

（注意）なおジェネリック薬品など，さまざまな薬剤名があるため，必ず一般名を確認することも大切です．

　大脳皮質のニューロンの異常興奮によるものがてんかんなので，脊髄など，より下位のニューロンの異常興奮による運動異常はてんかんではありません．"脊髄ミオクローヌス"などと表現される，体幹を周期的に屈曲させるような痙攣もあります．ほかにも"一過性の運動異常で"痙攣"と表現されるものには，さまざまなものがあります．

　患者や家族の表現する"痙攣"には，さまざまな要素が含まれるので，よく聞き出すことが重要です．

① 羽ばたき振戦（Asterixis）

　頻度の高いものとしては，急性感染症に伴う悪寒，戦慄や代謝性脳症で見ることの多い羽ばたき振戦 asterixis，全身疾患や甲状腺疾患などの内科疾患に伴うふるえも重要です．

　代謝性・薬剤性脳症では，肝障害，腎障害，透析に関連した不均衡症候群，電解質異常，低血糖などの血糖異常，シャント脳症（門脈体循環シャント脳症）など，さまざまなものが知られています．

　Asterixis の診察は簡便であり，こうした病態を疑った際には，必ずベッドサイドで確認する習慣をつけておくとよいでしょう．Asterixis の中には，ipsilateral asterixis として片側に認めるものもあり，脳血管障害などで，急性期のある時期だけに認めることもあります．

② 薬剤に関連するふるえ

　薬剤に関連するふるえや痙攣では，原因薬剤の中止と経過観察のみで消失してしまうものもあるので，疑うことが重要となります．また感染に伴うふるえでは，敗血症，全身性炎症反応症候群 SIRS などの重症感染症が背景にある可能性にも注意が必要です．薬剤に関連した痙攣，ふるえとしては気管支拡張薬，β 刺激薬，ドパミン受容体阻害薬などもあります．パーキンソニズムを伴うふるえでは，薬剤関連の不随意運動を疑って，過去に遡って服薬状況など詳細に検討することが必要です．最近は，ジェネリック薬品も少なくないので，一般名まで確認することも必要です．各種の薬剤によ

り，急性ジストニア反応と呼ばれる病態が知られています．ジストニアは，異常な運動，異常な筋緊張を示す病態で，dystonic tremor とも表現される，"ふるえ"を伴うことがあります（表2）．

③ 特殊なふるえ

特殊なふるえ，痙攣の中には，クロイツフェルト・ヤコブ Creutzfeld Jakob 病にみるようなミオクローヌス，低酸素脳症でみるランスアダムス症候群 Lance Adams syndrome のように，疾患特異性の高いものもあります．低筋緊張で素早い痙攣の中には，ハンチントン病 Huntington's disease や糖尿病性ヘミコレアのように，やはり疾患特異性の高いものがあり，一度見ておくと忘れられないものもあります．最近は，教育ビデオやビデオカンファレンスなどもあるので，こうした機会も利用するとよいでしょう．

不随意運動を見たら，運動の分布と速さ，姿勢による変化や暗算負荷，睡眠中の消失などの特徴に注意しましょう．必ずしも診察室では観察できない場合もありますが，その場合には家族など目撃者からの情報を聞いてみましょう．患者の中には，最近，携帯電話で運動を記録している人もあるので，個人情報などに十分配慮して検討することも有用なことがあります．

一般外来におけるアプローチ

研修医 A「患者は 36 歳の男性で，1 週間前に 10 分程度痙攣したとのことで受診されました．本人は痙攣していたときに意識も失っており，痙攣が治まったあともしばらくはボーッとしていて，あまりその頃の記憶はないようなんです」

上級医 B「そうか〜．痙攣を見ていた家族とか目撃者とかは一緒に来院してないの？」

研修医 A「はい．患者本人だけ来院しています」

上級医 B「先生はこの患者についてどう思う？」

研修医 A「もう少し問診してみますけど…．なんといってもどういう痙攣で，実際どれくらいの時間意識はなかったかとかの情報もありませんから判断に迷います」

上級医 B「目撃者がいるんだったら，電話とかしてもらってもいいかもね」

Comment

痙攣したばかりの患者の大半は，目撃者が救急隊に通報し救急外来に来院すると思います．しかし，痙攣や意識消失がごく短時間で済んでしまうような場合には，数日経過してから一般外来を訪れることも考えられます．

一般外来に訪れる際には，家族や目撃者が同行していないことも多く，患者が痙攣した現場で実際どのような状況であったのかということがわからない場合が少なくありません．元来てんかんを有している患者の痙攣発作であれば，判断に困ることは少

ないかもしれませんが，初発の痙攣患者であれば発作当時の状況確認が何よりも大切です．忙しい外来の中ではありますが，電話などで目撃者から当時の状況を詳しく聞き出す努力が必要となります．

目撃者からの情報を得られないようであれば，患者本人の話からできるだけの判断をしていかなければなりませんが，「救急外来におけるアプローチ」でも述べた通り，問診と診察を十分に行い，患者との信頼関係を築きながら検査を組み立てて行く必要があります．多くの場合，頭部MRI，脳波，血液検査，心電図などは必要となると思われます．

いずれにしても「痙攣」≠「てんかん」ということを念頭に置き，不必要な抗てんかん薬の投与を行わないように留意しなければなりません．

病診連携のポイント

- "痙攣"の患者を紹介いただく際には，どのような"痙攣"なのか，必ず確認（"裏を取る"）をお願いします．
  目の前で観察できる"痙攣"では，上述のポイントに注意をお願いします．診察時点で消えてしまった"痙攣"では，目撃者の情報（場合によっては，携帯電話に記録された画像なども）も参考になりますので，情報提供の際に記載をお願いします．目撃者の病院への同行も勧めてください．
- 初発の痙攣患者には十分な問診と診察から，痙攣の原因を診断しなければなりません．「てんかん」と安易に診断することは慎まなければならないため，精査が必要と思われる患者の場合には専門病院に紹介をお願いします．

参考文献
1) 廣瀬源二郎：てんかんとは．辻省次，宇川義一編：てんかんテキスト．New Version，中山書店，2012

（後藤　淳）

5 認知機能障害

「最近もの忘れがひどくなったそうですが，やっぱりアルツハイマーですかね」
―認知機能が悪くなるような病気は認知症だけではありません．認知症でなくても認知機能が低下したように見える疾患とは？―

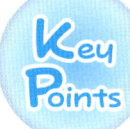

Key Points

① まず認知症か意識障害かを見きわめましょう．急速に進行する認知機能障害では，意識障害を背景に認めることが多くあります．
② 認知機能障害を認める疾患のなかで，治癒可能な認知症を見逃さないことが大切です．
③ 患者の病歴や生活情報などは，本人だけでなく家族など周囲の人たちからの聴取が大切です．
④ 何の前兆もなく，突然に前向性・逆行性健忘が出現した場合には，一過性全健忘（TGA）を鑑別に挙げましょう．

［問診］認知機能障害を呈する症例への問診の注意点

研修医A「先生，先ほど搬送された患者は，83歳の女性です．急に認知機能が悪くなったという主訴で来院されました」

上級医B「急に認知機能が悪くなったの？　もともとの認知機能はどうだったのかな？」

研修医A「うーん，本人が何言っているのかあまりはっきりわからないんですよ．話のつじつまが全然合わなくて…」

上級医B「家族は一緒に来院していないの？」

研修医A「確か一緒に来ていたと思います．家族に確かめてきます！」

Comment

患者が認知機能障害で来院する際には，認知機能障害を家族が気づいて患者を連れてくる場合もありますし，本人が心配になって訪れる場合もあります．かかりつけの医師や介護スタッフなどが気づく場合もあり，受診のきっかけはさまざまです．診察を進めていく際に，病歴の聴取にあたっては，患者自身のみならず，家族などの介護者からも必ず話を聞きましょう．診察室と自宅では様子が異なったり，患者自身はあ

Ⅱ．重要な神経症候の外来アプローチ

まり問題を自覚していなかったり，軽くとらえていることも多いからです．

普段の様子と比べて，いつから，どのように変化していったのか経過をなるべく具体的に聴取しましょう．新聞やテレビを見なくなったなどの集中力の低下や，同じことを何度も聞く記憶障害，表情が乏しくなった，怒りっぽくなったなどの性格変化や妄想や幻覚の有無など病歴からの情報が重要となります．症状の日内変動の有無も聴取しましょう．また，教育歴や職業歴など認知能力のベースラインや，普段の ADL なども必ず聴取します．

[pitfall] 認知機能が悪くなるような病気は認知症だけではありません

研修医 A「家族の話では，もともとはしっかりと自立しており，認知機能も問題なかった方のようです．3 日前からの 38 度の発熱と咳嗽，喀痰を認め，2 日前ごろから傾眠になったとのことでした．会話をするとつじつまが合わなくもなってきていたみたいです」

上級医 B「なるほどね．それではもともとしっかりとしていた高齢者が，発熱後に認知機能が悪くなったように見えているということだね．診察所見はどうだった？」

研修医 A「血圧は安定していますが，頻脈を認めます．胸部の聴診で肺雑音が聴取されましたので，X 線を撮ったところ肺炎像を認めました．こちらに対しては抗生物質で治療を開始しようと思います」

上級医 B「認知機能が悪くなった原因についてはどう考えているの？ 神経学的所見はどうだった？」

研修医 A「はい，指示が入りにくいので微妙なところもあるのですが，意識レベルは JCS Ⅱ-10 程度と思います．眼球運動や対光反射は問題なさそうですし，顔面の麻痺もないと思います．粗大な麻痺もなさそうですね」

上級医 B「そうですか．先生は今回の症状の原因についてどう考える？」

研修医 A「家族はもともとは自立していたと言ってましたが，やっぱり認知症はあったのではないですかね．アルツハイマーとかがもともとあって，発熱をきっかけに悪くなったんじゃないですか？」

上級医 B「そういうふうに決めつけるのは危険かもよ．確かにもともと認知症をもっていたのかも知れないけど，急速に認知機能が悪化しているようであれば，その原因を探らなくてはね．認知機能が悪くなるような病気は認知症だけではないんだよ」

Comment
① 認知症の定義

認知症治療ガイドラインによると，認知症とは知能・精神発達が完成した成人期以降（18 歳以上）に見られる「獲得した複数の認知・精神機能が，意識障害によらないで，慢性的に減退・消失することで，日常生活や社会生活に支障をきたすほどに持続

的に障害された状態」と定義されています．つまり，後天的原因による知能の障害である点で精神遅滞とは異なりますし，そして認知症かどうかを見きわめるためには，まず意識障害を除外することが大切です．せん妄などで生じる軽度の意識障害は，症状が似ているためしばしば認知症と混同されてしまいます．この認知・精神機能のなかには，記憶，言語，視空間能力，計算力，概念や意味に関する知識，遂行機能，人格，社会的活動，感情が含まれます．

② 認知症と他疾患の鑑別

これだけ認知症の症例が増えてくると，認知症に対する誤解も多く生まれてきます．記憶が悪くなると，それはアルツハイマー病 Alzheimer disease なのではないかと思い込み，外来を訪れる方は多くいらっしゃいます．

確かに認知症の原因疾患として多いものは，アルツハイマー病，脳血管性認知症，レビー小体型認知症 dementia with Lewy bodies などです（表1）．これらの疾患がクローズアップされることが多いので，どうしてもこのような疾患に目が行きがちですが，実際の臨床では他の原因で認知症のような症状を呈する症例をよく経験します．

たとえばうつ病では思考の緩慢を伴い自発性や記憶力の低下が見られ，認知症様の症状を呈することがあります．

その他にも甲状腺機能低下症やビタミンB1欠乏症のような内分泌・代謝疾患，感染症などのような全身性の内科的疾患においても認知症様の症状を呈することが少なくありません．肺炎や脱水で全身状態が不良となると，傾眠傾向となり，話の内容も

表1　認知症を主症状とする疾患

1．変性疾患 ・アルツハイマー病 ・レビー小体型認知症 ・前頭側頭型認知症/ピック病 Pick disease ・嗜銀顆粒性認知症 ・神経原線維型認知症 ・石灰化を伴うびまん性神経原線維変化病 2．血管性認知症 ・多発梗塞性 ・戦略的な部位の単一梗塞性 ・小血管病変性（ビンスワンガー病 Binswanger disease，多発性ラクナ梗塞） ・低灌流性 ・出血性（慢性硬膜下血腫，くも膜下血腫，脳出血） 3．血管奇形 ・硬膜動脈瘤 4．感染性，伝播性疾患 ・クロイツフェルト・ヤコブ Creutzfeldt-Jakob 病 ・感染症（神経梅毒，エイズ AIDS 関連認知症）	5．占拠性病変，髄液循環異常 ・脳腫瘍 ・正常圧水頭症（特発性，続発性） 6．全身疾患に伴うもの ・甲状腺機能低下症 ・橋本病（橋本脳症） ・肝性脳症 ・ビタミン欠乏症（B1，B12） ・血管内悪性リンパ腫 ・副腎皮質機能異常症（アジソン病 Addison disease，クッシング症候群 Cushing symdrome） 7．白質ジストロフィー ・常染色体劣性遺伝（Metachromatic leukodystrophy） ・伴性遺伝（副腎白質ジストロフィー） 8．脂質蓄積症 ・ニーマンピック病 Niemann-Pick disease typeC など

（水野美邦編：神経内科ハンドブック，第4版，医学書院，2010 より引用改変）

つじつまが合わなくなって，認知症と勘違いされる症例も多く経験します．これらは治癒しうる認知症（treatable dementia）のため，見逃さないよう注意が必要です．

治癒しうる認知症でなければ，どの認知症疾患が最も考えられるかを検討します．代表的な疾患は，アルツハイマー病，脳血管性認知症，レビー小体型認知症などがあります．治癒しない認知症の場合にも，疾患によって症状や経過，予後が異なり，その結果介護や対応の方法も変わってくるため鑑別は重要となります．変性疾患を代表とする認知症は通常年単位で進行するのが特徴ですが，treatable dementia には日単位や週単位など急性から亜急性に進行するものが多く含まれます．

［鑑別］外科的治療によって治癒する認知症

研修医 A「救急外来に，もともと認知症のある 75 歳男性が頭部打撲により来院されました．創傷は打撲痕のみです．バイタルサインも安定しています．転倒の原因ですが，ここ数カ月は急に歩きが遅くなって転倒することが多くなっていたようです．認知機能も少しずつ悪くなっていたようですね」

上級医 B「OK．数カ月前から進行している歩行障害と認知機能障害の症例ということだね．ちなみにアルコールはよく飲むほうかな？」

研修医 A「はい，先生のおっしゃる通りです．かなりの大酒家だったようです」

上級医 B「先生はどんな疾患が思い浮かぶ？」

研修医 A「転倒を何回もしていたようなので硬膜下血腫は否定したほうがよいと思います」

上級医 B「そうだね！　ほかにはどうだい？」

研修医 A「ほかにですか…」

上級医 B「進行性の認知機能障害や歩行障害を呈する患者では慢性硬膜下血腫の他にも正常圧水頭症は考えたほうがよいよね．頭部 CT を行ってみよう！」

Comment

かつては不可逆的な状態と考えられていた認知症の中に，外科手術や内科的治療によって治癒しうる認知症（表2）があります．治癒しうる認知症を見落として，漫然と診療を続けると不可逆的な認知症になる可能性もあるので，常に鑑別を念頭におきましょう．変性疾患での認知症は，緩徐に進行するものが多いのに対し，treatable dementia では急速に進む場合が多くあります[4]．

外科的に治療が可能で，日常臨床の中で時々遭遇するものでは，慢性硬膜下血腫と正常圧水頭症（normal pressure hydrocephalus；NPH）が代表的です．

① 慢性硬膜下血腫

慢性硬膜下血腫は，頭部打撲に伴う脳の偏位により，脳表の架橋静脈 bridging vein

表2　治癒しうる認知症（treatable dementia）の鑑別

1．脳外科的治療の対象となるもの ・慢性硬膜下血腫 ・正常圧水頭症（特発性，続発性） ・脳腫瘍 ・硬膜動静脈瘻（dural AVF） 2．中枢神経系の炎症性疾患 ・脳内感染症（脳炎，髄膜炎，CJD，神経梅毒など） ・脳の血管炎（原発性中枢神経系血管炎） 3．全身の腫瘍性疾患 ・血管内悪性リンパ腫 4．代謝・内分泌疾患 ・ビタミン欠乏症 ・甲状腺機能低下症 ・橋本脳症 ・副甲状腺疾患（機能低下，機能亢進） ・副腎皮質ホルモン異常症（クッシング症候群，アジソン病） ・血糖異常（高血糖・低血糖） ・電解質異常症	5．内臓疾患 ・肝疾患（肝性脳症） ・腎疾患（尿毒症，透析脳症） ・肺性脳症 6．膠原病 ・神経ベーチェット病 Behçet's disease ・SLE 7．中毒性疾患 ・薬物（抗精神病薬，抗うつ薬，抗不安薬，抗ヒスタミン薬） ・アルコール ・金属 8．頭部外傷

（水野美邦編：神経内科ハンドブック第4版，医学書院，2010より引用改変）

が破綻し，頭蓋骨硬膜と脳表の間隙に徐々に静脈血が貯留することにより血腫が発生し，増大すると想定されています．通常は外傷後3週間〜3カ月を経て発症するため，問診の際に時間をさかのぼって聞いてみないとなりません．認知症症状とともに起立，歩行障害もきたす場合も多くあります．高齢者，さらにアルコール多飲者では可能性がより高くなります．また認知症の患者でも，認知症や歩行が急に悪化した場合には，慢性硬膜下血腫の合併を鑑別する必要があります．疑われる患者には頭部CTを必ず行いましょう．

② 正常圧水頭症

　正常圧水頭症は，脳室拡大を呈する水頭症ですが，髄液圧が基準範囲内であり，髄液シャント手術により治療可能な認知症です．二次性のものと原因不明の特発性に分類されますが，いずれも髄液の吸収・循環障害とそれに引き続いて生じる脳室拡大により，脳実質を圧迫することで神経障害をきたすと考えられています．典型的には，歩行障害（小歩，開脚歩行），思考緩慢，記名力低下などの認知症，尿失禁を3主徴としますが，一部しか認めないこともしばしばあります．

　特発性正常圧水頭症には，診断基準が用いられており，頭部MRIでの所見が最も重要となっています．頭部CTで脳室拡大を認め，かつ高位円蓋部の脳溝が目立たない場合には，冠状断も含めた頭部MRIも行って精査を行いましょう．Evans index（両側側脳室前角間最大幅/その部位における頭蓋内腔幅）が0.3を超えることが，ガイドライン上の診断基準（possible iNPH）の必須項目の一つとなっています．また，診断に近づけるためにはtap testを行います．これも診断基準の必須項目（probable iNPH）

の1つとなっています．腰椎穿刺による髄液排除後に症状改善の有無を見ます．髄液50 ml 排除を連日計2回行う場合もありますが，通常高齢者への侵襲を少なくするために 30 ml 単回などの方法が用いられます．数日以内に歩行障害が改善するか否かを観察し，改善が認められた場合には，髄液シャント術を検討します．CSF tap test の感度は28〜50％，陽性予測率は94〜100％となっており，診断に有用です．シャント術には脳室腹腔シャント術と腰椎腹腔シャントがあります．早めに脳外科と相談のうえ，術式や手術のタイミングなど相談することが重要です．

［鑑別］内科的疾患で生じる認知機能障害も忘れずに

上級医B「先生は内科的疾患で認知機能が障害されるような疾患を知ってる？」
研修医A「内科的疾患でですか….たしか甲状腺機能低下症では認知機能に影響が出ると聞いた気がします」
上級医B「その通りだね．その他にもビタミンB1欠乏やビタミンB12欠乏などでも認知機能障害が起こることがあるんだ．それと心療科疾患ではあるけれど，うつ病の可能性も常に疑うようにしておいたほうがよいね」
研修医A「うつ病ですか….でも認知症の患者ってうつっぽい方が多くないですか？」
上級医B「いいところをついてるね．確かに認知症の患者がうつを合併することは多いんだ．逆に認知症の初発症状がうつ症状であることも多いしね．でもうつ病によって，思考が緩慢になることで認知症っぽくなることも多いんだよ．」
研修医A「なかなか難しいですね…」

Comment
① 甲状腺機能低下症

内科的疾患で認知機能障害をきたす代表的な疾患には，甲状腺機能低下症があります．高齢者には甲状腺機能低下症の頻度が高いため，一度は甲状腺機能検査の施行が勧められます．全般的に代謝が低下する病態のため，精神症状も緩慢になり，感情鈍麻，意欲低下，無関心，集中力の低下，抑うつ状態，傾眠などが出現します．幻覚や妄想，錯乱状態などが出現することもあります．身体症状としては，体重増加，易疲労性，便秘，寒がり，脱毛などが認められ，各種身体徴候（眼症状，脱力，筋痙攣，浮腫，心不全，深部腱反射低下）も認めます．甲状腺ホルモンの補充で早期に治療すれば回復する疾患です．

② ビタミンB1欠乏（ウェルニッケ脳症 Wernicke's encephalopathy）

ビタミンB1（チアミン）の不足によっても軽度意識障害を呈することがあり，アルコール摂取によりチアミンの吸収が阻害されるため，アルコール依存や摂食障害の方の認知機能障害を診た際には鑑別が必要です．ビタミンB12や葉酸欠乏でも認知機能

障害を呈することがあります．

③ てんかん

　てんかんも重要な鑑別の一つです．高齢者のてんかん症状の特徴としては，痙攣を伴わない発作が多いことが知られています．このため，意識がボーっとするだけのような発作もあり，発作の頻度が多かったり，発作時間が長く続いたりすると，認知症などのほかの病気と間違われることも少なくありません．亜急性に発症した認知機能障害では脳波も積極的に行いましょう．

④ うつ病

　前述しましたが，うつ病もその精神症状の特徴から認知症と似た症状が出現します．しばしば抑うつ感情が目立たず，記憶力や注意力の低下が主体に見られ，認知機能障害のように見えることが多くあります．思考の制止のみならず行動面や身体面にも制止は現れ，表情は乏しく，動作も緩慢となります．うつ病も treatable dementia の一つであり，早期診断と適切な治療開始が重要ですが，うつ状態が初発となるような認知症疾患もありますし，また認知症にうつ状態を合併してくることもあるので，患者の主体が認知症なのかうつ病なのかを見分けることが困難なことも多く経験します．

⑤ 中枢神経感染症

　中枢神経系の感染症では比較的急性，進行性の経過をたどることがあります．ヘルペス脳炎や細菌性髄膜脳炎などの急性期では意識障害が主体で，神経梅毒，クロイツフェルト・ヤコブ病（CJD）などのプリオン病，AIDS脳症などは認知症様症状が出現してくると月単位の比較的急速な進行を示します．

　プリオン病は，感染性の異常なプリオン蛋白によって引き起こされ，プリオン病の大部分を占める弧発性CJDでは，脳MRIの拡散強調画像で大脳皮質と基底核のまだらな高信号が特徴的で比較的初期から出現します．脳波では周期性同期性放電 periodic synchronous discharge；PSDを認めるのが特徴的です．神経梅毒は，今後後天性免疫不全症候群（AIDS）の患者が増加すれば増えることが予想される重要な鑑別疾患です．

［鑑別］右大脳半球の梗塞には要注意

研修医A「次の患者は，もともと認知症はなかったそうなのですが，突然ボーっとするようになり，会話はできますが今一つつながらないこともあるみたいです．理解不能な発言も出現しているようです」

上級医B「意識が悪くなったのかな？　それとも高次機能が悪くなったということかな？　いずれにしても突然起こったそのような症状には注意が必要だね．突然発症

ということからは脳卒中も鑑別に挙げないといけないよね」

研修医 A「麻痺は明らかではないようですが…」

上級医 B「梗塞巣が錐体路にかぶらなければ，麻痺ははっきりしないでしょ．大脳皮質を中心に障害すれば，麻痺を認めなくても意識障害や失語・失認などの高次脳機能障害が出現する場合があるんだよ」

Comment

① 高次脳機能障害による認知機能障害

限局した比較的小さな梗塞でも視床，海馬，尾状核・内包前脚，帯状回などでは，急性発症の認知機能障害を生じます．また，麻痺や感覚障害を認める場合は，患者本人も家族もそちらに目が行ってしまい，認知機能障害が存在していてもあまり気づかない場合もあります．診察していると話が噛み合わなかったりして，医師が認知機能障害にはじめて気がつくこともあります．

また，右利きの人で右側大脳皮質を含む大きな脳梗塞を発症すると，左片麻痺に加えて認知機能障害や左半側空間無視といった高次脳機能障害が合併しやすい特徴があります（左利きの70〜80%も右半球は非優位半球と言われているため，同様の症状が多くに見られます）．急速に進行する認知機能障害の患者では，この可能性も念頭に置く必要があります．

② 麻痺もうつの引き金になる

脳卒中発症後には，抑うつ状態もしばしば認めます．大脳の損傷がうつ症状を引き起こす一方で，脳卒中という病気になったということ，あるいは麻痺などの障害を持ったというストレスがうつの引き金にもなります．一般的に，左側の前頭葉，右側の後頭葉が冒された場合にうつになりやすいとも言われており，発症半年以内に多くが発症します．うつ症状はリハビリテーションの妨げの要因の一つです．脳卒中治療開始後の認知機能低下を認めた場合は，うつ症状の有無もチェックすることが大切です．

［鑑別］感染や全身状態の悪化でも認知機能は影響を受けることを忘れずに

研修医 A「日中に尿路感染症で入院した患者ですが，入院時には意識もボーッとしていて，見当識もはっきりせず認知機能低下がありそうでした．ところが，夕方になって突然人が変わったように怒りはじめました．もともと認知症だったのでしょうか」

上級医 B「うーん，入院時の認知機能低下というのも気になるけど，夕方になって突然怒りだすというのはせん妄の可能性が高そうだね」

Comment
① 全身状態の悪化
　特に高齢者で多く経験しますが，もともと自立しているような方でも高熱を出したり，重篤な疾患に罹患すると認知機能が低下したように見えることがあります．この認知機能低下はあくまでも全身状態の増悪に伴って出現しているものであり，全身状態の改善とともに認知機能も改善する可能性が高いと思われます．

② せん妄
　また，認知症との鑑別が重要なものにせん妄があります．
　せん妄は何らかの原因によって出現した一過性の脳機能障害に起因する意識の変容であり，変動性の知覚の混乱，記憶と思考の障害が特徴です．注意の集中や維持が困難となり不隠，易刺激性，暴言，幻覚などが出現し，理解や判断が困難となる状態です．
　せん妄が出現する背景には，脱水や感染症などのような身体疾患，環境の変化（入院など），薬剤の影響などがあります．高齢者では，感染症や脱水，代謝性疾患などの全身状態の悪化や薬剤の影響で，傾眠傾向などの軽度の意識障害や反応の低下として出現することがしばしばあります．
　広汎な損傷，後頭葉の損傷，前頭葉を冒す脳卒中の急性期にも，しばしばせん妄が生じます．
　せん妄は，急激に発症し，症状は動揺性です．数日〜数週間の急性期を過ぎると注意障害は改善し，消失するのが一般的です．認知症との鑑別が重要ですが，認知症患者に出現しやすいことも特徴の一つです．

［検査］HDS-R や MMSE は救急外来で行うべきか？

上級医 B「先生は認知機能に関するスクリーニングテストにはどういうものがあるか知ってる？」
研修医 A「有名なところで長谷川式とか MMSE とかですか？」
上級医 B「その通りだね．実際にやってみたことはある？」
研修医 A「あ…いえ…．まだやったことはないです」
上級医 B「どんなことを聞くかは知ってる？」
研修医 A「確か日付とか場所とか，桜・猫・電車の短期記憶とかだったと思いますが…」
上級医 B「そうだね．それ以外にもいろいろ行わないといけないから，患者の協力がないと完成しない検査だよね．救急外来でこういう検査は実用的かな？」
研修医 A「やれればやったほうがいいとは思いますが…．でもそれよりもやるべきことがありそうな気がします」
上級医 B「そうだよね．まずは救急外来に運ばれてくる時点で相当具合は悪いわけだ

から，なかなかできないと思うよね．あくまでも患者の状況を見ながら判断すればよいのではないかな」

Comment
　救急あるいは一般外来では，意識障害を認知症から鑑別し，せん妄や脳外科的疾患，電解質異常などの治癒しうる認知症，中枢神経系感染症を見逃さないように診療することが重要です．

① 救急外来でのスクリーニングの意義
　認知機能のスクリーニングとしては，Mini-Mental State Examination（MMSE）（表3），長谷川式簡易知能評価スケール改訂版（HDS-R）（表4），前頭葉評価バッテリー（FAB），などが汎用されていますが，救急外来でこのようなことを行う必要はあるでしょうか？[1)2)3)]

　MMSEやHDS-Rはあくまでも評価スケールにすぎません．しかも患者の協力なしには完遂できない検査です．

　おそらく救急外来に搬送されるような患者ではこのような評価スケールはできない状況であることが多いと思います．亜急性や慢性に進行する認知機能障害で，一般外来に来院するような症例に対してはこのような評価スケールを用いることで，認知症の可能性が高いかどうかをスクリーニングする必要はあると思いますが，救急外来ではあくまでも患者の状況を見て，その必要性を判断する必要があると思います．救急外来で無理に施行する必要はないと思われます．

② 一般外来での検査
　一般外来ではMMSEやHDS-Rでスクリーニングをした後，認知症と診断するまでに以下のような検査を組み合わせ，その診断に迫っていきます．診断が確定したら，薬物治療の検討や，患者自身の生活背景にあわせた社会福祉資源の活用に基づいて介護のサポートを行っていきます．

認知症補助検査
- ルーチンに行うもの
  頭部MRI/頭部CT：脳外科的治療の対象となる疾患や，血管性認知症の診断あるいは除外のため必要．積極的に行う．
  血液検査：血算，一般生化学検査に加えて，疑われる疾患にあわせて検査を追加する（甲状腺機能やビタミンB12，ビタミンB1など）
  認知症評価スケール（HDS-R，MMSEなど）
- 必要に応じて
  脳波

脳血流 SPECT, PET
髄液検査
MIBG 心筋シンチグラフィー

表3 Mini-Mental State Examination (MMSE)

設問	質問内容	回答	得点
1 (5点)	今年は何年ですか 今の季節は何ですか 今日は何曜日ですか 今日は何月何日ですか	年 曜日 月 日	0 1 0 1 0 1 0 1 0 1
2 (5点)	ここは何県ですか ここは何市ですか ここは何病院ですか ここは何階ですか ここは何地方ですか	県 市 病院 階 地方	0 1 0 1 0 1 0 1 0 1
3 (3点)	物品名3個（桜〜猫〜電車） 《物の名前を1秒間に1個ずつ言う．その後，被験者に繰り返させる．正答1個につき1点を与える．3個すべて言うまで繰り返す（6個まで）》 何回繰り返したか記せ（　回）		0 1 2 3
4 (5点)	100から順に7を引く（5回まで）．		0 1 2 3 4 5
5 (3点)	設問3で提示した物品名を再度復唱させる		0 1 2 3
6 (2点)	（時計を見せながら）これは何ですか （鉛筆を見せながら）これは何ですか		0 1 0 1
7 (1点)	次の文章を繰り返す 「みんなで，力を合わせて綱を引きます」		0 1
8 (3点)	（3段階の命令） 「右手にこの紙を持ってください」 「それを半分に折りたたんでください」 「机の上に置いてください」		0 1 0 1 0 1
9 (1点)	（次の文章を読んで，その指示に従ってください）「目を閉じなさい」		0 1
10 (1点)	（何か文章を書いてください）		0 1
11 (1点)	（⬠）を書いてください		0 1
		得点合計	

(Folstein MF et al : J Psychiatr Res 1975；12：189)

表4 改訂 長谷川式簡易知能評価スケール（HDS-R）

1	お歳はいくつですか？（2年までの誤差は正解）		0 1
2	今日は何年の何月何日ですか？ 何曜日ですか？ （年月日，曜日が正解でそれぞれ1点ずつ）	年 月 日 曜日	0 1 0 1 0 1 0 1
3	私たちがいまいる所はどこですか？ （自発的にでれば2点，5秒おいて家ですか？ 病院ですか？ 施設ですか？ のなかから正しい選択をすれば1点）		0 1 2
4	これから言う3つの言葉を言ってみてください．あとでまた聞きますのでよく覚えておいてください． （以下の系列のいずれか1つで，採用した系列に○印をつけておく） 1：a) 桜　b) 猫　c) 電車　　2：a) 梅　b) 犬　c) 自動車		0 1 0 1 0 1
5	100から7を順番に引いてください．(100-7は？，それからまた7を引くと？　と質問する．最初の答えが不正解の場合，打ち切る)	(93) (86)	0 1 0 1
6	私がこれから言う数字を逆から言ってください． （6-8-2，3-5-2-9を逆に言ってもらう．3桁逆唱に失敗したら打ち切る）	2-8-6 9-2-5-3	0 1 0 1
7	先ほど覚えてもらった言葉をもう一度言ってみてください． （自発的に回答があれば各2点，もし回答がない場合以下のヒントを与え正解であれば1点）a) 植物　b) 動物　c) 乗り物		a：0 1 2 b：0 1 2 c：0 1 2
8	これから5つの品物を見せます．それを隠しますのでなにがあったか言ってください． （時計，鍵，タバコ，ペン，硬貨など必ず相互に無関係なもの）		0 1 2 3 4 5
9	知っている野菜の名前をできるだけ多く言ってください．（答えた野菜の名前を右欄に記入する．途中で詰まり，約10秒間待ってもでない場合にはそこで打ち切る）0〜5＝0点，6＝1点，7＝2点，8＝3点，9＝4点，10＝5点		0 1 2 3 4 5
		合計得点	

（大塚俊男，本間昭監：高齢者のための知的機能検査の手引き．ワールドプランニング，1991より）

[知識] 一過性全健忘症をマスターしましょう

研修医A「先生，救急外来に記憶障害の患者が来院しました．もともと健康な方で勤務中に症状が出現したようです．今朝からの記憶が全くなくなっていて，問診の間も，何度も同じことを繰り返し言っていて，診察が全然進みません」

上級医B「今回が初めての症状ですか？」

研修医A「はい，御家族の話では初めてのようです」

上級医B「一過性全健忘の可能性が高いですね」

Comment

一過性全健忘症（transient global amnesia；TGA）は，突然何の前兆もなく，新たな記憶ができなくなる前向性健忘と，近時記憶の逆行性健忘で発症します．一見意識清明で，自我認識も保たれていて，正常に行動しているように見えますが，周囲の状況が理解できないため，不安に陥りしつこく質問を繰り返すことが多く見られます．通常24時間以内に元の状態に復帰し，積極的治療は不要で予後良好です．

原因としては，静脈性の一過性虚血や側頭葉てんかん，片頭痛の血管攣縮などさまざまな説がありますが，現時点では正確なことはわかっていません．検査は脳波や頭部MRIを行います．発症24～72時間後にMRI拡散強調画像で海馬に高信号病変が出現することがあります．病変は1～5 mmと小さいため，海馬を中心に冠状断と矢状断のthin sliceで施行します．

一過性全健忘診断基準（Hodges et al., 1990）
- 発作中の情報が目撃者から得られる
- 発作中，明らかな前向健忘が存在する
- 意識障害はなく，高次脳機能障害は健忘に限られる
- 発作中，神経学的局所徴候はない
- てんかんの特徴がない
- 発作は24時間以内に消失する
- 最近の頭部外傷や活動性のてんかんのある患者は除外する

病診連携のポイント

- 高齢化社会に伴いアルツハイマー型認知症など変性に伴う認知機能障害が増える一方で，認知機能障害には治療可能な疾患も多く含まれています．
- 特に亜急性に進行発症した認知機能障害を来した場合などは，専門の医療機関への受診をお勧めします．

- 一過性全健忘は予後良好な病気ですが,一度精査は行ったほうがよいと思われます.一過性全健忘を疑う症例も専門医療機関へご紹介ください.
- 専門機関への受診の際は,発症前の様子が問診上重要となるためご家族と一緒に受診されるようお願いします.

参考文献
1) 日本認知症学会:認知症テキストブック.中外医学社,2008
2) 日本神経学会:認知症疾患治療ガイドライン2010.医学書院,2010
3) 葛原茂樹:痴呆の診かた.平山惠造(監修):臨床神経内科学.改訂5版,pp42-50,南山堂
4) 日本正常圧水頭症研究会:特発性正常圧水頭症診療ガイドライン.第2版,メディカルレビュー社,2011

(関根　真悠)

6 歩行障害

「歩行障害で来院されました．やはり脳卒中ですかね？」
―歩行障害の原因はさまざまであることを認識しましょう―

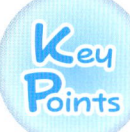

Key Points

① 歩行障害は脳卒中だけが原因ではありません．随伴症状の確認，全身診察が重要です．
② 歩行状態から診断がつくこともあります．診察室に入ってくる様子もよく観察しましょう．
③ まず緊急性の高い疾患を除外し，次に臓器別に鑑別診断を考えましょう．精神疾患（特にうつ病）も忘れずに検討しましょう．

［最初にふまえる］「歩行障害の原因は脳にあるはず」という思考は間違いです

研修医A「50歳女性の方で2日ほど前からふらふらして歩きにくく，転びやすくなったそうです．頭部CTで異常はありませんが，脳梗塞かもしれないので頭部MRIをオーダーしようと思います」

上級医B「脳梗塞を疑っているようだけど構音障害や麻痺はあるかい？　それに歩きにくいということだけど，実際にどんな歩き方をしているのかな？」

研修医A「構音障害や麻痺はなさそうですね．歩き方はえーっと，なんだかバランスが悪いようでフラフラしています．小脳梗塞でしょうか？」

上級医B「確かに失調性歩行があるようだね．ただ，運動失調を起こす疾患は小脳梗塞だけではないよ．頭部MRIをオーダーする前にもう一度病歴を確認しよう．それから身体所見，神経所見をとって病巣診断を考えてみよう」

Comment

歩行は大脳皮質運動野，感覚，小脳，前庭などの複数の神経系で統合された情報を脊髄，末梢神経を介して筋肉に伝え，骨，関節を協調させて行われる運動です．さらに歩行状態は心肺機能や精神状態にも影響を受けることから，歩行障害の原因は多岐にわたります．Vergheseらは70歳以上の300人を対象とした5年間の追跡調査を行

表1 歩行障害の診察で鑑別すべき緊急性のある疾患

脳	：脳梗塞，脳出血，くも膜下出血，硬膜下血腫，脳腫瘍，脳炎
脊髄	：脊髄炎，脊髄梗塞，脊髄損傷
末梢神経	：ギラン・バレー（Guillain-Barré）症候群
筋肉	：横紋筋融解症，壊死性筋膜炎，悪性症候群
皮膚	：下肢蜂窩織炎
血管	：急性大動脈解離，下肢動脈閉塞症，深部静脈血栓症
骨，関節	：大腿骨骨折，腰椎圧迫骨折，化膿性関節炎

表2 慢性に経過する歩行障害の解剖学的鑑別

脳	：パーキンソン病，多系統委縮症，進行性核上性麻痺，慢性硬膜下血腫，正常圧水頭症，レビー（Lewy）小体型認知症，脊髄小脳変性症，脳性麻痺など
脊髄	：多発性硬化症，脊柱管狭窄症，亜急性連合性変性症，脊髄瘻，HTLV-1 関連脊髄症（HAM），家族性痙性対麻痺など
内耳，前庭	：メニエール病，良性発作性頭位めまい症（BPPV）など
末梢神経	：糖尿病，ビタミン B1 欠乏症，慢性炎症性脱髄性多発根神経炎（CIDP），Charcot-Marie-Tooth 病など
筋肉	：筋ジストロフィー，電解質異常による脱力（低 K，低 Ca，高 Mg 血症），甲状腺機能低下症によるミオパチーなど
血管	：下肢動脈閉塞症，深部静脈血栓症など
骨，関節	：変形性関節症など

い，29 例で神経障害が原因で歩行障害を発症したのに対し，34 例では神経系以外の原因（たとえば関節炎，心疾患，呼吸器疾患，末梢動脈疾患など）で歩行障害を呈したと報告しており[1]，神経障害以外の原因が多かったと報告しています．

救急外来で急性発症の歩行障害を診察する場合，脳卒中を疑って頭部 CT や MRI を撮影することは重要ですが，画像所見で異常がなかった場合に思考停止するのではなく，全身診察を行い臓器別に緊急性のある疾患を鑑別することが必要です（表1）．

一方，一般外来の場合は慢性に経過する歩行障害の方を診察することが多いと思います．慢性の歩行障害の原因も多岐にわたるため臓器別の鑑別疾患を念頭において問診，診察する必要があります（表2）．特に高齢者ではパーキンソン病，正常圧水頭症，慢性硬膜下血腫の鑑別が重要です．

パーキンソン病の場合，手指の安静時振戦や小刻み歩行など典型的な症状があれば疑うことは容易ですが，なかには「手足に力が入らない」，「手足がしびれる」などのように一見すると脳血管障害のような訴えで来院する方もいます．高齢者が歩行障害を主訴に受診された場合は必ず肘や手首の屈曲・伸展または前腕の回内・回外を他動的に行い筋強剛の有無を確かめるようにしてください．

正常圧水頭症では磁石歩行（magnetic gait）といって足の裏全体で接地してすり足で歩くような歩行を示し，認知機能障害，排尿障害（失禁）を伴うことが特徴的です．正常圧水頭症を疑う場合は可能であれば頭部 CT を撮影し側脳室拡大の有無をチェックしてください．

また認知機能障害を伴う歩行障害の場合，正常圧水頭症だけではなく慢性硬膜下血腫も重要です．典型的には軽微な頭部外傷のあと数週間〜数カ月後に頭痛，認知症，片麻痺を伴う歩行障害が出現します．外傷については本人，家族も覚えていないことがありますので，一度は頭部 CT を撮影し除外しておく必要があります．

［診察］起立・歩行障害の評価法とその意義とは

研修医 A「65 歳の男性で，糖尿病で通院中です．最近ふらふらして歩きにくいそうですが，特に朝起きて顔を洗う時にふらつきがひどくなるようです」

上級医 B「じゃあ，歩行状態を確認してみよう．少し足幅を広くとって歩いているみたいだね．では，綱渡りをするように歩いてもらえますか？（患者がつぎ足歩行を行う）．ちょっと不安定で難しいですね．つま先立ち歩き，かかと歩きもしてもらえますか？（患者がつま先立ち歩き，かかと歩きを行う．）はい，大丈夫なようですね．次にロンベルグ徴候 Romberg's sign はどうかしら？」

研修医 A「はい．では足を揃えて立ってください（患者が足を揃えて立つ）．少しふらつきますが倒れるほどではないようですね．では次にその状態で眼をつぶってください（患者が足を揃えたまま眼をつぶる）．今度はふらつきが強くなって支えないと倒れてしまいそうですね」

上級医 B「失調性歩行があってロンベルグ徴候が陽性だから，感覚性運動失調があるようだね．ということは病変としてどこが疑われるかな？」

研修医 A「えーっと，末梢神経か脊髄の後索でしょうか？」

上級医 B「そうだね．では他の神経診察も細かくしてみて病巣をさらに絞っていこう！」

Comment

次に歩行障害の患者を診察するうえで理解しておかなければならない検査，歩行障害の種類について述べます．

患者の歩行状態を言葉で説明することはなかなか困難なことが多いと思います．歩行状態の観察項目としては歩行の安定性，歩幅，歩行時の姿勢を確認することが必要です．また，パーキンソン病では歩行時の上肢の振りが弱くなったり，歩行時に振戦が増悪したりすることもあります．このような点にも気をつけて観察してください．歩行に関する診察方法としては下記のような診察も重要です．ぜひ実践するようにしてみてください．

① ロンベルグ試験

まずは患者に目を開けた状態で，両足を揃えつま先を閉じて立ってもらい，体が安定しているか確認します．つぎに閉眼させて 10 秒程度観察し，体が大きく揺れて倒れ

てしまった場合，ロンベルグ徴候陽性となります．感覚性運動失調（末梢神経障害，脊髄後索障害などによる深部位置覚の障害）があるときに陽性となります．

② つま先立ち歩き，かかと歩き

下肢の筋力低下が疑われる時に行います．腓腹筋麻痺ではつま先立ち歩きが，前脛骨筋麻痺ではかかと歩きができなくなります．またかかと歩きでは点で体重を支えることになるため，運動失調がある場合に困難となることもあります．

③ つぎ足歩行

一方の足のかかとをもう一方の足のつま先につけるようにして直線上をつぎ足で歩かせます．運動失調があるとふらついて歩行困難となります．患者が倒れることもあるので必ず支える準備をして歩かせるようにしてください．

④ 立ち直り反射

患者には両足を軽く開いて立ってもらい検者がその前に立ち「これから前に引っ張りますから，できるだけ足を出さずに踏ん張ってください．倒れそうになったら足を出して踏ん張ってください」と指示したうえで，患者の両肩を持って前方に引っ張ります．正常では足を出さずに立ち直るか，1，2歩踏み出す程度ですが，平衡機能障害がある場合は前方に倒れてくるようになり，これを前方突進現象陽性（anteropulsion陽性）といいます．同様に患者を後方や側方に引いて後方突進現象（retropulsion），側方突進現象（lateropulsion）を確認します．進行期のパーキンソン病やパーキンソニズムをきたす疾患などでは，後方突進現象から陽性になることが多いです．なお側方突進現象は延髄外側や小脳脚の脳梗塞で出現することがありますので，突然歩行時に左右どちらかに傾くようになったという訴えがある時は脳梗塞の除外が必要です．

［知識］歩行障害のパターンを見極める

上級医B「この症例は運動失調性歩行を認めていたけど，歩行障害のパターンである程度病巣は推測できたりするんだよね．運動失調性歩行以外にも，なにか歩行障害のパターンを知ってるかい？」

研修医A「えっと，パーキンソン病では小刻みに歩行して，突進したりしますよね．すくんだりもするとか聞きましたけど」

上級医B「そうだね，パーキンソン病の歩行もかなり特徴的で，歩いている姿を見るだけで診断できる時もあるよね．歩行障害で来院した患者に関しては，患者が診察室に入ってきた時から診察は始まっているんだよね．患者の自然な歩行状態を観察することが，診断につながる大事な情報になるんだよ」

Comment

歩行障害のパターンから病巣が推定できます．代表的な歩行障害のパターンと障害部位，および疾患についてまとめます．

① 鶏歩（steppage gait）

前脛骨筋の筋力低下がある時に見られる歩行で，つま先が上がらないためつま先を引きずらないように膝を高く上げて足をパタッ，パタッと打ちおろすように歩きます．末梢神経障害（シャルコー・マリー・トゥース Charcot-Marie-Tooth 病はよく知られています），L4-5 神経根障害，遠位筋型ジストロフィーなどで見られます．

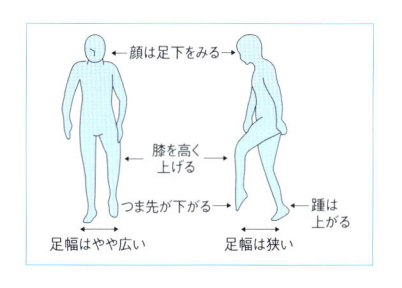

② 動揺性歩行（waddling gait）

下肢近位筋（特に中殿筋）の筋力低下がある時の歩行で，骨盤を水平に保つのが困難なため体を上げた足の反対側に倒すようにしながら歩きます．結果，上半身を左右に大きく揺らしながら歩くように見えます．多発筋炎，筋ジストロフィーに特徴的です．

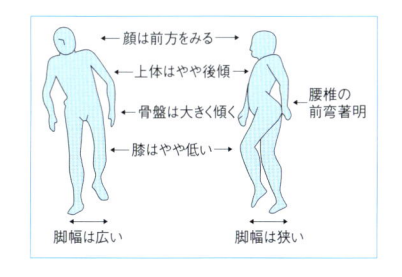

③ 痙性歩行（spastic gait）

両側錐体路の障害で両下肢の痙直による歩行障害です．膝が突っ張って曲がらず床をつま先でこするようにして歩くため，下肢全体が棒になったような印象を受けます．家族性痙性対麻痺，脳性麻痺，HTLV-1 関連脊髄症などで見られます．

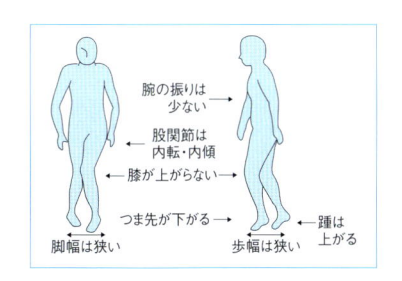

④ 片麻痺性歩行（hemiplegic gait）

片側の錐体路障害による歩行で，上肢を屈曲，下肢を伸展したウェルニッケ・マン肢位 Wernicke-Mann posture をとります．健側の脚を軸にして麻痺側の足を振り回すように歩くため，草刈り歩行とも呼ばれます．脳卒中，頸椎症性脊髄症，多発性硬化症などで見られます．

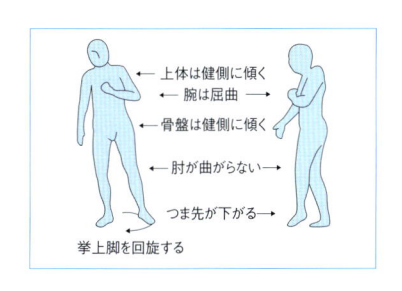

⑤ 運動失調性歩行（ataxic gait）

　左右の足幅を大きくとり，前後の歩幅や歩行のリズムも不規則になります．両手もバランスをとるように大きく広げます．小脳性運動失調や深部感覚障害による感覚性運動失調で見られます．両者の鑑別として感覚性運動失調では歩行時に膝を高く上げる傾向があり，ロンベルグ徴候が陽性になることを覚えておいてください．代表的疾患として，脊髄小脳変性症，頸椎症性脊髄症，多発性硬化症があります．

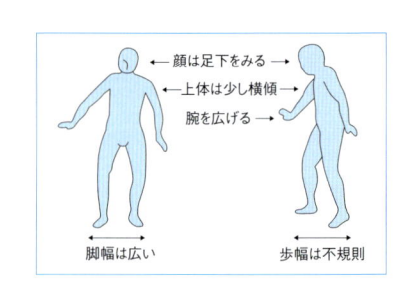

⑥ パーキンソン歩行（parkinsonian gait）

　錐体外路の障害による前屈，前傾姿勢で肘関節を屈曲し膝を曲げ，歩幅が小さくつま先から床をこするような歩行です．すくみ足や突進歩行も見られます．パーキンソン病のほか，種々のパーキンソニズムを呈する疾患で見られます．

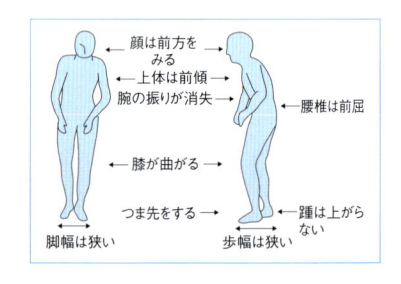

[実践] 歩行障害へのアプローチ

研修医A「35歳女性で左手足がしびれて歩きにくいそうです．軽度の左片麻痺があるので頭部CT，MRIを撮影したのですが症状を説明できる明らかな異常はないようです．画像を確認していただきたいのですが…」

上級医B「その前に患者の全身状態はどうかな？　緊急性の高い疾患はありそう？」

研修医A「いいえ．バイタルサインは安定していますし，意識も清明でハキハキ会話しています．ただ歩いてもらうと左足を少し引きずるような感じなんですよね．脳卒中かなと思ったんですが…」

上級医B「じゃあ，あわてずに病歴から見直してみよう．症状の経過，随伴症状，既往歴などはどうかな？」

研修医A「えーっと，10日くらい前から左手足がジーンとしびれるようになって，徐々に歩きにくくなったそうです．2年くらい前にも同じような症状があって自然に治ったことがあるようですね．めまいや構音障害，手足の痛みなどはないようです．既往歴も特記すべきことはなくて，ときどき頭痛があって市販の頭痛薬を内服しているくらいだそうです」

上級医B「なるほど．身体所見や神経所見はどうかな？」

研修医A「一般身体所見では特記すべき異常はありません．神経所見では脳神経障害

表3 病歴から推定できる歩行障害の原因

1. 発症の経過，症状の持続
    - 突然発症　　　→脳血管障害など
    - 慢性に進行　　→神経変性疾患など
    - 一過性　　　　→起立性低血圧，間歇性跛行など
2. 随伴症状
    - めまい　　　　→内耳・前庭障害，小脳・脳幹の障害
    - 疼痛　　　　　→筋肉，皮膚，骨，関節，神経根の障害
    - 感覚障害　　　→脊髄障害，末梢神経障害
    - 排尿・排便の異常→脊髄障害
    - 動悸・息切れ　→心，肺疾患
3. 内服薬・アルコール摂取歴
    - 睡眠薬，向精神薬，抗てんかん薬による意識障害，全身脱力
    - アルコール性小脳萎縮，フェニトイン中毒
    - アルコール摂取に伴うビタミンB群欠乏性ポリニューロパチー
    - アルコール性ミオパチーなど

はなくて，軽度の左片麻痺があり，左上下肢で腱反射が亢進しています．左手足はしびれると言いますが明らかな触覚や痛覚の低下はないようです」

上級医B「なるほど．これまでの所見をまとめると脊髄障害の可能性を考えないといけないと思うんだけど，感覚障害についてもう少し詳しく所見をとってみてはどうかな？」

研修医A「あっ，そうですね．どうやら左半身で鎖骨の下あたりから触られた感じがちょっと違うみたいです．それに右半身で温度覚が低下しています」

上級医B「どうやら病変は頸髄にあるみたいだね．頸髄のMRIをオーダーしようか」

（頸髄MRIを行ったところ，C5レベルの頸髄左側にT2高信号病変を認めました．また頭部MRIを見直すと側脳室周囲に斑状のT2高信号病変が散在しており，多発性硬化症の疑いで入院となりました）

Comment

これまで述べてきた検査, 評価項目をもとに歩行障害への対応を考えてみましょう．

① 問診

まずは問診を行いますが，発症形式と経過が重要です．突然発症なのか緩徐進行性なのか，歩行障害は一時的なものなのか持続性に見られるのかを確認しましょう．歩行障害に付随する症状の確認も重要です．めまい，四肢の疼痛，感覚障害，息切れなどの有無をチェックしましょう．既往歴や内服薬，アルコール摂取歴の聴取も忘れないでください．病歴から得られる情報と想定される歩行障害の原因についてまとめます（表3）．

表4 各臓器で注意すべき身体所見

内耳，前庭	：めまい，難聴や耳鳴り
筋肉	：筋萎縮，筋把握痛
皮膚	：皮膚の発赤や腫脹，皮疹
血管	：四肢末端チアノーゼ，足背動脈や後脛骨動脈の触知，間歇性跛行 腓腹部の圧痛や熱感，ホーマン徴候 Homan's sign
骨，関節	：肢位や下肢の長さの異常，骨痛 関節痛，関節可動域制限，関節の腫脹や発赤
心，肺	：頸静脈怒張，下腿浮腫，心雑音，ラ音

② 身体診察

身体診察ではまずバイタルサインのチェック，意識障害の有無を評価しましょう．次いで失語，眼球共同偏位，半側空間無視といった大脳皮質症状や，顔面，四肢の粗大な麻痺，感覚障害がないか確認します．並行して全身の診察を行いますがその際には神経系以外の臓器障害も念頭におき所見をとるようにしてください（表4）．ここまでの段階で緊急を要する疾患の除外を行うと同時に，歩行障害の原因が神経系の異常によるものかそうでないかを鑑別します．緊急を要する疾患が疑われた場合は確定診断のための血液検査，画像検査をオーダーし，脳外科，整形外科，血管外科など各専門医へのコンサルトを行ってください．

③ 神経学的診察

歩行障害の原因が神経系にあると考えた場合は，さらに詳細な神経学的診察を行います．神経学的所見から病巣診断を行う際は特に決まった方法があるわけではありませんが，個人的には中枢神経から末梢神経の順に障害部位を鑑別していく方法がわかりやすいと思います．まず脳と脊髄病変の鑑別についてですが，基本的に脊髄病変単独では頸部より頭側に症状は出現しません．もちろん例外はありますし頭部病変と頸髄病変が合併することもありえますが，おおまかには大脳皮質症状や脳神経障害がなければ病巣は脊髄を含めより末梢側と考えてよいでしょう．

次に脊髄病変と脊髄より末梢側の障害を鑑別する場合ですが，腱反射を確認します．腱反射の亢進や病的反射（これらを総称して long tract sign；長索徴候と呼びます）が見られれば脊髄障害を疑いますし，逆に腱反射の減弱，消失があれば末梢神経や筋肉の障害を考えます．さらに末梢神経と筋疾患の鑑別ですが筋力低下がある場合はその分布が手掛かりとなります．基本的に末梢神経障害による筋力低下は遠位筋優位となるのに対し，筋疾患による筋力低下は近位筋優位となります．ただし例外はありますし，確定診断のためには神経伝導速度検査や針筋電図検査を行う必要があります．さらに可能であれば歩行状態を確認し，先に述べた歩行障害パターンのどれに当てはまるかを考え，病巣診断をより確実なものとします．最後に歩行障害の診断フローチャートを示します（図1）．

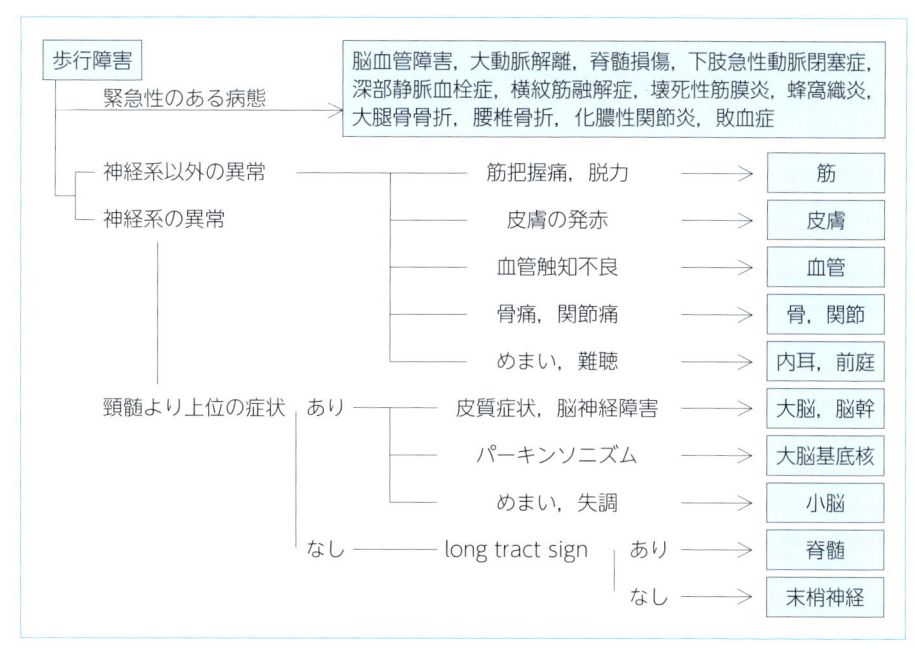

図1 歩行障害の診断

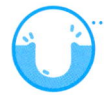

```
歩行障害 ─┬─ 緊急性のある病態 → 脳血管障害，大動脈解離，脊髄損傷，下肢急性動脈閉塞症，
          │                     深部静脈血栓症，横紋筋融解症，壊死性筋膜炎，蜂窩織炎，
          │                     大腿骨骨折，腰椎骨折，化膿性関節炎，敗血症
          ├─ 神経系以外の異常 ─┬─ 筋把握痛，脱力     → 筋
          │                    ├─ 皮膚の発赤         → 皮膚
          │                    ├─ 血管触知不良       → 血管
          │                    ├─ 骨痛，関節痛       → 骨，関節
          │                    └─ めまい，難聴       → 内耳，前庭
          └─ 神経系の異常
              ├─ 頸髄より上位の症状 あり ─┬─ 皮質症状，脳神経障害 → 大脳，脳幹
              │                          ├─ パーキンソニズム     → 大脳基底核
              │                          └─ めまい，失調         → 小脳
              └─ なし ── long tract sign ─┬─ あり → 脊髄
                                          └─ なし → 末梢神経
```

[pitfall] 心療科的疾患による歩行障害

研修医A「22歳の男性で，本日起床時から右手足が動かしにくかったようで救急搬送されました．バイタルサインは問題ありません．右上下肢の徒手筋力テストは3で，ちょうど正中を境に右半身の感覚が鈍いようです．ただ脳梗塞や脊髄病変にしては違和感があるんですよね…」

上級医B「というと？」

研修医A「四肢の腱反射は正常で左右差はありませんし，バビンスキー反射などの病的反射もないんです．それにさきほどトイレに行くときに車椅子に移ってもらったんですけど，そのときは右足に力が入っていたようなんです．症状に変動があるんでしょうか？」

上級医B「なるほど．確かに奇異な感じを受けるね．原因として心因性も疑われるけど，まずは血液検査や画像検査で器質的疾患を除外するのが先決だね．それと職場や家庭で精神的なストレスになるような出来事がなかったか，本人や付き添いの母親にそれとなく聞いてみることにしようか」

Comment

これまで器質的疾患による歩行障害の鑑別を行ってきましたが，精神症状による歩行障害も忘れてはいけません．具体的にはうつ病，転倒に対する恐怖心，身体表現性障害などが挙げられます．

① 重症うつのスクリーニング

　重症のうつ病の場合，歩幅が狭く足をあまり上げずにとぼとぼと歩くようになることがあります．うつ病の有病率の高さや，青年から壮年期の死亡原因として多い自殺の原因となることを考えると，救急外来においても積極的にスクリーニングを行う必要があると言えます．うつ病のスクリーニングにはWhooleyらの2つの質問が有用です[3]．以下の質問を行い，1つ以上あてはまる場合を陽性とします．うつ病が疑われた場合は心療内科，精神科へのコンサルトを行ってください．

　①この1カ月気分が沈んだり，憂鬱，希望がないといったりした気持ちになりませんでしたか？
　②この1カ月どうしても物ごとに対して興味がわかない，心から楽しめない感じがありましたか？

　次に，最近の転倒歴のある特に高齢者では，転倒に対する恐怖心から歩行障害をきたすことがあります．この場合，壁や家具につかまりながらおずおずと歩くような状態になりますが，前頭葉障害（脳腫瘍など）による平衡機能障害でも同様の歩行を呈することがありますので一度は頭部の画像検査を行ってください．

② 心因性を疑う場合

　身体表現性障害による歩行障害を診断する際には，まず器質的疾患を除外することが必要です．Stoneらは神経内科の外来で器質的疾患の関与が低いと考えられた患者1144人において，経過を追うことができた1030人のうち4人（0.4%）に後に器質的障害が発見されたと報告しています[6]．精神疾患の既往がある方や家族関係や社会生活に問題がある方が多彩な症状を訴えて頻回に救急外来を受診するような場合，症状は心因性のものであると決めつけてしまいがちですが，一度は各専門診療科に相談し器質的疾患を除外するようにしてください．一方で身体表現性障害患者に見られる歩行障害にはLampertらが報告したように特徴的なパターンが見られるのも事実であり，そこから心因性の歩行障害を積極的に疑う場合もあります（表5）．

　また患者が片側下肢の脱力を訴えている場合，神経障害による麻痺と身体表現性障害を鑑別する方法として**フーヴァー徴候 Hoover's sign**を確認するとよいでしょう

表5　解離性運動障害の特徴[4]

1. 症状に関する質問，提案に応じて起立，歩行状態に変動が見られる．
   （例「歩くときにふらつくんですね？」と尋ねると，ふらふらと歩くようになる．）
2. 神経疾患において一般的に見られる症状に比べ歩行が過剰に緩慢であったり，過剰なためらいが見られたりする．
3. Romberg試験において，無言で様子を見ていると体の揺れが増強したり，気をそらすと揺れが改善したりする．
4. 筋肉に負担がかかるような不自然な姿勢をとる．
5. 氷の上を歩いているように，足関節を固定し歩幅を小さく慎重に歩く．
6. 歩行時に突然膝が屈曲するが，転倒は伴わない．

ヒステリー症でない場合

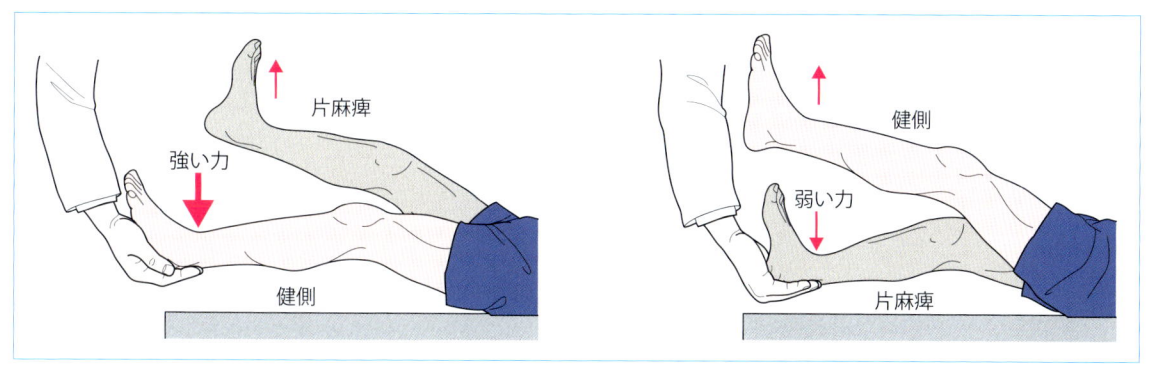

図2　フーヴァー徴候

（図2）．方法は，まず被験者に仰臥位で両下肢を伸展してもらい図のように両踵の下に検者の手を入れます．次に一方の下肢を伸展したまま挙上してもらい，反対側の踵にかかる圧力を調べます．健常者の場合，一方の下肢を伸展・挙上させると連合運動により反対側の下肢をベッドに押し付けるような力が加わるため検者の手には強い圧力がかかり左右差はありません．一方，神経障害による片麻痺の場合は連合運動が障害されるため，健常側下肢を伸展・挙上した際に麻痺側の踵にかかる圧力は麻痺側を挙上した際に健常側の踵にかかる圧力に比べ弱くなります（これをフーバー徴候陽性といいます）．身体表現性障害の場合は健常者と同様に踵にかかる圧力に左右差は見られないか，あるいは麻痺側の下肢を挙上させても健常側の踵にほとんど圧力がかからず麻痺側に力を入れていないということがわかる場合もあります．

③ 身体表現性障害と虚偽性障害との対応の違い

身体表現性障害は無意識的な精神的葛藤が誘因となり運動機能障害や感覚障害を来たすものであり，意図的に引き起こされる虚偽性障害（ミュンヒハウゼン症候群，munchausen syndrome）や詐病とは異なります．患者は症状の原因がはっきりせず苦しんでいることが多いので，検査に異常がないからと言って突き放すのではなく共感的な姿勢を示すことが大切です．そうして信頼関係を構築することができれば無用なトラブルを避けることができますし，心療内科への紹介もスムーズになると考えられます．

病診連携のポイント

●急性発症の歩行障害の場合，脳卒中など早期の診断や治療が必要な可能性がありますので躊躇せず専門病院にご紹介ください．また脳梗塞患者のなかには「急に右足を引きずるようになったが歩くことはできたので1日様子を見ていた．しかし翌日

も良くならなかったので受診した」とおっしゃられる方がおられます．急変時にはすぐに医療機関を受診するよう日常診療の中で指導いただきますようお願いします．
- 一方，歩行障害は脳卒中以外のさまざまな原因で起こります．患者の「歩けなくなった」「足腰に力が入らなくなった」の原因は麻痺だけでなく，運動失調やパーキンソン症状，あるいは心肺機能の低下や整形外科的疾患かもしれません．可能な範囲で全身診察や合併症の検索を行ってください．
- 特に高齢者の場合，歩行障害の原因が複数にわたる場合も多いです．専門病院にご紹介いただく際には普段の歩行状態や内服薬などの情報提供をお願いします．

参考文献

1) Joe Verghese, et al：Epidemiology of Gait Disorders in Community-Residing Older Adults. J Am Geriatr Soc 2006；**54**：255-261
2) 苅田典生：神経診察のコツ─病歴と診察で病変部位がみえてくる！．レジデントノート 2012；**13**：2368-2372
3) Whooley MA, et al：Case-finding instruments for depression. Two questions are as good as many. J Gen Intern Med 1997；**12**：439-445
4) Lampert T, et al：How to identify psychogenic disorders of stance and gait. A video study in 37 patients. J Neurol 1991；**238**：140-146
5) 清田雅智：歩行障害．レジデントノート 2011；**13**：232-238
6) Stone J, et al：Symptoms unexplained by organic disease in 1144 new neurology out-patient：how often does the diagnosis change at follow-up?. Brain 2009；**132**：2878-2888

（温井　孝昌）

7 意識障害

「意識障害の患者が来院しました．AIUEO TIPS に従って検査してみます！」
—まれな原因を考えるより，
遭遇頻度の高い疾患の鑑別方法を身につけよう！—

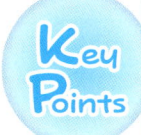

Key Points

① 「AIUEO TIPS」は，意識障害の鑑別において見落としを防ぐためのあくまでツールであり，意識障害症例の全例に「AIUEO TIPS」すべてを初めから検索することは避けましょう．
② 意識障害症例を診察する際には，まず遭遇する頻度の高い疾患を思い浮かべて診療しましょう．
③ 意識障害症例に対しては，できるだけ目撃者からの情報収集を行いましょう．
④ 意識障害症例の神経学的診察は困難だが，できる限りの診察を行うことを心がけましょう．
⑤ 高齢者などでは，感染や脱水，電解質異常などから意識が悪くなることも少なくないため，一般身体所見も漏れなく診察しましょう．

救急外来における診療アプローチ

［準備］救急車が到着する前の心構え

研修医 A「先生！ 救急隊から意識障害を認めている 80 歳女性の搬送依頼がありました．あと 15 分程度で到着するようです」

上級医 B「了解．意識障害はどの程度の状況かな？ それと意識障害以外の情報は他にある？ バイタルサインに関してはどう？」

研修医 A「救急隊によると JCS Ⅲ-200 という情報でした．麻痺はなさそうだと言っていました．バイタルサインに関しては，呼吸数 14 回/分，脈拍 92 回/分，血圧 150/90 mmHg とのことでした」

上級医 B「発症時間に関しての情報はある？」

研修医 A「今朝ベッドの中で意識障害を呈しているところを発見されたみたいです．

家族によると昨夜就寝前までは普段と変わりなかったようです」
上級医B「既往歴とか内服薬に関する情報はどう？　当院には受診歴がありそうかな？」
研修医A「救急隊は何も言っていなかったのでわかりませんが…．すいません，聞いていません．受診歴もわかりません」
上級医B「了解です．既往歴や内服薬に関しては有力な情報となることがあるから聞いておいたほうがよいね．さて，これからこの患者に対処することができるのは私と先生の2人だけだね．救急車が到着してからあたふたするのもよくないから，到着前にいろいろ準備しておこう．どうしようか？」
研修医A「うーん，とりあえず点滴の用意でもしておこうかと…」
上級医B「患者が到着したら付き添いの方への状況聴取は先生がする？　私がしたほうがいいかい？」
研修医A「えっと…．私は…どうしようかな…」
上級医B「では，先生が付き添いの方に状況を聞いて来てよ．私は患者のバイタルサインのチェックや点滴ラインの確保をするからね」

Comment

　意識障害症例の大半は救急車で来院すると思われます．救急車からの要請があった時点で，バイタルサインは当然ですが，可能であれば既往歴や内服薬についても確認しましょう．

① 調べておくべきこと

　また，自分の病院に受診歴がある患者であれば，すぐにカルテを調べてみましょう．糖尿病でインスリンを使用していたり，スルフォニルウレア製剤を服用している症例であれば低血糖による意識障害の可能性を疑う根拠となります．てんかんの既往がある症例であれば，てんかんの再発作かもしれません．てんかんは基本的に痙攣を生じる疾患と考えている方も多いようですが，特に高齢者では痙攣を伴わない非痙攣性発作を呈する症例もよく経験します．痙攣を目撃されていないからといって，てんかんを否定する根拠には全くなりません．

② 準備するもの

　患者が到着する前には点滴を準備しましょう．意識障害の原因の中には，緊急疾患が潜んでいることも少なくありません．どのような原因であっても，すぐに対処ができるように点滴ラインの確保はしたほうがよいでしょう．
　簡易血糖測定器は，糖尿病の既往の有無にかかわらず必ず準備してください．簡易血糖測定器は簡便かつ迅速に低血糖の有無をただちに判別できますし，高血糖性昏睡の可能性に関しても判断することが容易となります．

もし数名の医師で意識障害患者に対処できる場合は，患者の到着前に役割分担を決めるとよいかと思います．「付き添いから直接状況を聞いたり，付き添いがいない場合には電話で家族などから情報を集める医師」，「患者の診察にあたる医師」，「点滴ライン確保や血液検査などの手技にあたる医師」など，役割を決めておけば診療はスムーズに運ぶはずです．

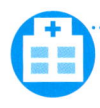

［実動］救急車到着後にまず何をするか？

研修医 A「付き添いの家族から話を聞いて来ました．昨夜就寝前までは全く普段と変わりなく元気だったようです．今朝なかなか起きて来ないので様子を見に行ったところ，ベッドで仰向けに寝たままで，呼びかけたり叩いたりしても反応がほとんどなかったとのことでした」

上級医 B「既往歴や内服薬に関してはどう？　特に睡眠薬とか？」

研修医 A「高血圧の既往があって，降圧剤は内服していたようです．他には睡眠薬も含め内服薬はないようです」

上級医 B「最近体調の変化とかはなかったのかな？」

研修医 A「特にご家族は何も気づいていなかったようですが…」

上級医 B「わかりました．こちらは簡易血糖測定をしてみたけど，血糖値は 110 mg/dL だったよ．点滴ラインも確保しておいたからね」

研修医 A「ありがとうございます」

Comment
① 役割分担
　患者が到着すれば，事前に決めていたとおりの分担で診療を開始します．医師の数が揃っていない場合は，多くの役割を 1 人で担わなければならないため大変ですが，看護師の協力も得て可能な限り迅速に診療を進めてください．

② バイタルサインのチェック
　まずはバイタルサインのチェックとモニターの装着を行ってください．バイタルサインに異常があるようであれば，ショックを生じるような原因疾患が存在している可能性が高く，緊急性のきわめて高い状態となります．
　そして意識障害の程度を判定してください．意識障害のグレードに関しては Japan Coma Scale（JCS）と Glasgow Coma Scale（GCS）が汎用されています．JCS は簡便に行える評価法ですが，「覚醒」という状態の定義があいまいであることから，評価者によってバラツキが生じる可能性があります．一方，GCS は評価が機械的に行えるということで，評価者間のバラツキは少ないかも知れませんが，同じ点数でも，意識障害の内容が異なる可能性があります．どちらも一長一短があるスケールで，ひとつのス

ケールだけでは正確な意識障害の状態を伝えられない場合があるので，JCS と GCS は両者をとるようにして，その他にこれらのスケールだけでは伝えにくい情報があれば，それもカルテに記載するようにしてください．

③ 血糖の測定

バイタルサインをチェックすると同時に簡易血糖測定と点滴確保も行いましょう．おそらく点滴ラインの確保がされる前もしくはほぼ同時に血糖値は結果が出ると思います．低血糖であれば 50％ブドウ糖液 40 ml の静注をただちに行います．逆に血糖値が高値で簡易血糖測定器の上限値を振り切れるようであれば，高血糖性昏睡を疑って診療を継続するべきです．

④ ブドウ糖を投与する前に

さて，低血糖に対して 50％ブドウ糖液を投与する場合には注意すべき点があります．まれな病気ではありますが，ウェルニッケ脳症 Wernicke's encephalopathy の可能性です．

ウェルニッケ脳症は，ビタミン B_1 不足で生じる疾患です．基本的には通常の食生活をしている方には発症する可能性はきわめて低い疾患です．現実的には，長期の飢餓状態に置かれている路上生活者や慢性アルコール中毒の症例，もしくは著しい偏食の傾向を有している方でなければ発症しないと思われます．

ウェルニッケ脳症の症例に対して，ビタミン B1 を補充する前にブドウ糖を投与することは禁忌です．ビタミン B_1 はブドウ糖代謝に関係する補酵素であるため，ビタミン B_1 より先にブドウ糖を投与してしまうとさらなるビタミン B_1 の欠乏を招いてしまうからです．結果として脳症の増悪をきたします．このため，路上生活者や慢性アルコール中毒の既往のある方などでは，ブドウ糖を投与する前にビタミン B_1（フルスルチアミン 100 mg）を点滴投与すべきです．

血糖値が正常であった場合は，付き添い人や家族から得られた情報や身体所見をもとに鑑別を行います．

情報聴取のポイントとしては，

① 発症形式：突然発症か徐々に増悪したのか，前駆症状はなかったかなどに関して可能な限りの目撃証言を獲得します．
② 随伴症状：痙攣や麻痺などの有無を聴取します．
③ 既 往 歴：さまざまな疾患が意識障害の原因となりうるため細かく聴取します．健康診断の結果なども取得できれば参考になります．
④ 内 服 薬：常用薬は細かく聴取します．睡眠薬の服用に関しても聴取します．常用薬がある場合は服薬コンプライアンスに関しても聴取します．お薬手帳があれば重要な参考になります．
⑤ 最近の生活状況や就労状況：睡眠時間は確保できているか，食欲はあるか，最近体

調の変化を訴えていなかったかなどを聴取します．またストレスの有無についても確認します．

このような聴取によって得られた情報をベースとして，身体所見の結果も合わせて鑑別診断を進めていくことになるのです．

[診察] 意識障害症例の診察のコツ

上級医 B「さて，先生は患者の診察をひと通りしてみて，どのような結果だったかな？」

研修医 A「はい．バイタルサインに関しては，呼吸数や血圧・脈拍は大きな問題はなさそうでした．意識に関しては JCS III-200，GCS E1V1M2 でした．」

上級医 B「一般身体所見上はどうだった？」

研修医 A「一般身体所見は呼吸音も異常なく，心音も問題ないと思いました．他にも特に気づいたところはありません」

上級医 B「それでは神経学的所見はどう？」

研修医 A「神経学的所見といっても，全然指示が入りませんから何とも言えないと思います．大した所見はとれないですよ．対光反射は両側ともありました！ それと，あまり重度の麻痺はないように思います」

上級医 B「………．対光反射はよいとして，瞳孔の大きさは？ 人形の眼現象はどう？ 重度の麻痺がないというけど，どうやって判断したの？ 腕落下試験や膝立て試験で判断したのかな？ 深部腱反射は診察したんだよね？ バビンスキー反射 Babinski reflex は？」

研修医 A「………．そんな矢継ぎ早に言われても………．そんな面倒くさい診察するより CT や MRI を撮ったほうが早いのではないですか？」

上級医 B「意識障害の原因究明の基本は診察にあるんだよ！ 無駄な検査に多大な時間やお金を割くよりも，ちょっとした診察から意識障害の手がかりを得られることは多いのだから，診察をおろそかにしてはだめだよ！」

Comment

意識障害症例に対して full neurological examination を行うことは至難の技です．意識障害症例におけるレジデントのカルテを見ると，神経学的所見の記載がきわめて乏しいことはよく経験します．レジデントにどうして記載しなかったのかを聞いてみると，「大して所見をとれないからあまり意味がないと思う」「しっかり所見をとれないから，カルテにどのように記載すべきかがわからない」と答えることが多いのです．

たしかに，意識障害症例に対する神経学的診察は難渋することが多いかもしれません．しかし，その限られた条件の中でも実は得られる情報は多いのです．救急に携わる医師であれば，意識障害症例に対しての神経学的診察の方法を身につけておくことは必須です．

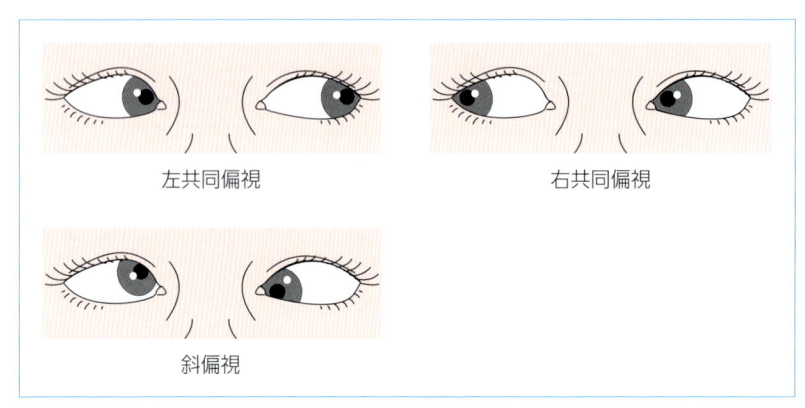

図1 共同偏視
病巣側の大脳の障害が疑われる（中大脳動脈・内頸動脈領域の脳梗塞，被殻出血など）．

① 眼の所見

眼は実にさまざまなことを教えてくれます．意識障害症例において，眼の所見ほど参考になるものはありません．チェックすべき所見を列挙します．

a) 共同偏視（図1）

まず眼の位置に注目してください．共同偏視はありませんか？

共同偏視があるということは，「偏視している側の大脳」もしくは「偏視している側の逆側の脳幹」に障害が起きていることを意味しています．多くの場合は「偏視している側の大脳」に障害があるので，共同偏視が見られれば，偏視している側の大脳に脳卒中などを生じている可能性が高まります．

注意が必要なのは，脳出血急性期やてんかん発作の初期では偏視の方向が初めのうちは逆側を向くことがあることです．これは最初に病巣が注視経路に対して刺激性に働きかけた結果として眼球が病巣と逆側を向き，その後注視経路が麻痺してくると，病巣側に方向を変えると考えられています．

b) 瞳孔所見

瞳孔はどうでしょうか？　瞳孔不同は認められませんか？　一側性の散瞳が認められているようであれば，これは動眼神経が圧迫されている緊急事態の可能性があります．

瞳孔が両側ともにきわめて小さくなっていたりはしないでしょうか？　いわゆる pinpoint pupil と呼ばれる所見で，これを生じる代表的な疾患としては橋出血が有名です．

c) 対光反射

瞳孔の大きさを見たら，次は対光反射を見ます．対光反射には直接反射と間接反射があることは忘れないようにしてください．

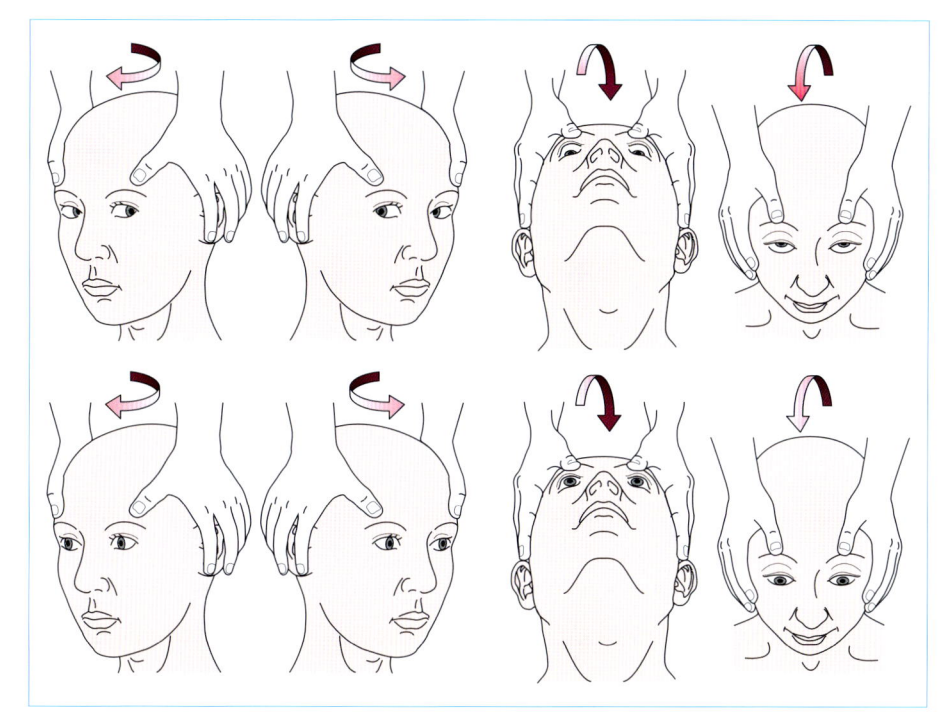

図2 頭位変換眼球反射

　片側の眼に光を入れると，通常は両側ともに縮瞳します．レジデントの対光反射の検査を見ていると，片側の眼に光を入れて対光反射を確認した後，すぐに逆側の眼に光を入れていることがあります．これでは間接反射で縮瞳した眼が元に戻る時間を与えていません．結果として瞳孔不同とか対光反射不良といった間違った答えを導き出すことがあります．対光反射を見るときは片側の眼に光を入れた後，しばらくしてから逆側の眼に光を入れるようにしてください．

　対光反射が遅延したり消失したりするような際には，直接反射と間接反射の組み合わせで障害部位を判定することになります．

　対光反射は求心路である視神経と遠心路である動眼神経で成立しています．もし視神経が障害されているとすれば，障害側に光を入れた場合，障害側の直接反射と健常側の間接反射が障害されます．健常側に光を入れた場合，健常側の直接反射と障害側の間接反射は正常です．動眼神経が障害されていれば，障害側に光を入れた場合，障害側の直接反射は障害されますが，障害側の間接反射は保たれます．健常側に光を入れた場合，健常側の直接反射は保たれますが，障害側の間接反射は障害されます．

d）頭位変換眼球反射（Oculocephalic reflex：OCR）（図2）
　この反射は主に脳幹障害の有無を判定するために用いられます．人形の眼現象とも呼ばれています．

意識が保たれているときには抑制されている反射なのですが，意識障害の際にもこの反射が抑制されていると脳幹障害が示唆されます．

意識障害の症例に対して，頭を受動的に一側に回転させると，通常は眼球は逆側に動き，検者のほうを向こうとします．しかし，脳幹障害のある症例ではこの反射が障害されますので，頭を受動的に一側に回転させると，眼球はその方向を向いたままとなります．

② 顔面の所見

まず，顔面の感覚を確認してみましょう．一側の顔面に痛み刺激を与えて，顔をしかめたり手足を動かしたりする動作が出現するかどうかをチェックしてください．この反応に左右差が認められるようであれば，反応が欠如している顔面の感覚障害が疑われます．

次に，一見して粗大な麻痺が存在しないかどうかを確認しましょう．もし，片側の顔面麻痺があれば脳の器質的疾患の可能性（特に脳卒中）を考えるべきです．

粗大な麻痺が認められないようであれば，次に痛み刺激（刺激部位は顔面でもよいですが，四肢や体幹でもかまいません）を与えてみて，顔をしかめたりする際に左右差が出現しないかを調べます．

また，まぶた持ち上げ試験も有用です．まぶたを他動的に持ち上げて，離した後に眼瞼が戻る速度を比べます．麻痺側は緩徐に元に戻ろうとするため，軽微な麻痺があるかどうかの参考になります．

③ 上肢の所見

まずは患者をよく見ていてください．意識障害が存在しても，自発的に四肢を動かす患者は多く経験します．自発的な四肢の動かし方に左右差はありませんか？　一側の手足の動きが少ないようであれば，それは麻痺の可能性が高いと思われます．

次に腕落下試験を行ってみましょう（図3）．

患者の一側の上肢を垂直に持ち上げて，その状態で急に手を離します．もし麻痺が存在すると，上肢はただちに落下し顔にぶつかろうとしてしまいます（**腕落下試験陽性**）．顔にぶつからないように必ず検者が注意して検査してください．

麻痺がなければ，垂直に挙げた上肢はそのまま保つこともありますし，落下するとしても緩徐に落ちて，顔面は避けるように落下します（**腕落下試験陰性**）．

ただし，深昏睡の状態では麻痺がなくても腕落下試験が陽性となることが多く，その判定には注意が必要となります．

また，半側空間無視のある患者では，麻痺の判定に注意が必要となります．実際の麻痺はそれほどではなくても，無視しているほうの上肢で腕落下試験が陽性と出やすくなります．これはあくまでも無視の影響が強いために生じていることです．

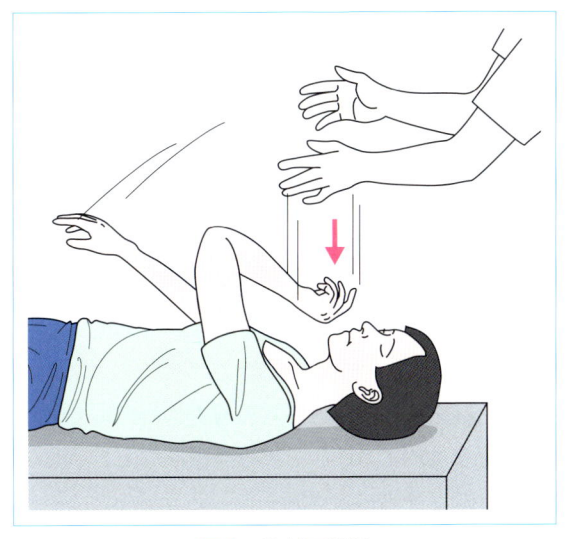

図3 腕落下試験
麻痺側の上肢は検者が手を離すと顔面に向かって急速に落下する．

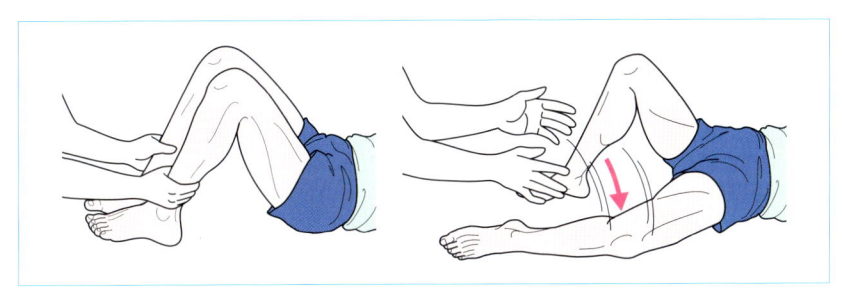

図4 膝立て試験
麻痺側は検者が手を離すと，急速に外側に倒れる．

外転・外旋位

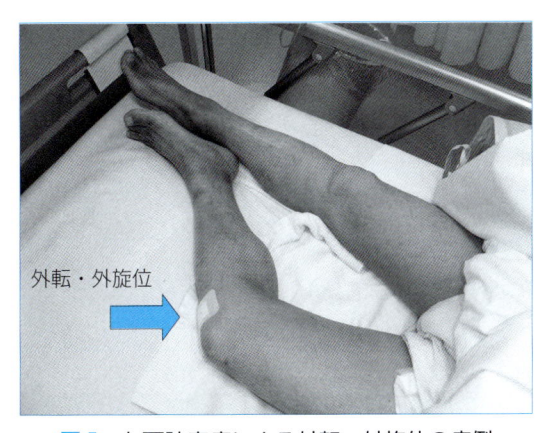

図5 左下肢麻痺による外転・外旋位の症例

④ 下肢の所見

下肢の麻痺を診るときに有用なのは膝立て試験です (図4).

両側の下肢を受動的に膝立ての姿位にしてみてください．検者が手を離した時に，もし麻痺がなければ膝立ての姿位をそのまま取り続けるか，緩徐に膝は伸展してくると思います．麻痺が存在すれば，下肢は外側に急激に倒れるか伸展します．

また，重篤な麻痺がある場合には，麻痺側の下肢は基本的に外転・外旋位をとっていることが多い (図5) ので，膝立て試験の前にチェックしておいてください．

⑤ 感覚検査

意識障害症例には細かい感覚の検査は行いにくいのが実情です．

このため基本的には四肢に痛み刺激を与えて，顔をしかめるかどうか，四肢を動かすかどうかなどを調べます．

あくまでも左右差が大事な所見であり，一側の痛み刺激には反応するのに対し，逆側では反応が鈍かったりすれば感覚障害があると判定します．

⑥ 深部腱反射，病的反射

反射ほど，情報を与えてくれることが多いのに，実際には軽視されている神経所見はないのではないでしょうか．

深部腱反射や病的反射の手技はどんな意識障害の症例（四肢欠損例は除く）にも行えますので，ぜひ忘れずに実践してください．

深部腱反射の一側の亢進があれば，脳卒中などによる錐体路障害を示唆しますし，バビンスキー反射 Babinski's reflex やチャドック反射 Chaddock's reflex などの異常反射の出現も錐体路障害を強く疑わせます．

バビンスキー反射は，教科書的には母趾が背屈して他の4趾が開扇する（バビンスキー反射：extension）ことを指しますが，実際にはきれいに出現しない時もあります．検査をした時に，健側では足趾が屈曲（バビンスキー反射：flexor）するのに対して，錐体路障害側では足趾が屈曲も背屈・開扇もせずにほとんど動かない場合があります（バビンスキー反射：equivocal）．教科書のようにきれいなバビンスキー反射が出ないとしても，このように左右差がある際にはやはり錐体路障害を疑って診療を進めることが重要です (図6).

⑦ 髄膜刺激徴候

髄膜刺激徴候としては項部硬直が簡単に施行できます．もし項部硬直が存在するようでしたら，細菌性髄膜炎やくも膜下出血を疑って，すばやく診療を進めなければなりません．

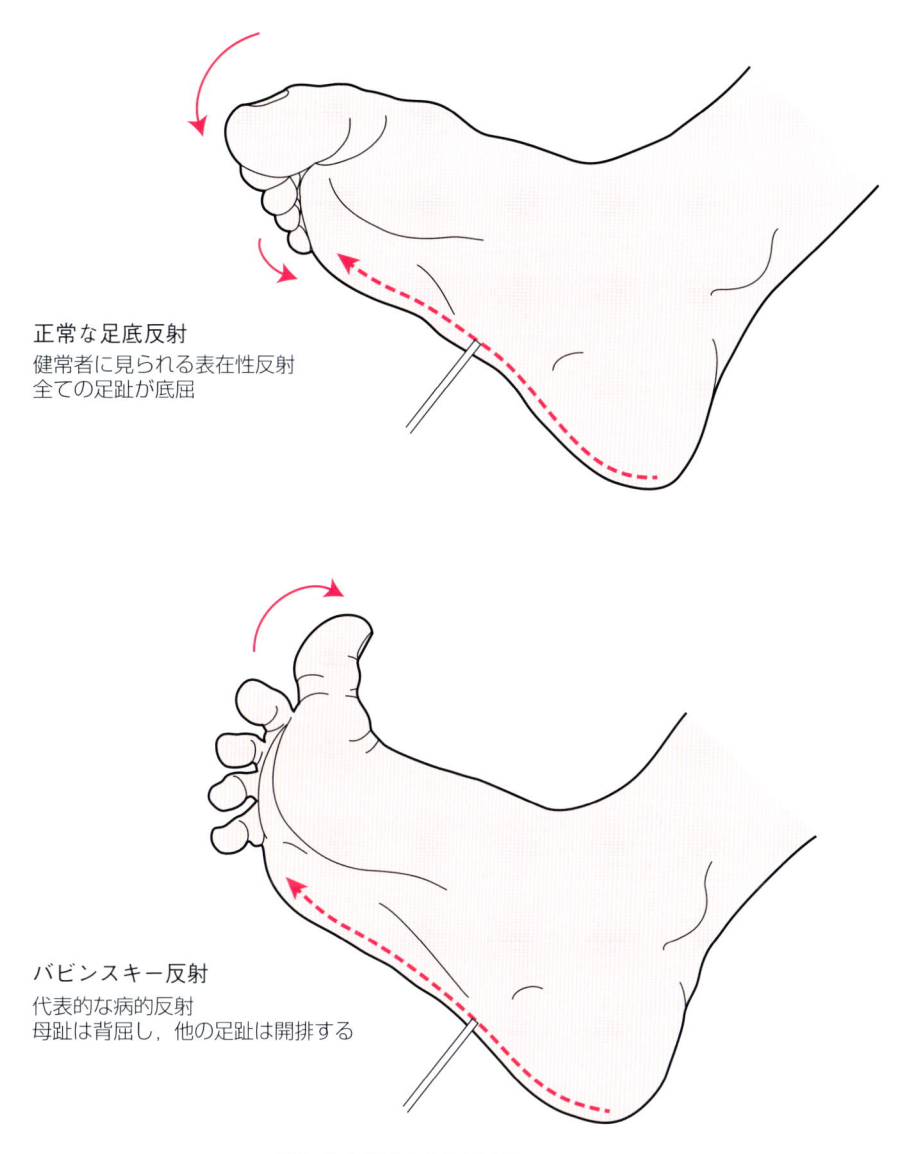

正常な足底反射
健常者に見られる表在性反射
全ての足趾が底屈

バビンスキー反射
代表的な病的反射
母趾は背屈し，他の足趾は開排する

踵から小指の方向にこする

図6　バビンスキー反射

［鑑別診断］器質的疾患を鑑別するためのポイント

上級医 B「さてと，それで診察の結果はどうなったかな？」

研修医 A「対光反射は両側迅速ですが，右側に共同偏視を認めました．瞳孔は左右とも 3 mm 大です．左顔面の鼻唇溝はやや浅い印象があり，左上肢は腕落下試験陽性で，左下肢は膝立てもできません．左片麻痺がありそうです．バビンスキー反射も左側で extensor でした．」

上級医 B「なるほど．今までのところをまとめてみると，就寝中に意識障害は出現し

111

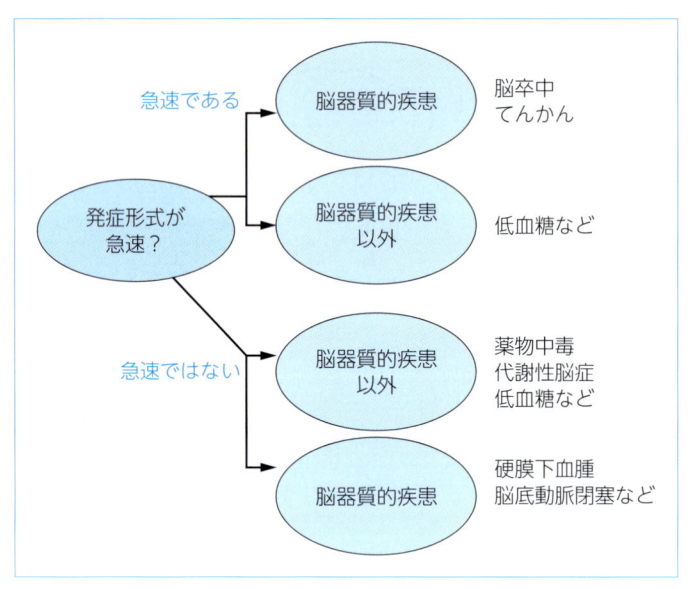

図7 発症形式による大まかな鑑別

ている可能性が高そうだね．とはいえ，昨日の就寝前までは普段と変わらず元気だったことを考えると，急性発症の疾患と考えてよさそうだね．診察所見では意識障害と右共同偏視，左片麻痺があるようなので，最も考えやすいのは脳血管障害かな．先生はどう思う？」

研修医 A「私もそう思います．まず CT で脳出血の確認をしたいと思います」

Comment

意識障害の症例に関して，発見者からの問診および診察所見を総合すると，大まかであるとしても，ある程度の疾患の鑑別が可能となります．

鑑別するにあたって，
① 発症形式はどうか？
② 診察上，神経学的巣症状は認められたか？
この 2 点で大まかにまず絞ってみます．

① 発症形式はどうか？（図 7）

発症形式がわかっている場合は，意識障害の原因検索に有用な情報となります．このため，目撃者がいる場合にはできるだけ情報を収集できるようにしましょう．

発症形式が急激である場合には，脳器質的疾患の可能性が強く示唆されます．すなわち脳血管障害が考えやすくなります．てんかんも急激な意識障害を呈する代表疾患であり，前述したように痙攣が明らかではなくても，念頭に置かなければいけない疾患です．

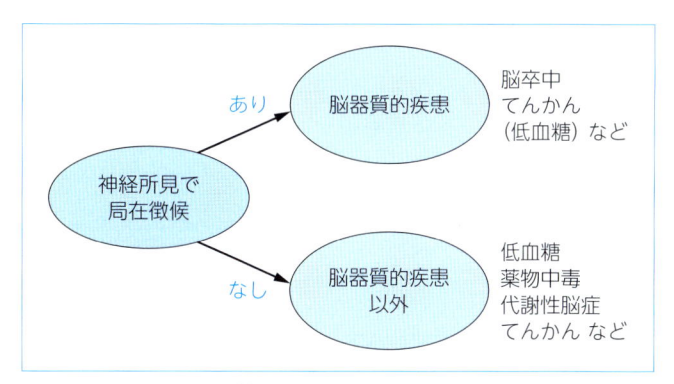

図8 神経所見での大まかな鑑別

　また，低血糖も状況によっては急激に意識障害をきたすこともあることを忘れてはなりません．
　発症形式が急激でない場合には，鑑別は逆に幅広くなります．脳器質的疾患以外を考えなければならないのはもちろんですが，硬膜下血腫が徐々に増悪してきた場合や，脳底動脈閉塞に伴う脳梗塞などでは緩徐に意識障害が進行することもあります．

② 診察上，神経学的巣症状が認められたか？（図8）

　一側の麻痺や感覚障害，顔面麻痺，病的反射の出現などの神経学的巣症状が認められれば，これは脳器質的疾患を考えなければなりません．脳血管障害の可能性を疑って診療を進めていきましょう．
　ただし，てんかん発作後にはトッドの麻痺 Todd's paralysis という一時的な麻痺を呈することがあります．また，低血糖時にも麻痺などの神経学的巣症状が出現することがあります．このように脳卒中以外にも神経学的巣症状を呈する疾患があることも忘れないでください．
　これらの症状や診察所見に加えて，前述したように眼の所見が重要な参考となります．たとえば，瞳孔の左右差はなく，対光反射も両側迅速で，かつOCR（頭位変換眼球反射，occulocephalic reflex）が正常に出現するようであれば，まず脳器質的疾患は考えづらく，それ以外の原因（代謝性脳症など）を考慮します．ただし，薬物中毒の際には，両側縮瞳し，対光反射も確認しづらく，OCRも出現しないことがあるので注意しなければなりません．
　このように大まかではあっても脳器質的疾患かそれ以外かを区別することは可能です．
　脳器質的疾患でなさそうであれば，その後は患者の既往や内服薬，一般診察所見などを参考にして鑑別を進めていくことになります．
　肝障害や腎障害の既往があれば，肝性脳症や尿毒症の可能性を考えるべきですし，精神科疾患の既往を有していたり，内服薬に睡眠剤や抗うつ薬などがあれば薬物過量

内服も疑うべきです．

　また，バイタルサインで発熱を認めているようであれば中枢神経感染症も考える必要がありますが，特に高齢者では中枢神経感染症でなくても，肺炎や尿路感染症などの一般的な感染症に伴い意識障害をきたすこともあります．

　発熱の有無にかかわらず低酸素血症を認めるようでしたら，至急で血液ガスのチェックも行ってください．低酸素血症で意識障害をきたすこともありますし，慢性閉塞性肺疾患などを有している患者であれば高二酸化炭素血症を生じてCO_2ナルコーシスを呈している可能性もあります．

　くも膜下出血や細菌性髄膜炎のように，緊急で診断・治療を必要とする患者でなければ，意識障害の原因を焦らず鑑別することが可能です．あくまでもやみくもに検査を行っていくのではなく，問診・診察所見から段階的に検査を構築していくように心がける必要があると思います．

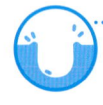

[Pitfall 1] AIUEO TIPS をどのように活用するか？

上級医B「先生は AIUEO TIPS って聞いたことがあるかい？」
研修医A「もちろん知っています．AIUEO TIPS はどの参考書にも載ってますから．」
上級医B「では，AIUEO TIPS を言ってみてよ！」
研修医A「えっ…．それはちょっと，完璧には言えないかも…．A はアルコールで I は infection だったかな…？？？．U は uremia で…．」
上級医B「うーん，間違えているようだね．やっぱり全部はすらすらと出てこないよね．心配しなくても，AIUEO TIPS を暗唱できるような人はそうそういないと思うよ．」
研修医A「安心しました．いつも参考書を確認しながら鑑別診断をしていたので…」
上級医B「先生は AIUEO TIPS をどのように活用すればいいと思う？」
研修医A「基本的には意識障害の症例には，AIUEO TIPS に出てくる鑑別を考えながら臨まなければいけないと思うのですが」
上級医B「そうだね．AIUEO TIPS をしっかり理解しておくのは重要だけど，AIUEO TIPS にはわれわれがあまり遭遇することのないまれな疾患も鑑別に入っているんだ．でも，まずわれわれは日常診療の中でよく遭遇する疾患を思い浮かべることが一番大切だと思うよ．よく遭遇する疾患で説明がつかない意識障害症例に出合ったら，そのときが AIUEO TIPS の出番になるかもしれないね」
研修医A「わかりました．AIUEO TIPS は意識障害症例における原因疾患の見逃しを防ぐためにはとても有効なツールということですよね」
上級医B「そのとおりだね．AIUEO TIPS は使い方を誤らなければ非常に有効なツールだと思うよ．でも，過剰に使いすぎると無駄な検査を膨大に注ぎ込ませるだけのツールにもなってしまうから気をつけなければいけないんだ」

表1　AIUEO TIPS

- A（Alcohol）：急性アルコール中毒，ビタミンB_1欠乏症（Wernicke脳症）
- I（Insulin）：低血糖，糖尿病性ケトアシドーシス，非ケトン性高浸透圧性昏睡
- U（Uremia）：尿毒症
- E（Encephalopathy）：肝性脳症，高血圧性脳症
- E（Endocrinopathy）：甲状腺クリーゼ，甲状腺機能低下症，副甲状腺クリーゼ，副腎クリーゼ
- E（Electrolytes）：Na，K，Ca，Mgの異常
- O（Opiate/Overdose）：薬物中毒
- O（O_2）：低酸素血症（肺炎，気管支喘息，気胸，心不全，肺塞栓症など），CO中毒，CO_2ナルコーシス
- T（Trauma）：脳挫傷，急性硬膜下血腫，急性硬膜外血腫，慢性硬膜下血腫
- T（Tumor）：脳腫瘍
- T（Temperature）：低体温，高体温
- I（Infection）：脳炎，髄膜炎，脳膿瘍，敗血症
- P（Psychogenic）：精神疾患
- S（Seizure）：てんかん
- S（Stroke）：脳梗塞，脳出血，くも膜下出血，急性大動脈解離
- S（Senile）：老人の循環不全，脱水，感染（肺炎，敗血症），心不全
- S（Shock）：各種ショック
- S（Syncope）：失神

Comment

意識障害の患者が救急外来に運ばれてきた際に，どのような疾患を思い浮かべて診療に臨むべきでしょうか？　意識障害の鑑別には有名な語呂合わせで「AIUEO TIPS」というものがあります．救急に関する本を開けば必ずと言ってよいほど記載されている語呂合わせです．

①「AIUEO TIPS」での鑑別は必要か？

それでは「AIUEO TIPS」にはどのような病態・疾患が含まれているのかを正確に暗記している方はどのくらいいるでしょうか？　本を見ずにさらりと言える方は少ないのではないかと思います．AIUEO TIPSに関して表1に示します．

しかし，意識障害症例に対するレジデントのカルテを見ると，AIUEO TIPSをずらりと並べて，1つ1つどうやって鑑別したかを記載してあることが往々にして見受けられます．このようなていねいな鑑別は本当に必要なのでしょうか？

まず心に留めていただきたいことは，AIUEO TIPSは「意識障害の原因を考える際に，見落としを防ぐためのツール」に過ぎないということです．AIUEO TIPSには，日常臨床ではあまり経験することのないような，まれな病態・疾患が数多く含まれていることに注意しなければなりません．

② 救急では頻度の多いものから鑑別しよう

救急外来において意識障害の症例を経験することは数多くあります．その際にまず考えるべきことは，意識障害の原因となるような疾患の中で，遭遇する頻度の多いものを頭に思い浮かべることです．

Ⅱ．重要な神経症候の外来アプローチ

　　低血糖，脳卒中，てんかん，薬物中毒などはよく遭遇する疾患の代表でしょう．それに対してウェルニッケ脳症をはじめとする代謝性疾患や甲状腺クリーゼ，副腎クリーゼなどの内分泌疾患などは，それほど巡り合う疾患ではありません．意識障害の患者さんが来院したからといって，いきなり甲状腺機能を測定したり，ビタミン B_1 を測定したりするのはナンセンスなのです．

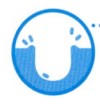

[Pitfall 2] 意識障害の原因として心療科的疾患を考慮するときはどのようなときか？

研修医 A「25 歳の女性なのですが，会社の会議中に急に意識障害を起こして救急搬送されました．全身の痙攣も 30 秒程度あったようです．電話でご家族に確認したところでは，てんかんの既往はないとのことでしたが，解離性障害と診断されていて心療科に通院しているそうです．といっても，今回のように意識を無くしたことはなくて，意識障害となったのは今回が初めてのようです」

上級医 B「なるほどね．それで現在の状況はどうなのかな？」

研修医 A「意識は開眼できていますので Ⅰ 桁ですね．でも全然話してくれません．それなので Ⅰ-1 なのか Ⅰ-3 なのかまではわかりません．あとはざっと診察したところでは問題ないと思います」

上級医 B「ざっと診察って…．神経学的所見もしっかりとったの？　腕落下試験はどうだった？」

研修医 A「腕落下試験は…．たぶん大丈夫だったような気がします」

上級医 B「たぶんって，どういうこと？　心療科疾患の既往があるからといって，先生は今回の意識障害を甘くみてないかな？　この方が解離性障害以外の原因で意識障害を起こしている可能性もあるんだよ！」

Comment

　　意識障害の原因が心療科的疾患であったことを経験した方は多いのではないでしょうか？　解離性障害をはじめとして，心療科的疾患が意識障害を呈することは少なくありません．

　　実際の問題として，心療科的疾患が意識障害の原因と断定するためには相当の勇気が必要です．さまざまな検査をして，それでも原因となるような異常が認められないことを確認し，初めて心療科的疾患の診断に対する自信をもつ方も多いのではないでしょうか．

　　心療科的疾患の場合には，いくつか参考になる身体所見があります．

　　一つは腕落下試験です．明らかに意識障害がありそうなのにもかかわらず，心療科的疾患の症例では，腕落下試験を行うと腕が顔をよけることが多いとされます．また，麻痺がありそうにみえても，錐体路は障害されていませんので，深部腱反射の亢進や

病的反射の出現は認めません．

　意識障害を生じる際に痙攣を伴う症例もあるため，しばしばてんかんとの鑑別も問題になりますが，てんかんでよく認められるような舌咬傷や外傷などは認めないことが多いです．

　患者の情報として，もともと心療科受診歴があったり，心療科的な内服薬を処方されていたりすることが判明すると，どうしても心療科的疾患の関与を疑いたくなってしまいます．

　しかし，心療科的疾患を有している患者でも，他の原因で意識障害を生じる可能性は十分にありますので，まずはしっかりとした問診・診察を行い，意識障害の鑑別を初めから系統立てて行わなければなりません．

一般外来における診療アプローチ

医師C「今日はどうされましたか？」
患者D「（眼の焦点は定まっておらず，ボーッとしている）別に…」
家族E「もともと脳梗塞の後遺症で左の手足は麻痺しているのですが，会話はできますし，食事も自分で摂れていたんです．歩行器を使えば歩くこともできていたのです．2日くらい前からなんだかボーッとしだして，歩くこともできなくなってしまいました．食事も少ししか食べてくれません」
医師C「2日間でどんどん悪くなってきている感じですか？」
家族E「はい．昨日はもう少しはっきり会話ができていたのですが，今日はだいぶ口数が少なくなってしまいました」
医師C「他に気づいたことはありませんか？」
家族E「うーん，そういえば少し咳が多いような感じがします」
医師C「（体温計を患者の腋窩に挿入して）38.0℃ありますね．この影響もあるかもしれませんよ．しっかり診察してみましょう！」

Comment
① 一般外来でみる意識障害

　多くの意識障害の患者は一般外来に連れてくることは困難であり，また急性発症の症例が多いこともあるため，救急車にて救急外来を受診することが大半ではないかと思います．

　しかし，まれではありますが，数日間かけて意識が徐々に悪くなってきた方や，もともと基礎疾患（特に脳卒中や認知症）があって意識が悪かった方の具合がさらに悪くなった場合などは，一般外来を受診することもあるかと思います．

　このような際にも，まず重要なことは問診・診察から原因疾患をていねいに見つけ

出していくプロセスを踏むことです．

② 亜急性をたどる意識障害

　亜急性の経過をたどる意識障害の原因としては，前述したように脳器質的疾患のみならず，他の原因を考えることが必要です．特に高齢者では感染や脱水，電解質異常，薬剤の影響などが多く経験されるところです．また，脳器質的疾患として慢性硬膜下血腫は忘れてはならない疾患でしょう．

　高齢者や認知症患者，脳卒中の既往のある患者などでは，自らの症状を訴えることがなかなかできず，家族も異変をしっかりと把握できていないことも多くあります．

　意識障害を生じる前後で，生活状況に変化はなかったか，発熱や咳嗽など感染を疑わせる症状は認めなかったか，食事量は変わっていなかったか，服用している薬剤の種類や量が変更されていないかなどは問診で聴取しなければならない項目です．

③ 一般的身体所見の診察

　神経学的診察ももちろん大切ですが，一般身体所見も漏らさず診察を行います．皮膚のツルゴールや口腔内の乾燥状況，肺野や心音の聴診，腹部所見，背部の叩打痛，四肢の浮腫の有無などから鑑別が絞れる場合も少なくありません．

　これらの総合判断から，血液検査や尿検査，あるいは画像検査の必要性を考え，診断に結びつけていくことが重要です．

病診連携のポイント

- 意識障害は神経疾患のみならず，感染や脱水，電解質異常，薬剤の影響などでも起こり得ます．しかし，意識に影響を及ぼしている状況であれば，入院の適応の可能性は高いため，専門病院への紹介を考慮してください．
- 意識障害に加えて，麻痺や感覚障害，言語障害などを伴っているようであれば，脳血管障害などの器質的疾患が存在する可能性が高いものと思われます．ただちに専門病院へ紹介してください．
- 意識障害の患者では，既往歴や内服歴，もともとの生活状況などが原因特定のヒントになる場合が少なくありません．専門病院へ紹介する際には，可能な範囲で情報提供をお願いします．

参考文献
1) 厚東篤生, 他：脳卒中ビジュアルテキスト. 第3版, 医学書院, 2008
2) 豊倉康夫 総編集：神経内科学書. 第2版, 朝倉書店, 2004
3) 岩田　誠：神経症候学を学ぶ人のために. 医学書院, 2000
4) 田崎義昭, 他：ベッドサイドの神経の診かた. 改訂第17版, 南山堂, 2010

〈荒川　千晶〉

8 失神

「1分間の意識消失で来院されました．すっかり元っ戻っているので大丈夫そうです」
―失神には危険な病態が含まれているかもしれません―

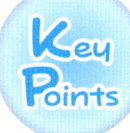

Key Points

① 失神の病態の頻度は反射性（神経調節性）失神が最も多いのです．
② 次いで心原性が多く緊急性を要することも念頭に置く必要があります．
③ 原因特定が困難なことも多いのですが，原因が複数存在することもあり，特に高齢者では一つに決めつけないようにしましょう．
④ 救急搬送された失神患者の中には打撲・骨折・血腫など外傷を合併してることも少なくありません．それらの評価・治療も忘れないようにしましょう．

救急外来におけるアプローチ

[最初に] 失神の定義や原因とは？

研修医A「50歳男性で失神した患者の要請がありました．その際に転倒して顔面を打撲して裂創があるそうです．現在は意識清明で，血圧・脈拍・呼吸数など問題ないとのことです」

上級医B「搬送されたら，すぐにバイタルサインなど取り直して同時に病歴・検査などしないといけないね」

研修医A「えっ．そっそんなに同時にしないといけないんですか」

上級医B「失神と言ったらどんな疾患が考えられるの？　まずどんな検査からしたらいいの？」

研修医A「…意識消失したのだから，TIA．一過性脳虚血発作でしょうか？　検査はCT・MRIです．もちろん体内金属などの安全確認はします」

上級医B「昔の懐かしい映像でビートルズの来日コンサート見たことない？　映像で最前列のファンが失神して倒れていたよ．時代が古すぎたかな，他にはたとえば2時間のサスペンスドラマなんかで社長が誘拐されて，それを聞いた社長令嬢がその

表1　脳循環を維持するための生体内機構

・脳血管の自動調節能（血圧が変動しても脳への血流量を維持する機構で，生理的状態では，収縮期血圧が70～150 mmHgの範囲内では脳血流量は一定に保たれる）
・脳血管局所の代謝・化学性調節機構（$PaCO_2$値の変化による脳血管の収縮・拡張）
・圧受容器反射機構
・腎臓その他による循環血液量調節機構

場で気絶してしまうところ見たことない？　よくお付きの人に『おっお嬢様！大丈夫ですか！　早く救急車を！』なんてシーンね．これらもTIAの可能性が高いかな？」

Comment

失神はその特性上，医学用語としては以下のような用いられかたをします．

① 失神の定義

失神・治療ガイドライン2012によると，「失神は『一過性の意識消失の結果，姿勢が保持できなくなり，かつ自然に，また完全に意識の回復が見られること』と定義される」とあります[1]．ここで強調したいのは「短時間で意識がなくなり，短時間で完全回復する」ことです．ですから，回復後しばらくボーっとしていたり，開眼はしていても同じことを繰り返して言っていたり（保続）しているようなら意識障害が遷延していることになり，失神の定義に当てはまらないわけです．何らかの原因で急速に血圧低下が起こるものということから，教科書的には神経領域ではなく，循環器領域に示されています．

意識消失を引き起こす中枢神経そのものの循環障害について考えると，両側の大脳が急に循環不全に陥るくらいの状況が必要です．それには両側内頸動脈が同時に閉塞する場合となってしまい，この現象はかなり否定的です．他に中枢神経が原因で意識が消失する可能性があるとすると，椎骨脳底動脈系の異常が想定されます．しかしその場合，基本的には脳の局所の循環不全が起きるわけなので，麻痺などその他の神経局所症状も伴うことが多いのです．つまり定義のように意識のみなくなって，経過中に他の神経症状を全くともなっていないTIAは考えにくいことになるわけです．

② 失神のメカニズム・意識障害との違い

失神は「意識障害」を来たす病態のなかでも，速やかな発症，一過性，速やかかつ自然の回復というところを特徴とします．脳循環は6～8秒間中断されれば完全な意識消失に至り，収縮期血圧が60 mmHgまで低下すると失神に至ります．また脳への酸素供給が20％減少しただけでも，意識消失を来たします．適切な脳循環を維持するために生体には幾つかの機構が備わっています[1]（表1）．これらの代償機構が十分に

表 2　失神の分類

1．起立性低血圧による失神
　① 原発性自律神経障害
　　　純型自律神経失調症，多系統萎縮，自律神経障害を伴うパーキンソン病，レビー小体型認知症
　② 続発性自律神経障害
　　　糖尿病，アミロイドーシス，尿毒症，脊髄損傷
　③ 薬剤性
　　　アルコール，血管拡張薬，利尿薬，フェノチアジン，抗うつ薬
　④ 循環血液量減少
　　　出血，下痢，嘔吐など
2．反射性（神経調節性）失神
　① 血管迷走神経性失神
　　（1）感情ストレス（恐怖，疼痛，侵襲的器具の使用，採血など）
　　（2）起立負荷
　② 状況失神
　　（1）咳嗽，くしゃみ
　　（2）消化器系（嚥下，排便，内臓痛）
　　（3）排尿（排尿後）
　　（4）運動後
　　（5）食後
　　（6）その他（笑う，金管楽器吹奏，重量挙げ）
　③ 頸動脈洞症候群
　④ 非定型（明瞭な誘因がない／発症が非定型）
3．心原性（心血管性）失神
　① 不整脈（一次的要因として）
　　（1）徐脈性：洞機能不全（徐脈頻脈症候群を含む），房室伝導系障害，ペースメーカ機能不全
　　（2）頻脈性：上室性，心室性（特発性，器質的心疾患やチャネル病に続発）
　　（3）薬剤誘発性の徐脈，頻脈
　② 器質的疾患
　　（1）心疾患：弁膜症，急性心筋梗塞／虚血，肥大型心筋症，心臓腫瘍（心房粘液腫，腫瘍等），心膜疾患（タンポナーデ），先天的冠動脈異常，人工弁機能不全
　　（2）その他：肺塞栓症，急性大動脈解離，肺高血圧

効果が出なかったり，それをはるかに上回る変化が起きた時に失神が起こります．

③ 失神の原因・鑑別

　失神の鑑別疾患は多岐にわたります．その中には緊急性を要する疾患もあるので，救急外来での短時間の評価が重要になってきます．

　失神の鑑別疾患を表2に示しました[1]．頻度順には神経調節性失神が最も多く，心原性失神・起立性低血圧が続きます．意識障害を来たす病態で，失神との鑑別を要するものを表3に挙げました[1]．

　表3のものを失神に含める立場もありますが，「失神の診断・治療ガイドライン（2012年改訂版）」では，欧州心臓病学会（European Society of Cardiology：ESC）のガイドライン[2]にならい，"脳全体"の一過性低灌流によるものを失神として扱うとする立場をとっています．

II. 重要な神経症候の外来アプローチ

表3 失神と鑑別を要する意識障害の原因

1. 意識消失（完全〜不完全）を来すが，脳全体の低灌流を伴わないもの
   ① てんかん
   ② 代謝性疾患（低血糖，低酸素血症，低二酸化炭素血症を伴う過呼吸）
   ③ 中毒
   ④ 椎骨脳底動脈系の一過性脳虚血発作
2. 意識消失を伴わないもの
   ① 脱力発作（cataplexy）
   ② 転倒発作（drop attacks）
   ③ 転倒
   ④ 機能性（心因性）
   ⑤ 頸動脈起源の一過性脳虚血発作

ちなみに「syncope の発音はシンコープではなくシンコピー」と授業で強調されたり，本に書いてあったりします．これはおそらく英語の発音の語尾が「プ」でなく「ピー」であることを強調したいようですが，発音に注目するならば，すべて気をつけるべきなので，カタカナで表記するのは難しいですが「スィンカピィ」が最も近いのではないでしょうか．またドイツ語・フランス語でも syncope と書き，発音はそれぞれ異なります．日本語でさえ地域によって発音やイントネーションが違う箇所を日常のなかでたまに話題にはされますけど「その発音間違ってる」なんて言われないですよね．

［豆知識］失神の語源とは？

研修医A「そーだったんですか．"失神" と言うと神経の "神" がついているから脳の虚血で TIA をイメージしていました．もしかして語源は神様の神だったのでしょうか」

上級医B「なるほど，語源と言えば確かに欧文の語源は良く書いてあるけれど，日本語の "失神" の語源につながることはあまり書いてないね」

Comment

昔，失神して倒れている人を見た人が「しっ，死んでいる！」と発した言葉を省略して「しっしん」の語源となった！？って．（図1）

さて，本題です．昔は「失心」とも書きました．日本語の「神」には，いわゆる神さまの意味のほかに，「こころ・たましい」の意味があります．日本の「神」という概念には自然界の生き物すべてに魂（神）が宿っているという考えがあり，生命そのものというニュアンスがあります．つまり人の体に宿っているこころ・たましい（神）を失う状態が「失神」というわけです．

類似語で「気絶」という言葉があります．Syncope の意味の定義を成書などで見ると faintness という言葉も見られます．これを日本語訳にすると「気絶」が出てくると思います．日本語の「気絶」は医学用語にはなっていません．気絶という言葉は失神

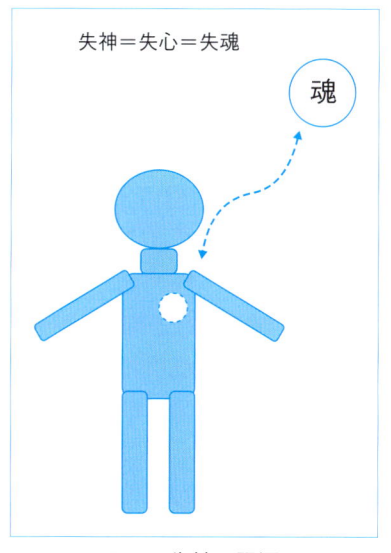

図1　失神の語源

と比較して中枢神経が原因で起こるイメージはより少なく，むしろ全身の循環動態が追いつかないで起こるなどのイメージがより多くないでしょうか．また過労，精神的ストレス，ショックなどが原因・誘因となることを考えると日本の医学用語を失神にせず，気絶の方を用いればニュアンスが近く，用語のもつイメージの誤解が減ったかも知れないですね．

［実働・診察］失神のアプローチ

上級医B「さて，それでは救急車が来る前にいろいろ準備しておこうか？　何を準備しておけばよいかな？」

研修医A「緊急疾患に備えて点滴の準備はしておこうと思います．心電図モニターも必要ですし，あとは…」

上級医B「いろいろな可能性は想定しないといけないよね．患者が到着したら素早く問診と診察をして，緊急性の高い病態は除外しないとね．でも失神の鑑別には問診がとても重要になるから，問診は素早くかつ的確にだよ！」

研修医A「そんなこと言われても….難しいですね」

Comment

失神ということは，救急外来受診時は正常に戻っているはずです．診察・検査所見では正常であることが多く，何よりも病歴聴取が重要であることは言うまでもありません．それぞれの病態に特徴的な前駆症状，随伴症状の有無を確認することが診断の近道です．それと同時に，患者が到着次第，短時間のうちに緊急性のある疾患を除外

する必要があります．胸痛や背部痛，頭痛などを訴えている場合には，心疾患や大動脈疾患，脳疾患などかもしれませんので，特に注意が必要です．

そのため患者が到着したら，バイタルサインをチェックしながら静脈ルートを確保して同時に採血をしてしまいます．意識障害が続いていた場合，その血液を1滴簡易血糖測定に用いれば，すぐにおおよその血糖はわかります．もし"Low"が出れば50％ブドウ糖を静注します．同時進行で心電図モニターを装着してその後のステップに進みましょう．

最初の問診や診察で緊急疾患の可能性が低そうであれば，詳しい問診や診察を行い，鑑別診断を深めていくことになります．

① 病歴聴取のポイント

失神患者の訴えは，立ちくらみ・貧血・めまいなどの表現をすることもあります．また救急隊の表現も「意識消失」・「意識消失発作」・「転倒」などがあり，本当の失神かどうか病歴を十分聴取し評価する必要があります．

病歴聴取のポイントとしては，

a）失神中の様子

痙攣の有無，顔面蒼白の有無，意識消失の継続時間など

b）失神前後の状態

失神直前・直後における疼痛の有無やその部位

呼吸困難・めまい・動悸・咳嗽・発汗・嘔吐・外傷・失禁の有無など．またそれらの症状の持続時間

失神から改善してきたとき，意識混濁が残っていなかったかなどの変化・様子

失神した時の姿勢（体位・頸の向きなど）

血便・黒色便の有無

c）既往歴，家族歴

循環器疾患・脳疾患・消化器疾患・精神科疾患の有無

血管障害の危険因子

内服歴

突然死や心疾患などの家族歴

② 診察所見のポイント

　　a）バイタルサイン：血圧の左右差や起立性低血圧の有無

　　　　　　　　　　　徐脈や頻脈の有無，脈拍は整か不整か

　　　　　　　　　　　呼吸状態の観察

　　b）一般身体所見：聴診上の呼吸音・心音・心雑音（聴取部位や体位による変化も合わせて診察する）

　　　　　　　　　　　腹部所見や聴診上の血管雑音の有無

　　　　　　　　　チアノーゼの有無
　　　　　　　　　末梢動脈は良く触れるか．脈の左右差はないか
　　c）**精神状態**：不安やうつ症状の有無
　　d）**神経学的所見**：麻痺・失調・構音障害・感覚障害など
　　　　　　　　　また救急車搬送時は意識清明でも，来院後再度意識レベルの変
　　　　　　　　　化がないか注意する

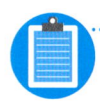

失神か非失神か

　まず初期評価では，失神・非失神を評価することが重要です．実際の患者が搬送されたときの見かたのフローチャートが「失神の診断・治療ガイドライン（2012年改訂版）にありますので参照してください（図2）．

　その時点で失神の原因診断がつけば，必要に応じて治療を開始します．もし原因がはっきりしない場合，高リスク群は循環器的精査が必要となります（表4・表5）．非失神性の一過性意識消失発作が疑われればそれに合わせて検査が必要です．

　[見逃してはならない緊急性を要する疾患]
　低血糖・心筋梗塞・不整脈・肺塞栓症・大動脈解離・消化管など出血性疾患・くも膜下出血．

　心原性失神は頻度として最も多いものではなく約10％です．しかしそのうち，10年生存率は30％です．精査の結果原因は不明で特定困難なこともあるのですが，受診時に突然死の原因となり得る病態が発見されることもあり，その評価をすることは重要です．心原性失神患者の死亡率および突然死の発生率は，非心原性失神や原因不明の失神患者と比較して高く，心原性失神は予後不良であることが示されています．

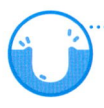

[pitfall 1] 失神患者における情報収集

研修医A「先ほどの患者ですが，来院時は意識清明で，バイタルサインに問題はありません．飲酒をしていて気分が悪くなったからトイレへ行ったそうです．トイレで大きな物音がしたので仲間が見に行ったら倒れていたそうです．状況失神かも知れませんね」

上級医B「救急隊が現場に到着したときの意識レベルや血圧はどうでしたか？」

研修医A「あっ．救急隊は来院してすぐに帰ってもらいました」

上級医B「同伴者は？　その時もしかすると呼吸状態や脈を見ているかもしれないし，顔面蒼白の有無や痙攣の有無など聞けるでしょ」

研修医A「救急隊がご家族に連絡とって，当院に向かっているそうです．ですので同伴者も帰ってもらってしまいました」

上級医B「それはまずかったね…．」

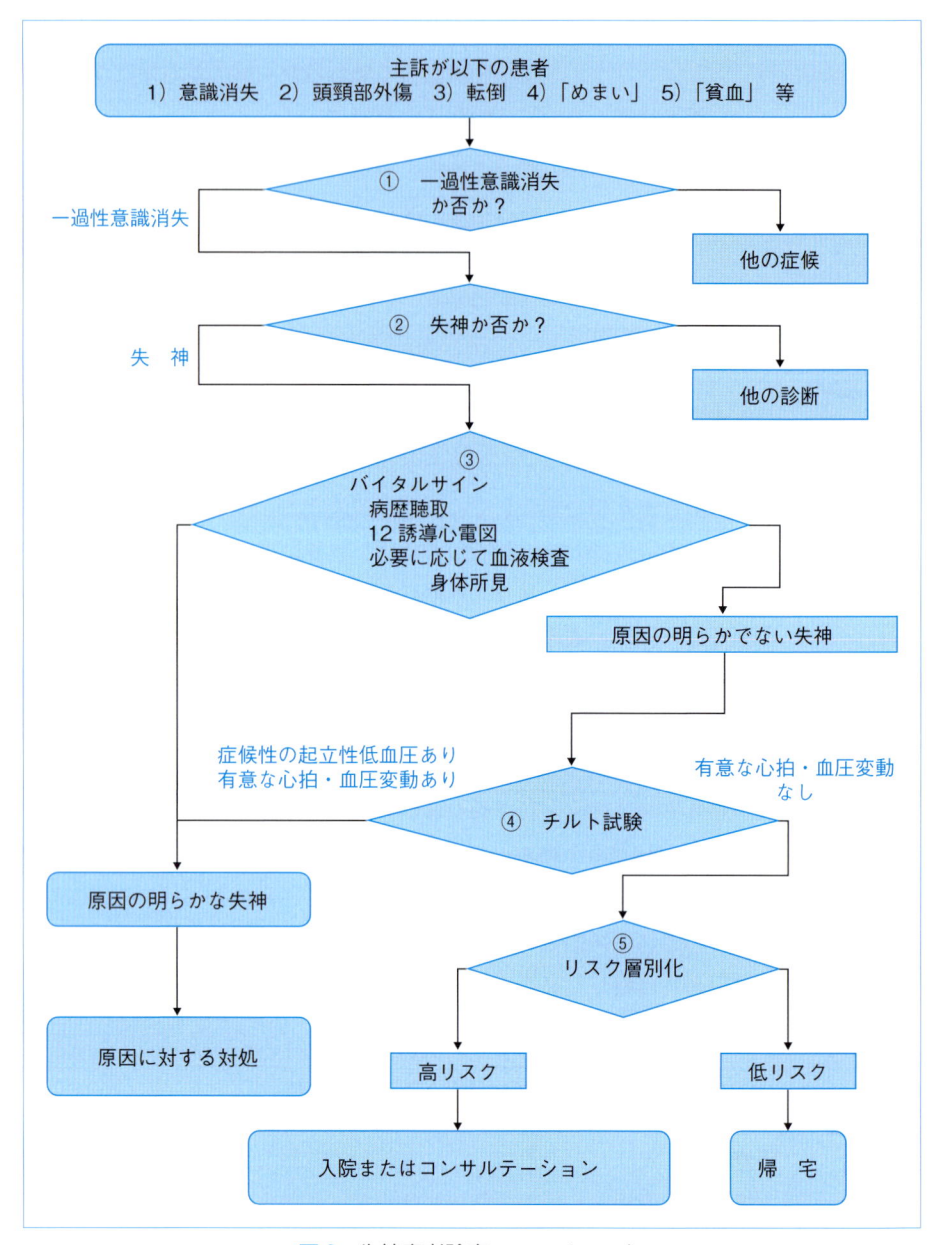

II．重要な神経症候の外来アプローチ

図2　失神患者診察フローチャート
（日本循環器学会，他：失神の診断・治療ガイドライン（2012年改訂版），一部改変）

Comment

　失神の場合，来院時には意識は戻っています．患者自身からも病歴聴取と同時に目撃者の情報も重要です．発症時にたまたま救急車要請してきた人が同伴者であれば，その時の状況が確認できることもありますが，たまたま通りがかりの通行人であったりすると，状況が確認できないことも少なくありません．救急隊の現着時の情報は重要ですので，救急隊が帰る前に必ず情報を収集しましょう．入院後に調べるのはかな

表4　リスク層別化のためのリスク因子

① 年齢
　　65歳以上
② 既往歴
　　心疾患
　　　　うっ血性心不全
　　　　心室性不整脈
　　　　虚血性心疾患
　　　　中等症以上の弁膜疾患
③ 家族歴
　　心臓突然死または遺伝性不整脈疾患
④ 症状
　　胸痛・背部痛
　　突発する頭痛
　　呼吸困難
　　失神の前駆症状なし
⑤ バイタルサインと身体診察
　　15分以上持続するバイタルサインの異常
　　　　呼吸数＞24/分
　　　　心拍数＞100/分，または＜50/分
　　　　収縮期血圧＜90 mmHg，または＞160 mmHg
　　　　SpO_2＜90％
　　異常心音や肺野のラ音
　　神経学的異常
　　治療を要する外傷
⑥ 12誘導心電図異常
⑦ その他の検査（検査の必要性を判断して施行する）
　　血液検査
　　ヘマトクリット＜30％
　　BNP＞300 pg/m*l*
　　心筋特異的トロポニン陽性
　　D-ダイマー陽性
　　便潜血陽性
⑧ 臨床医の印象
　　重症感

表5　失神患者の高リスク基準

1．重度の器質的心疾患あるいは冠動脈疾患：心不全，左室駆出分画低下，心筋梗塞歴
2．臨床上あるいは心電図の特徴から不整脈性失神が示唆されるもの
　　① 労作中あるいは仰臥時の失神
　　② 失神時の動悸
　　③ 心臓突然死の家族歴
　　④ 非持続性心室頻拍
　　⑤ 二束ブロック（左脚ブロック，右脚ブロック＋左脚前枝 or 左脚後枝ブロック），QRS≧120 ms のその他の心室内伝導異常
　　⑥ 陰性変時性作用薬や身体トレーニングのない不適切な洞徐脈（＜50/分），洞房ブロック
　　⑦ 早期興奮症候群
　　⑧ QT延長 or 短縮
　　⑨ Brugada パターン
　　⑩ 不整脈原性右室心筋症を示唆する右前胸部誘導の陰性T波，イプシロン波，心室遅延電位
3．その他：重度の貧血，電解質異常など

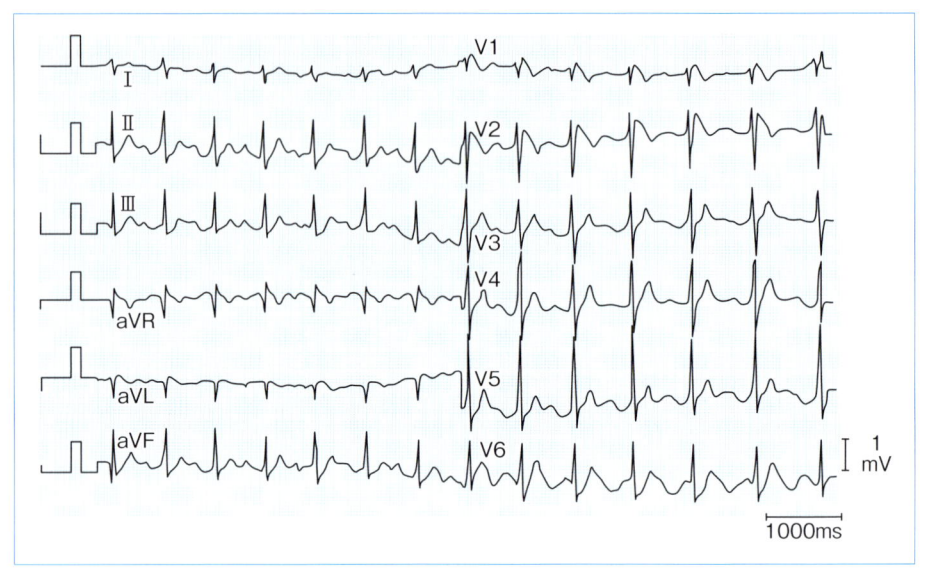

Ⅱ．重要な神経症候の外来アプローチ

図3　Brugada syndrome の心電図所見
(Antzelevitch C, Brugada P, et al.：Brugada syndrome. Circulation 2005；111：659–670 より引用)

り困難を要します．これは意外と重要な pitfall です．

［検査］失神に必要な検査は？

上級医 B「既往歴とか家族歴は問題なかったかな？」
研修医 A「そういえば，40歳代でも同じようなことがあったようです．それから詳細が昔のことなのでよくわからないのですが，父親がある日の朝なかなか起きてこないので，見に行くと布団の中で亡くなっていたそうです」
上級医 B「心電図は？」
研修医 A「V1・2 で ST が上昇しているように見えるのですが，心筋梗塞とは違うように見えまして……」
上級医 B「coved 型 ST 上昇…．Brugada かな．この心電図に似ているね（図3）[3]．循環器内科医にすぐコンサルトしましょう」

Comment

　心電図・血液検査などで初期評価を行います．1回の検査では異常が発見できない時もあるので，心原性失神を強く疑う場合は検査を繰り返したり，必要に応じて追加検査を行っていきます．失神患者では50％程度に心電図異常が見られますが，その中で確定診断に結び付くものは5％程度と言われています．「失神患者の高リスク群」に当てはまるものは要精査となり検査を進めていきますが，反対に救急外来搬送時の心電図が正常であったとしても，心原性が否定されたわけではないことに注意してくだ

さい．具体的には心エコー・心電図モニター・tiltテストなどを追加して行います．
　各検査の各論については以下の通りです．

① 立位負荷

　起立性低血圧が疑われる時行います．失神患者の仰臥位でのバイタルサインが正常であることを確認してから行いましょう．立位をとってもらい，1分ごとに3分まで血圧と脈拍をチェックします．立位で収縮期血圧が20 mmHg以上の低下・収縮期血圧の絶対値が90 mmHg未満に低下・拡張期血圧が10 mmHg以上低下の時に診断されます．

② tilt試験

　神経調節性失神が疑われた場合や，さまざまな起立性低血圧・起立不耐症症候群，また原因が特定されないときは行ったほうが良いでしょう．tilt table（傾斜台）に患者さんを乗せて，仰向けの状態から台を起こします．30〜45分維持して，失神に伴う前駆症状や失神を伴う血圧低下，徐脈を認めた場合陽性とします．失神が誘発されない時は，ニトログリセリン・イソプロテレノールなどの薬剤を使用することもあります．

③ 心電図

　虚血性の変化だけでなく，致死的不整脈の原因となり得る疾患も念頭に置いて検査します．必要であれば入院してモニター管理します．本症例のようにブルガタ症候群Brugada syndromeも失神の原因となります．

④ Holter心電図

　失神の患者の多くは心電図が正常です．不整脈による失神を疑った場合は適応となります．

⑤ 心エコー

　肥大型心筋症や心臓粘液腫，大動脈弁狭窄症などの器質的心疾患を鑑別するため行います．

⑥ 頭部CT

　くも膜下出血など頭部の疾患を疑う場合は撮影します．

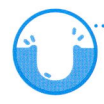

[pitfall 2] 失神と外傷

上級医B「そういえばこの患者には外傷はないかな？」
研修医A「外傷ですか…？　あまり気にして診察はしてなかったですけど…．どこも

痛がってはいなかったですし」

上級医B「失神した時に，どこかを打撲したりしていることはよく経験するよ．見逃すといけないから，しっかり全身をチェックしようね」

Comment

失神では瞬間的に全脳的虚血が起こるため，立位保持ができなくなった際に，受け身をとれずに転倒することが多く，2次的に起こす外傷合併のリスクがあります．わが国の報告では，救急搬送された失神患者の約20％が打撲・骨折・血腫など外傷を合併しています[1]．それらの評価・治療も忘れないようにしましょう．また反対に高齢者・認知症患者の転倒外傷の中には失神が原因で転倒している可能性があっても失神の病歴が必ずしも確認聴取できるとは限らないため注意が必要です．

[pitfall 3] 失神と痙攣

上級医B「ちなみにこの患者が痙攣していたとしたら，診断はどうなるかな？ 失神ではなくててんかんでよいと思う？」

研修医A「痙攣していたら…．やっぱりてんかんでいいのではないですか？ 失神では痙攣しないと思いますし」

上級医B「失神でも短時間痙攣することはあるから，痙攣したからといって必ずしもてんかんというわけではないんだよ」

研修医A「ヘー．痙攣していたら失神は否定され，てんかんの精査をすれば良いわけではないのですね」

上級医B「そうだね．それから失神の入院の適応は特に決められたものはないけれど，器質性心疾患のある場合・心原性失神が疑われる場合・骨折の有無などの合併症の程度で決まることが多いね（図2）」

Comment

痙攣＝てんかんと思い込みやすいのですが，実はこれは間違いです．痙攣していた場合，必ずしもてんかんとは限りません．失神では脳の虚血があるため痙攣を合併することがあり，syncopal seizure（convulsive syncope）と言われています．この場合致死的不整脈が隠れている可能性があることを忘れないでください．

[鑑別診断] 失神を甘く見ると…

研修医A「循環器内科に相談したところ，やはりBrugadaでよさそうとのことでした．心原性失神だったのですね」

上級医B「心原性失神は頻度は多くはないけれど，見逃してはいけない最たるものだ

から，しっかり鑑別しないとだよね．ちなみに一番多い失神の原因は何か知ってる？」

Comment
代表的な失神について解説します．

頻度としては反射性失神が圧倒的に多く，あまり大きな問題になることが少ないため，失神が軽視される原因にもなっています．しかし，心原性失神をはじめとした緊急かつ重篤な病態があることを忘れてはなりません．

① 反射性失神（神経調節性失神）
血管迷走神経性失神（vasovagal syncope），状況失神（situational syncope），頸動脈洞症候群を反射性失神（神経調節性失神）と総称しています．血管迷走神経性失神は，交感神経抑制による血管拡張と迷走神経緊張による徐脈が循環動態に影響し，失神に至るもので，失神のうち最もよく見られるものです．痛み刺激や長時間の立位・座位の保持，精神的ストレスなどで引き起こされることが多く認められます．状況失神はある特定の状況や日常動作で誘発される失神です．排尿・排便失神，咳嗽失神などがあります．

頸動脈洞症候群は，頸動脈洞への圧迫が誘因となり生じる失神です．頸部の回旋や伸展を伴う運動や，ネクタイ締め，ひげそりなどによる圧迫などが誘因となります．

② 起立性低血圧
人が仰臥位から立位になると，約500～800 m*l*の血液が胸腔内から下肢や腹部内臓系へ移動し，心臓への還流血液量が約30％減少します．通常圧受容器反射系が機能し，心拍数増加，心収縮力増加，末梢血管抵抗増加，末梢静脈の収縮などが生じます．しかし，ここに循環血液量減少（出血・摂取量の影響），血管拡張（飲酒など），薬剤（利尿剤・降圧剤・鎮静剤），自律神経系の変化（パーキンソン病・糖尿病など）などが存在していると，起立時に高度の血圧低下が起こります．

③ 心原性失神
不整脈・虚血性心疾患・心筋症・弁膜症などが原因となります．非心原性と比較し，予後不良です．

● 一般外来におけるアプローチ

医師A「本日はどのようなことで来院されましたか？」
患者C「いや，別に大したことでもないんですよ．3日前にちょっと意識を軽くなくし

II．重要な神経症候の外来アプローチ

てしまっただけなんですよ．その後は全く大丈夫ですし，多分疲れがたまっていただけだと思うんですが，妻が心配してうるさくて…」
家族D「あなた，何言ってるの！1〜2分だったけど意識を失ったんだから大変なことでしょ！まったく，これだから嫌になっちゃうわね．あなたも歳なんだから，軽く見ないほうがいいのよ！」
患者C「うるさいな！俺が大したことないって言ってるんだから，大したことじゃないんだよ！外野が騒ぐなよ！」
医師A「………．あのー．ちょっとお話をもう少し詳しく聞かせてもらってよいですか…」

Comment

失神は短時間で元通りに戻ってしまう病態のため，患者自身が軽く考えてしまうことが少なくありません．そのため，発症してからしばらくして来院することも珍しくはないと思われます．

このような時にも重要なことは問診と診察にほかなりません．

患者本人には失神前後のことをできるだけ詳しく思い出してもらってください．胸痛，動悸など心原性失神を思わせるような前駆症状がなかったかどうか，眼前暗黒感や冷汗，血の気の引く感じなどを伴っていなかったかどうか．失神後に体調の変化はないかどうかなどをできるだけ細かく聴取しましょう．

外来に同行してきている家族や知人がいて，もし失神の現場を見ていたならば，同行者からの情報収集もきわめて有用です．

身体所見はバイタルサイン，一般身体所見，神経学的所見を十分に診察してください．救急で運ばれている状況とは違いますので，十分に時間をかけて問診や診察に漏れがないようにしましょう．

問診や診察の結果から心原性失神なのかどうかをまず判断し，心電図や血液検査などを組み立てていくとよいでしょう．

病診連携のポイント

- 失神患者には心原性失神が原因の症例があります．問診や診察で心原性失神をはじめとする緊急疾患が否定できないようであれば，至急専門病院への紹介をお願いします．
- 失神患者では既往歴や家族歴，内服歴などが参考になることがあります．もしかかりつけの患者であれば，その情報提供をお願い致します．また，以前の心電図があるようであれば，その情報提供もお願いします．
- 失神患者では目撃者の情報が非常に重要となることがあります．専門病院に紹介いただく際には，できるだけ目撃者の同行を勧めてください．

文献

1) 日本循環器学会：失神の診断・治療ガイドライン（2012 年改訂版）
2) Moya A, Sutton R, Ammirati F, et al.：Guidelines for the diagnosis and management of syncope（version 2009）. European heart journal. Nov 2009；30（21）：2631-2671
3) Antzelevitch C, Brugada P, Borggrefe M, et al.：Brugada syndrome：report of the second consensus conference：endorsed by the Heart Rhythm Society and the European Heart Rhythm Association. Circulation. 2005；111（5）：659-670

（小林　洋和）

9 複視

「朝からものが二重に見えるらしいのですが，
右眼の外転が制限されています！ やっぱり頭蓋内疾患ですよね！」
―複視の診察は慣れないかもしれませんがマスターしましょう．―

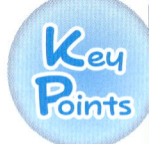

Key Points

① 複視の真像と虚像の関係を理解し，どのような眼球運動障害があるかを，まず明らかにしましょう．
② 眼球運動神経，神経核の障害による複視，核間線維の障害による複視の特徴を理解しましょう．
③ 瞳孔，眼瞼など眼球以外の所見も含めて鑑別診断することが大切です．
④ 眼球運動神経では説明できない複視は，筋，眼窩内疾患などを考えましょう．

複視とは？

研修医A「62歳の男性なのですが，今朝から急に物が二重に見えると訴えて受診されています．正面でも二重に見えるようなのですが，右方注視時に増強するようです」
上級医B「眼球運動はどうだい？」
研修医A「右眼の外転が悪いように見えますが，はっきりしません」
上級医B「単眼視ではどう？」
研修医A「タンガンシ…？ タンガンシってなんですか？」
上級医B「いや…，両眼で見ているときに複視が起きるのか，片眼で見ている時に複視が起きるのかってことなんだけど…」

Comment
　この会話の中では，複視がどのような複視であるのか，はっきりしていないようです．正しい診断に至るためには，まず，複視をきちんと捉えることから始まります．複視の診察については，複視を呈する疾患の中で頻度の多い疾患が救急外来と一般外来では異なりますが，診察の手順，考え方については大きな違いはありません．この項では，複視の診察を救急，一般外来で分けることはせず，複視をどのように捉え，診察していくかについて述べたいと思います．

両眼視か単眼視か

　複視（diplopia）は，見ている物がだぶって，二重に見えることを言いますが，まず確認すべきことは，両眼視での症状か，単眼でも二重に見えるかということです．両眼視で生じる複視が本稿で取り上げる複視であり，神経疾患をはじめとする器質的疾患で生じることがほとんどです．単眼視でも生じる複視は，一般には眼科的疾患で生じる症状であり，眼科での検査が必要になります．患者自身が片目でも二重に見えると言ってくれれば簡単ですが，なかなかそういうわけにもいきません．これを区別するためには，片眼を遮蔽して見ることです．両眼での複視は片眼の遮蔽で消失しますが，眼科疾患による単眼での複視は，異常がある眼では複視が消失しません．この方法で簡単に区別ができますので，まず，この区別から始めてください．

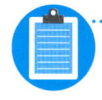

[問診] 問診で切り込む複視の鑑別

上級医 B「単眼視に関してはどうだった？」

研修医 A「複視は単眼視では認められず，両眼視で起きていました」

上級医 B「了解！　ほかの問診の内容を教えてよ」

研修医 A「はい．朝起きたら複視があったようで，昨日寝るまでは何でもなかったようです．あとは特に麻痺やしびれはないといっていました」

上級医 B「そういうことなら急性の発症ということになるね．複視は右方向視で増悪するってさっき言っていたよね．朝より複視は悪くなってきているのかな？　複視は横にずれるのかな？　縦にずれるのかな？　複視がよくなるような頭位はあるかな？　眼の痛みはどう？　最近動悸がするとか発汗がひどくなったとかない？　それに既往歴はどう？　糖尿病とか甲状腺疾患とかないかな？　前に MRI 撮影したことがあって，動脈瘤を指摘されたりしてないかな？」

研修医 A「………．もう 1 回聞いてきます…」

Comment

　次いで，問診に入ります．最初に確認することは，どのような複視であるかということです．普通に正面を見ていても複視があるか，どこか一定の方向を見た時のみに生じるのか？　上下，横，斜め，どのような方向にずれているか？　ずれが改善するような動作，向きがあるのか？　などどのような複視であるかを確認します．他の症状と同様に発症のきっかけ，症状の変化，随伴する神経症状などについて詳細な問診が必要です．複視を呈する疾患を表1に示します．どのような疾患が含まれているでしょうか？　冒頭の症例で考えられた脳幹疾患だけでなく，他の神経疾患，内分泌疾患など幅広い疾患が複視の原因になります．これらの疾患を鑑別するような問診をしなければなりません．

表1 複視を呈する疾患

脳神経障害：動眼・滑車・外転神経
　脳血管障害：脳梗塞，脳出血など
　腫瘍性疾患：脳幹，下垂体，眼窩内など
　脱髄疾患：多発性硬化症など
　脳動脈瘤
　海綿静脈洞疾患：内頸動脈海綿静脈洞瘻など
　虚血性：糖尿病性など
　炎症性疾患：眼窩内炎症，サルコイドーシス，血管炎，SLEなど
　感染性：髄膜炎（結核など）など
　外傷性：頭蓋底骨折，外傷による神経損傷など
核間性眼球運動障害
　脳血管障害
　脱髄性疾患など

その他の疾患
　重症筋無力症
　甲状腺眼症
　片頭痛
　ウェルニッケ脳症
　眼窩内筋炎
　トロザハント症候群
　進行性外眼筋麻痺
　ギランバレー症候群
　ランバートイートン症候群

① 発症のしかた

急性発症か，慢性の経過かによって考える疾患が異なります．一般に急性発症は，血管障害に最も多い発症様式であり，重症筋無力症のような疾患では，慢性に経過する場合が多くなります．

② 症状の変化

複視の状態がどのように変化していくかを聴取します．最初から症状に変化がないのか，複視がだんだん増強するのか，最初とは異なる方向でも複視が出てくるのか．複視に他の症状が加わるのかなどを聴きます．糖尿病性神経障害による複視ではあまり変化がないことが多いですが，脳幹梗塞によるMLF症候群（内側縦束症候群，Medial Longitudinal Syndrome）では徐々に改善する場合がほとんどです．一方，腫瘍，炎症性病変などでは複視，その他の神経症状などが徐々に増悪することがしばしば経験されます．このような症状の変化も重要な情報です．

③ 随伴する症状

これは神経症状だけではなくその他の症状も含んでいます．内頸動脈後交通動脈分岐部動脈瘤による動眼神経麻痺では患側の眼瞼下垂，散瞳を認めます．動眼神経麻痺でも糖尿病性の場合には散瞳せず，疼痛が伴うことが多く見られます．甲状腺眼症による場合には甲状腺機能亢進症の症状が観察されることでしょう．このように随伴する症状，神経症状は鑑別診断を進める過程で非常に参考になります．

眼球運動の診察をマスターするコツ

研修医A「複視はやはり右方向で増悪するようですが，ほかに眼痛や動悸などの随伴症状はないようです．既往歴も特になく，健康診断でもひっかかったことはないよ

表2 随伴症状と複視の原因疾患

眼瞼下垂	眼痛
動眼神経麻痺	Tolosa-Hunt症候群
重症筋無力症	糖尿病性
進行性外眼筋麻痺	巨細胞性血管炎
瞳孔不同	腫瘍：眼窩内，その他
動眼神経麻痺；散瞳	動脈瘤
結膜充血	視力低下
内頸動脈硬膜動静脈瘻	ぶどう膜炎，多発性硬化症など
眼球突出・眼窩腫脹	眼球運動障害以外の神経症候
甲状腺眼症	脳血管障害，脱髄性疾患など
眼窩内腫瘍，炎症	

うです」

上級医B「そうか…．問診からは特定の疾患を考えさせるような情報はなさそうだね．それでは診察所見から診断の手がかりを得るのがよさそうだ．診察所見はどうだったかな？」

研修医A「先ほども言った通り，右眼の外転が少し制限されているようにも見えるのですが，あまり明瞭ではありません．ほかの眼球運動は全く問題ないように見えました」

上級医B「ほかの所見はどう？」

研修医A「対光反射は両側とも迅速でした．瞳孔の大きさも左右差はなかったです」

上級医B「それだけ？　ほかには？」

研修医A「いや，あとは…」

上級医B「複視といっても眼の診察ばかりだと不十分になるよ！　全身の神経所見をとることはもちろんだけど，一般所見からも参考になることは多いからくまなく診察しないとね」

Comment

複視の診察も順序立てて行うことが大切です．

① 眼位，眼の外観

眼球運動を診察する前に眼位，眼の外観を見ます．眼瞼下垂の有無（左右差も含めて），結膜の充血，眼球突出の有無などを観察します．顔貌全体の観察も欠かせません．随伴症状と疾患の一覧を表2に示します．

正面視で両眼とも正中にあるか，どちらかあるいは両側がずれていないかどうかを観察します．この時に注意しなくてはならないのは斜位，斜視など元々ある眼位の異常です．これは両眼視だけではなく，片眼ずつ位置を確認することも大切です．これらの元々ある眼位の異常では複視はないことが普通です．また，片眼では眼位は正中位に戻ります．眼瞼下垂があれば他動的に眼瞼を上方に引き，開眼させて診察します．

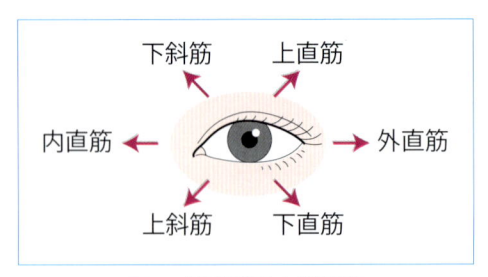

図1 眼球運動と外眼筋

眼瞼下垂は前述した動脈瘤, ホルネル症候群 Horner's syndrome (頸部交感神経麻痺), 重症筋無力症による複視で見られる所見です. 結膜充血は頸動脈海綿静脈洞瘻, 眼窩内の炎症性疾患のなどで観察され, 眼球突出は甲状腺眼症, 眼窩内腫瘍などで観察されます.

② 瞳孔, 視力

瞳孔の左右差を観察します. 動眼神経麻痺に伴う散瞳, ホルネル症候群に伴う縮瞳, サルコイドーシス (sarcoidosis) やベーチェット病などのぶどう膜炎に伴う疾患では視力低下とともに複視を生じることがあります. 多発性硬化症でも同様です.

瞳孔の観察とともに対光反射も観察します. 直接反射, 間接反射の双方をきちんと観察します. 対光反射を確認する時のペンライトは十分明るいものを使用しましょう. 暗くなったライトでは正確な所見が取れません.

③ 眼球運動の診察

a) 眼球運動の方向を司る筋と支配神経

ここで眼球運動の基本を確認しておきましょう. 眼球は6本の外眼筋によって動かされ, 各外眼筋によって動く方向が決まっています (図1). 左右の側方注視は内直筋, 外直筋がそれぞれ単独に作用しますが, 上方視は上直筋と下斜筋, 下方視は下直筋と上斜筋の作用によります. 外眼筋の神経支配は上斜筋が滑車神経, 外直筋が外転神経, その他は動眼神経による支配ですので, 複視のパターンは障害された神経, 部位により決まってきます. また, 眼球運動を司る神経核間を連絡する経路の障害で生じる核間性眼球運動障害があり, これも障害部位により出現する症候が決まってきます. それぞれの障害については後述します.

b) 診察の実際

眼球運動の診察の実際です. 患者の正面に位置し, 指, ペンなどの視標を注視してもらいます. 視標をゆっくりと左右, 次いで上下に動かし眼球運動を観察します. 上下の観察は正中, 左右の上下で行いましょう. 観察の中で, どちらの眼球がどの方向に動いていないかとその程度, どの方向への注視で複視が最も強くなるかを確認しま

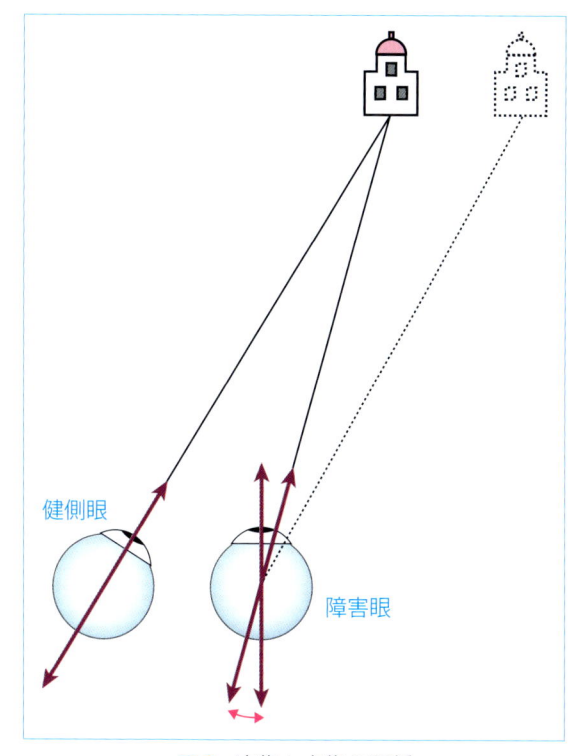

図2 真像と虚像の関係
障害眼に入る像は視軸からずれて網膜に写るため虚像は常に外側に生じる．

す．最後に視標をゆっくりと鼻根部に向けて近づけ，輻輳を観察します．明らかに眼球運動が障害されている場合にはわかりやすいですが，複視はあるものの見た目では眼球運動障害が存在するかどうかがわかりにくい場合があります．その場合には，複視がある眼位で片眼を遮蔽してみましょう．複視で見えている像は，健側は視軸と合った真の像を捉えており，患側は視軸からずれた虚像を見ています．図2に示すように虚像は常に視野のより外側に出現します．左右にずれていればより耳側に，上下にずれていればより上あるいは下に虚像が見えているはずです．したがって，片眼を遮蔽した際に外側の像が消失すれば，その眼が動いていないことになりますので，どちらの眼球がどちらに動いていないかを鑑別できるのです．

また，眼球運動制限を観察すると同時に，眼振についても観察します．眼振の詳細についてはめまいの項を参照してください．

c）診察の工夫

視力低下があったり理解が悪かったりする場合には，指などの注視ではうまく注視できず診察が難しい場合があります．そのような時にはペンライトで光を注視してもらうなどもっと目立つものを注視してもらうようにするとうまくいくことがありま

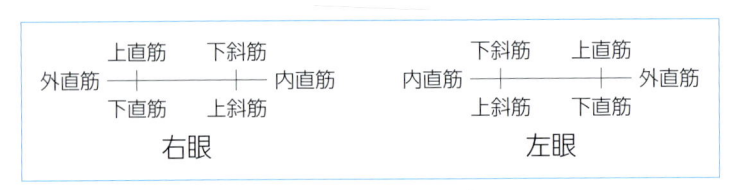

Ⅱ．重要な神経症候の外来アプローチ

```
        上直筋   下斜筋              下斜筋   上直筋
  外直筋 ─┼─── 内直筋      内直筋 ───┼─ 外直筋
        下直筋   上斜筋              上斜筋   下直筋
            右眼                        左眼
```

図3　眼球運動の記載

す．指，ペンなどでうまくいかない時にすぐに諦めず，試してみてください．眼球運動の観察は非常に多くの情報が得られ診断に役立つことが多いのでしっかりと行ってください．

④ 眼球運動の記載

　眼球運動の診察が終わったら，所見を記載します．記載は総論の項にもあったようにチャートに従って記載します．図3に示すような模式図を使い，眼球運動障害があれば方向と程度を記載します．眼球運動と眼振をきちんと記載すれば診察は終了です．

［鑑別診断］複視の原因疾患とパターンは？

上級医B「確かに右眼の外転は少し障害されていそうだね．ほかの眼球運動は問題なさそうだし，一般診察や神経学的診察も特に気になりそうな所見はなかったよ」
研修医A「ということは右の外転神経麻痺ということでしょうか？」
上級医B「そういうことになるね．では鑑別はどうなるだろう？」

Comment

　複視の原因疾患は表1に示しました．ここではどのような疾患でどの部位に障害が起きた時にどのような眼球運動障害が生じ，どのような複視が生じるのかを具体的にみてみましょう．

① 眼球運動関連の神経の障害による複視

a）動眼神経麻痺

　動眼神経は上直筋，内直筋，下直筋，下斜筋の4つの外眼筋を支配しています．また，上眼瞼挙筋により眼瞼を引き上げており，瞳孔の副交感神経の作用により瞳孔を収縮させています．よって，動眼神経麻痺ではこれらの脱落症状が出現します．
　典型的な場合には図4に示すように障害眼が外転位を取り，障害眼の上下転および内転障害，眼瞼下垂，散瞳が見られます．実際の症例では原因，障害の程度により，少しずつ所見が異なりますが，基本的な症状，所見は共通しています．
　よく見られる原因としては糖尿病性神経障害による動眼神経麻痺，内頸動脈後交通動脈分岐部動脈瘤の圧迫による麻痺，脳血管障害によるものなどが挙げられます．動

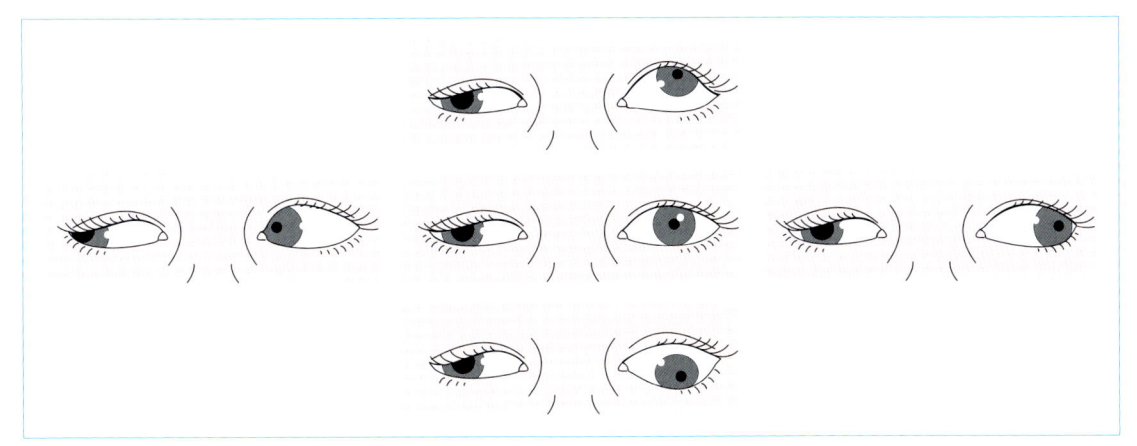

図4　右動眼神経麻痺
右動眼神経麻痺：正面視で右眼が外転位，眼瞼下垂．右方視で右眼の外転のみ可能，その他は右眼は固定されている．

脈瘤の圧迫による場合が最も典型的なパターンを取ることが多いです．必ずそうなるわけではありませんが，糖尿病性神経障害による動眼神経麻痺は眼瞼下垂があまり目立たないこともあり，散瞳を認めないことがしばしばあります．機序としては，瞳孔の副交感神経は動眼神経の外表を走行しており，動脈瘤の圧迫による動眼神経麻痺では瞳孔の神経線維が障害され散瞳が見られます．一方，糖尿病に伴う場合は，動眼神経の内部を栄養している血管の虚血によって生じるため，瞳孔は保たれることが多いとされています．眼球運動を司る神経麻痺の中では最も多く見られます．

b）滑車神経麻痺

滑車神経は上斜筋を支配しており，眼球を内下方に回旋，下転させます．滑車神経麻痺が生じると，図5に示すように眼位は障害眼が上方に偏位します．障害側と対側への注視で垂直方向の複視が生じ，障害眼は内上方に偏位します．上方，障害側への注視では複視は目立たず，対側内下方への注視時に複視が最も強くなります．

滑車神経麻痺を簡便に鑑別する所見があります．Bielshowsky head-tilt testという方法があり，頭部を健側に傾けた場合には眼位は変わりませんが，患側に傾けると障害眼が上方に偏位します（図6）．この所見があれば滑車神経麻痺があると考えられます．この現象があるため患者は複視をなるべく補正しようとして頭を健側に傾けていることが多く見られます．滑車神経麻痺が単独で生じることはまれで，頭部外傷に伴うことが多いとされています．

c）外転神経麻痺

外転神経は外直筋を支配しており，眼球を外転させます．外転神経麻痺では眼位は障害眼が内側に偏位しており，障害眼の外転が制限され，複視を認めます（図7）．外転神経麻痺が単独で生じることも少なく，若年者では脳圧亢進，脳腫瘍との関連が知られています．

Ⅱ．重要な神経症候の外来アプローチ

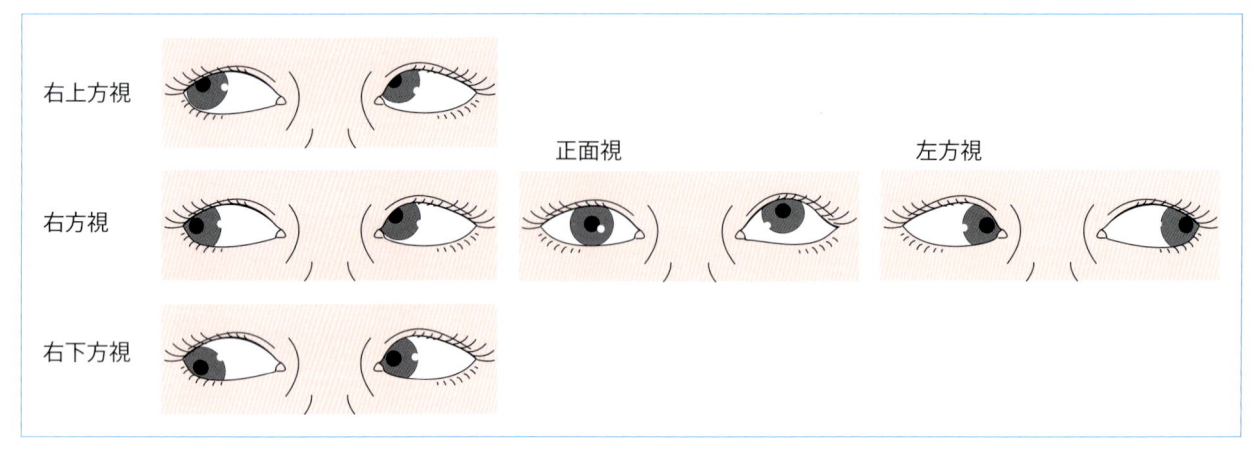

図5　左滑車神経麻痺
左滑車神経麻痺：正面視・右方視で左眼が上転位，右下方視で左眼が下転，回内しない．

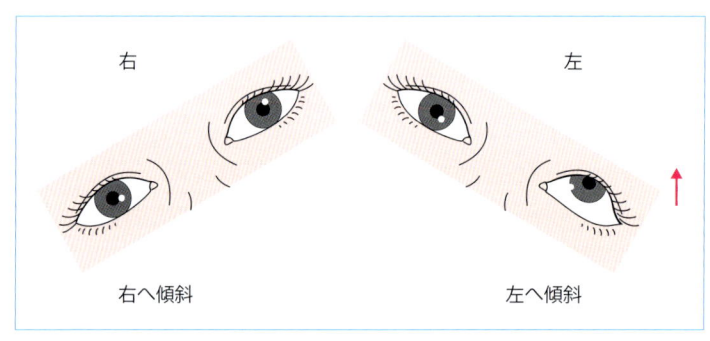

図6　Bielshowsky head-tilt test
左滑車神経麻痺：頭位を右傾斜では眼球の移動はないが，左傾斜で左眼が上転する．

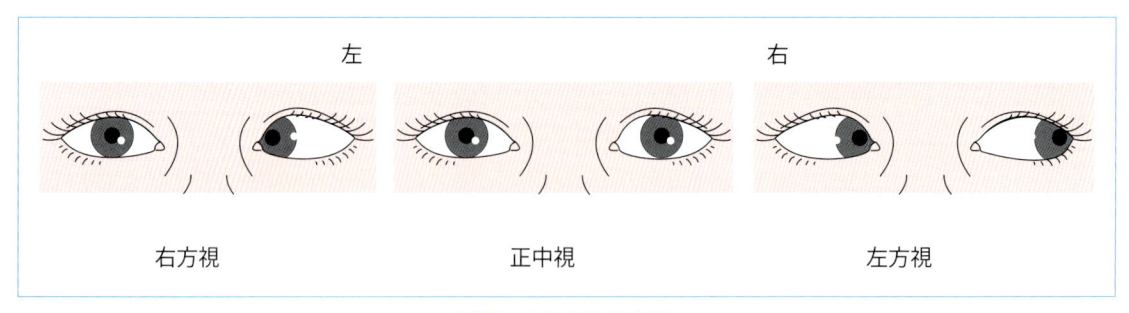

図7　右外転神経麻痺
右外転神経麻痺：右眼外転不能

　眼球運動と関連する神経麻痺単独の症状は今まで述べてきた通りですが，実際には合併して生じることもあり，診察時には眼球運動を正確に診察することが必要です．たとえば，内頸動脈海綿静脈洞瘻では，海綿静脈洞内を走行する動眼神経，滑車神経，外転神経が異なる組み合わせで障害されるとともに，結膜充血，三叉神経の障害など

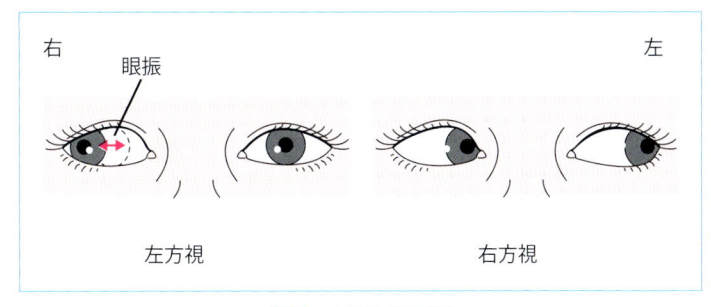

図8　MLF症候群
左MLF症候群：左眼の内転不能，右眼は右方視で眼振を伴う．

が出現します．また，脳梗塞，多発性硬化症などによる脳幹病変では眼球運動障害だけでなく，感覚障害，失調，不随意運動など障害部位に応じてさまざまな症状の出現が見られます．脳幹の神経核から眼球までの間のどこで障害されてもよく，眼窩内腫瘍など眼窩疾患でも出現しますので，他の症状の所見などを含めて鑑別診断をする必要があります．

② 核間性眼球運動障害による複視

眼球運動障害は眼球運動関連の神経核，神経だけではなく，神経核を連絡している核間線維の障害でも出現します．核間線維の障害ですので，この症候が観察されるのは脳梗塞，多発性硬化症などの中枢神経疾患で脳幹が障害された場合に限られます．ここでの症候には medial longitudinal fascicules（MLF；内側縦束），外転神経核，paramedian pontine reticular formation（PPRF；傍正中橋網様体），などが関与します．代表的な症候について紹介します．

a）MLF症候群（内側縦束症候群）

これは非常に有名な症候で，障害側の眼球の内転障害があり，障害側の対側注視時に対側眼球に外側向き眼振が観察されるという症候です（図8）．図9に動眼神経核と外転神経核，核間線維の関係を示します．MLF症候群は一側のMLFが障害されて生じる症候で，図は右MLF症候群を示しています．右MLFが障害されると，対側から患側動眼神経への入力がなくなり，対側が外転した時に患側が内転しなくなります．その時，対側に眼振が出現しますが，はっきりとした理由はわかっていません．また，両側性MLF症候群が生じることもあります．

b）One-and-a-half症候群

この症候は神経核も関与しますので純粋な核間性麻痺ではありませんが，この項で言及しておきます．一側のMLFと外転神経核またはPPRFが同時に障害された場合に生じます．PPRFは脳幹の水平眼球運動の中枢であり水平眼球運動を作り出してい

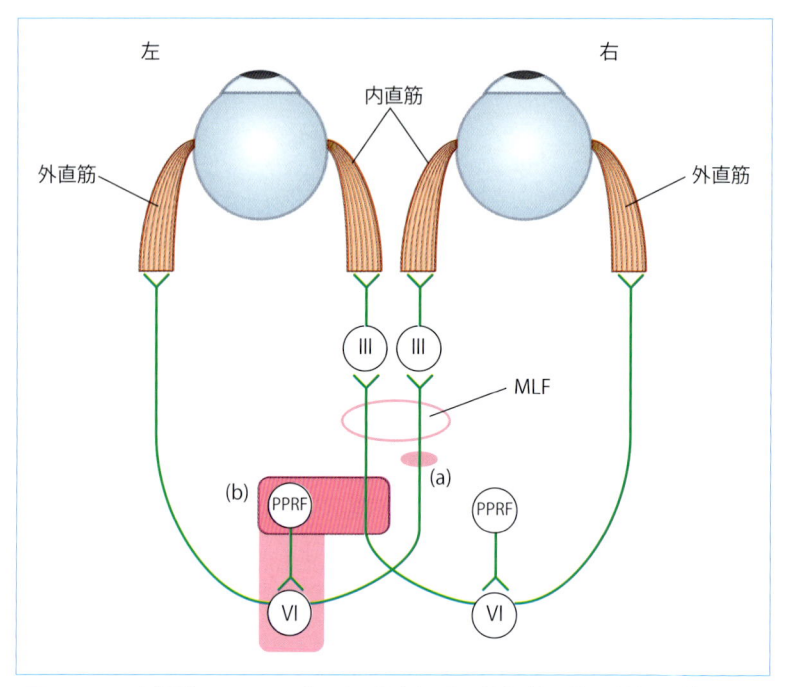

図9 MLF症候群，one-and-a-half症候群と神経核と核間線維・外眼筋の関係
(a) 右MLF症候群：右MLFの障害，(b) 左one-and-a-half症候群：左MLFとPPRFまたは外転神経核の障害
Ⅲ；動眼神経，Ⅵ；外転神経，PPRF；paramedian pontine reticular formation（傍正中橋網様体）

ます．図9では左側の障害を示しますが，患側の内転，外転の入力がなくなりますので患側は内外転ともにできなくなります．一方，対側への内転の入力がなくなりますので，対側の外転のみ可能な状態となります（図10）．よって，一側の水平眼球運動が消失し，一側が外転のみできる状態なのでone-and-a-half症候群と呼ばれています．垂直眼球運動でも似たような症候を示すことがありますが，ここでは省略します．

③ それ以外の要因による複視

眼球運動関連の神経，神経核，核間性の障害以外にも眼球運動障害，複視を生じる疾患があります．表にも示していますが，重症筋無力症，ランバート・イートン症候群 Lambert Eaton myasthenic syndrome，甲状腺眼症などが挙げられます．その中で重症筋無力症は複視の鑑別では重要な疾患です．

重症筋無力症による複視は外眼筋の易疲労性，筋力低下により生じる状態であり，動眼神経麻痺などの眼球運動神経の障害では説明できない複視になるのが大きな特徴です．どのような複視でもよいのですが，右眼の外転ができず，左眼の上転ができずに複視を生じるといった複視となります．また，左右差のある眼瞼下垂を伴うことも多く，何よりも疾患の特徴である易疲労性が見られますので，ある一定方向の注視を

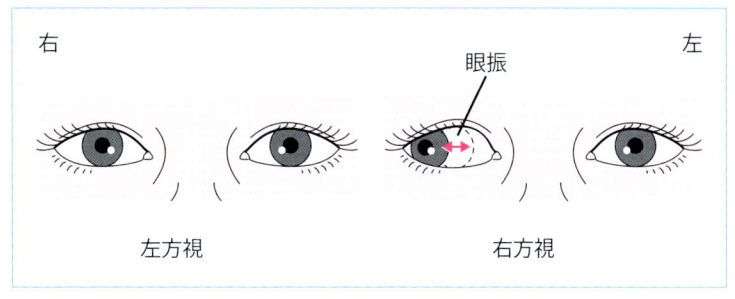

図10 One-and-a-half 症候群
左 one-and-a-half 症候群：左眼は内転，外転ともに不能，右眼は外転のみ可能であり，右方視で眼振を伴うことがある．

続けていると眼位が維持できず複視が増強し，観察していて実際に眼球が正中位に徐々に戻ったりします．日内変動が見られるのも大きな特徴です．これらの特徴により重症筋無力症による複視ではないかということが推察できます．

甲状腺眼症は甲状腺疾患に伴う外眼筋の肥厚により眼球運動が制限され生じます．甲状腺疾患が存在していることがわかっていれば，鑑別もさほど困難ではありませんが，わかっていない場合にはしばしば診断が困難です．眼球運動神経障害による所見に乏しく，説明困難な場合には必ず鑑別として考えることが必要です．

［検査］複視の原因疾患を診断するための検査とは？

上級医 B「比較的急速に発症したと考えられる右の外転神経麻痺か…．どうやって検査を組み立てて行こうか？」

研修医 A「外転神経麻痺だけですけど，急性に発症していることを考えると頭部 MRI で頭蓋内疾患を鑑別しておいたほうがよいとは思うのですが」

上級医 B「そうだね．この患者には頭部 MRI を施行したほうがよさそうだね．今回のようにしっかりと筋道を立てて検査を組み立てて行くことが大事なんだ．複視だからといってやみくもに頭部 MRI を撮影するのは控えるべきだけど，必要な症例にはしっかりと検査をしないとね！」

Comment

複視の原因を鑑別するための適切な検査を行うには，まず，きちんと診察して，どこに障害があるのかを推測することが第一歩です．やみくもに頭部 MRI を行っても，原因を示す所見を捉えることができなくなる場合もあります．複視・眼球運動，瞳孔，結膜，眼瞼および眼周囲，眼球の疼痛，顔面の感覚，その他の神経所見，発熱などの全身症状などを総合して鑑別していきます．

必要な検査は，頭部の画像診断，全身性疾患による複視の鑑別のための血液検査，髄液検査，眼科的検査などが必要になります．検査の一覧を表3に示します．症状，

表3 複視の診断に必要な検査

頭部 CT・MRI
　頭蓋内疾患，眼窩内疾患など
　脳血管障害
　脱髄
　腫瘍
　炎症性腫瘤
　脳炎，髄膜炎など
脳血管造影
　動脈瘤
　動静脈瘻など
髄液検査
　髄膜炎，脳炎など炎症性疾患
　腫瘍性疾患
血液検査
　糖尿病，甲状腺疾患，膠原病など
眼科的検査
　視力検査，ぶどう膜炎，Hess 試験など
その他の検査
　テンシロンテスト，筋電図など

神経所見から考えられる鑑別診断に従ってこれらの検査を行い診断します．どのような疾患でもそうですが，やみくもに多くの検査を行うことがないような注意が必要です．

病診連携のポイント

- 複視は基本的な診察方法を1回マスターすると，その診察は決して難しいものではありません．緊急性の高い複視を呈する疾患はそれほど多くはありませんが，急性発症の複視の場合には緊急性の高い疾患が隠れていることもあります．その際には専門病院をご紹介ください．
- もし単眼視で複視を呈しているようであれば，おそらく眼科的疾患の可能性は高いと思われます．まず眼科への紹介をお願いします．
- 複視を呈する疾患としては糖尿病性神経障害の頻度が多く認められます．もし糖尿病を有している症例であれば，その治療内容やコントロール状況に関する情報提供をお願いします．

（足立　智英）

III

代表的神経疾患の外来アプローチ

1 超急性期の脳梗塞

「1時間前発症の右片麻痺の症例が来院します！」
―脳梗塞における超急性期治療の判断を速やかに行うために―

Key Points

① 脳卒中の効率的な超急性期診療を行うためには，医師のみならずコメディカルスタッフのスキルアップが必須であり，全職種の緊密な連携が必要です．
② t-PAを投与する前には可能であれば頭部MRIの撮影が望ましく，t-PA投与までのタイムロスにつながらないようなMRI撮影の工夫が必要です．
③ 脳梗塞の原因として大動脈解離があることを忘れずに，大動脈解離を疑うポイントのチェックは欠かさないようにしましょう．
④ 内頸動脈閉塞や脳動脈解離などのようなt-PAの投与を迷う症例では，慌ててt-PAを投与するのではなく十分な検討をしましょう．
⑤ t-PAを逃しても脳血管内治療の選択肢が残されている症例あります．脳血管内治療はどのような症例に可能なのかを常に考えておきましょう．
⑥ NIHSSの診察に熟練できるように経験を重ねましょう．

救急外来におけるアプローチ

[はじめに] t-PAがもたらしたインパクトとは？

研修医A「先生，救急隊から連絡があって，30分前発症の右片麻痺の患者があと10分で到着します！」
上級医B「30分前の発症かい？　超急性期治療の適応になる患者だね！」
研修医A「超急性期治療ってt-PAのことですよね！まだ私はt-PAを使用した患者を診たことがないのですが」
上級医B「t-PAが認可されてから脳卒中の診療は大きく変革したんだよ．でもt-PA

図1 脳梗塞の7D

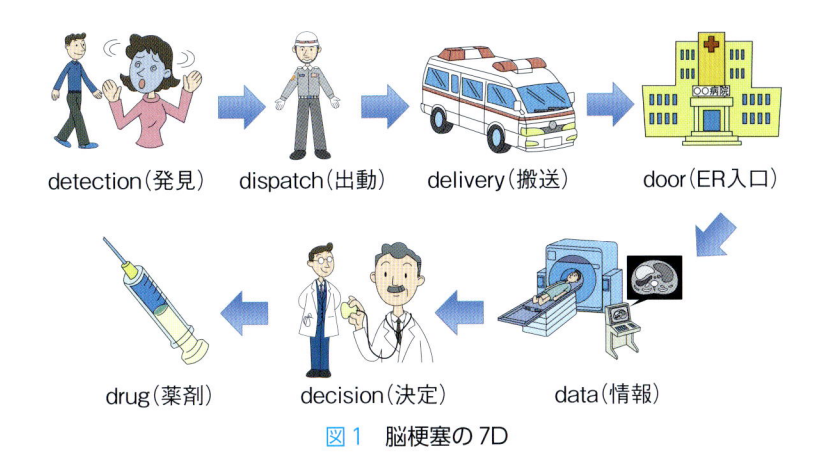

を使用するようになってから，出血性の合併症を起こす症例が増えたことも確かなんだよね．t-PAを使用してはいけない症例はどんな患者かわかっているかい？」

研修医A「えっ，なんとなくはわかるんですが…」

上級医B「なんとなくじゃ絶対だめなのがt-PAなんだ．t-PAを使用できるかどうかのチェックリストが用意してあるから，それは絶対にチェックしようね！」

Comment

① t-PAの臨床試験の沿革

t-PA（tissue plasminogen activator）の有効性を最初に示した研究は1995年のNINDS rt-PA Stroke Studyです．発症3時間以内の虚血性脳血管障害を対象として，t-PA投与群とプラセボ投与群を比較したところ，3カ月後のmodified Rankin Scale（mRS）0〜1で示される転帰良好例が，t-PA投与群で有意に高率であること（t-PA投与群39％，プラセボ投与群26％）を示しました．

その後，発症3時間以内という狭いtime windowを打開するためにさまざまな試験がなされましたが，2008年のECASS Ⅲという試験において，発症3〜4.5時間の虚血性脳血管障害症例における3カ月後のmRS 0〜1の割合がt-PA群で有意に多い（t-PA投与群52.4％対プラセボ投与群45.2％）という結果が発表されました．この結果からt-PA投与のtime windowは発症後4.5時間まで拡大されることとなりました．

② 脳梗塞の7D

わが国では2005年10月に，アメリカに遅れること約9年をもってt-PAが認可され臨床現場で使用できるようになりました．この認可がわが国の脳卒中診療を大きく変革したことは疑いのないところです．

米国では既に脳梗塞の7Dという概念が浸透しています（図1）．この7Dの流れをどれだけ円滑に進めることができるかどうかによって，脳梗塞の超急性期治療が可能かどうかが決まってくるわけです．

最初のDであるDetection（発見）は，患者自身もしくは発見者が脳卒中の症状を疑えるかどうかにかかっています．このためには一般市民への啓発を繰り返していくしかありません．わが国では残念ながらまだこの啓発は十分とはいえない状況でしょう．

次のDであるDispatch（出動），Delivery（搬送），Door（来院）に関しては，救急隊の迅速な出動はもちろんですが，その後の搬送病院の速やかな決定が求められます．

t-PAを使用できる病院は限られています．このため，7Dはその後Data（情報），Decision（方針決定），Drugs（治療開始）と続きます．

③ t-PAチェックリストで適応を厳格に

t-PAを使用するためには患者搬入後の速やかな診療が求められます．問診，診察，血液検査，CT検査などを迅速に行い，さまざまな情報を収集し，その結果をまとめて超急性期治療を行うべきかどうかの方針を決定します．t-PAは慎重に投与患者を選択しなければ出血性合併症が増加します．このため，t-PAを使用できるかどうかの禁忌事項や慎重投与事項を記したチェックリストがありますので，必ず厳格にチェックすることが求められています．

そして，ひとたびt-PAを使用すると決定した場合には，一刻も早く投与することができる環境を整えなければなりません．t-PAを投与した後は脳卒中専門病棟での専門医療が必要となります．

このような脳卒中に関する集学的な救急医療と病棟管理を行うために，わが国でも脳卒中センターを創設する病院が年々増加しています．またSCU（stroke care unit）を備える病院も増えてきています．

［重要］NIHSSとはいったい何？

上級医B「そろそろ救急隊が到着する頃だね！超急性期治療ができるかどうかには素早く診察をしなければいけないんだけど，先生はNIHSSは知ってるよね？」
研修医A「NIHSS…ですか．なんですか，それ？」
上級医B「NIHSSを知らなかったか…．超急性期治療を行えるかどうかにはNIHSSを押さえておくことは必須なんだよ．NIHSSは脳卒中の重症度を評価するスケールで，このスケールを速やかに評価することが超急性期治療をできるかどうかに関わってくるんだ」

Comment

① NIHSSの評価項目

NIHSS（National Institute of Health Stroke Scale）は脳卒中の重症度を評価するスケールの1つです．15項目からなる評価スケールで，0点（正常）〜42点（最重症）で評価します．ただし，採点にはルールがあり42点はつけられず，最重症の患者の得点

表1　NIHSS 評価項目

番号	項目	スコア
1A	意識水準	0＝覚醒　1＝簡単な刺激で覚醒 2＝反復刺激や強い刺激で覚醒　3＝無反応
1B	意識レベル質問 （今月の月名および年齢）	0＝2問とも正答　1＝1問は正答　2＝2問とも誤答
1C	意識レベル従名 （開閉眼，手を握る・開く）	0＝両方とも正確に可能　1＝片方のみ正確に可能 2＝両方ともに行えない
2	注視	0＝正常　1＝部分的注視麻痺　2＝完全注視麻痺
3	視野	0＝視野欠損なし　1＝部分的半盲（四分盲を含む） 2＝完全半盲（同名半盲を含む）　3＝両側性半盲（皮質盲を含む全盲）
4	顔面麻痺	0＝正常　1＝軽度の麻痺　2＝部分的麻痺　3＝完全麻痺
5A	上肢の運動（左） （座位では90度，仰臥位では45度で評価）	0＝下垂なし（10秒間保持可能） 1＝90度（もしくは45度）を保持できるが，10秒以内に下垂．ベッドまでは落ちない 2＝重力に抗して動かせるが，挙上または保持ができない 3＝重力に抗して動かない 4＝全く動きが見られない
5B	上肢の運動（右） （座位では90度，仰臥位では45度で評価）	0＝下垂なし（10秒間保持可能） 1＝90度（もしくは45度）を保持できるが，10秒以内に下垂．ベッドまでは落ちない 2＝重力に抗して動かせるが，挙上または保持ができない 3＝重力に抗して動かない 4＝全く動きが見られない
6A	下肢の運動（左）	0＝30度を5秒間保持できる 1＝30度を保持できるが，5秒以内に下垂する．ベッドまでは落ちない 2＝重力に抗して動かせるが，保持はできず落下する 3＝重力に抗して動かない 4＝全く動きが見られない
6B	下肢の運動（右）	0＝30度を5秒間保持できる 1＝30度を保持できるが，5秒以内に下垂する．ベッドまでは落ちない 2＝重力に抗して動かせるが，保持はできず落下する 3＝重力に抗して動かない 4＝全く動きが見られない
7	運動失調	0＝失調なし　　1＝1肢に見られる　　2＝2肢に見られる
8	感覚	0＝障害なし　　1＝軽度〜中等度の障害　2＝重度〜完全の障害
9	最良の言語	0＝失語なし　　1＝軽度〜中等度の失語 2＝重度の失語　3＝無言，全失語
10	構音障害	0＝正常　　　　1＝軽度〜中等度の障害　2＝重度の障害
11	消去現象と注意障害	0＝異常なし 1＝視覚，触覚，聴覚，視空間，または自己身体に対する不注意，あるいは1つの感覚様式で2点同時刺激に対する消去現象 2＝重度の半側不注意あるいは2つ異常の感覚様式に対する半側不注意

は 40 点となります．重要なことは，4 点以下の軽症例には t-PA は投与しないということと，26 点以上の重症例には t-PA は慎重投与となっているということです．

② 評価のための診察のポイント

NIHSS の評価項目は表 1 に示す通りですが，一般的な神経学的診察と一部異なるところもあるので注意が必要です．

① **注視**：注視に関しては水平方向の眼球運動のみで評価することとなっています．垂直方向への注視制限があったとしても，それにより減点することありません．

② **上肢の運動**：片手ずつ健常側より手掌を下向きにして挙上させ評価します．挙上の角度は仰臥位であれば 45°，座位であれば 90° を守ります．バレー徴候 Barré's sign の診察と異なり，手掌は必ず下向きにして評価しなければなりません．

③ **下肢の運動**：片足ずつ健常側より挙上させて評価します．ミンガッツィーニ徴候 Mingazzini sign の診察と異なり，下肢は膝を伸展させたまま挙上し評価します．

④ **運動失調**：基本的に麻痺が存在する際や，指示が入らず評価が困難な際には，失調は存在しない（0 点）と評価します（このため NIHSS の最重症例の総得点は 42 点ではなく 40 点となります）．

③ NIHSS の限界

NIHSS は患者の重症度を簡便に点数化することが可能であり，脳卒中診療における共通言語としての役割も果たすことが可能です．しかし，NIHSS ではわずかな麻痺を検知することが困難であったり，意識障害や失語を呈している患者においては評価が困難となることもあります．このような NIHSS の限界も理解しておかなければなりません．

NIHSS はあくまでも脳卒中症例の重症度判断を簡便に行うためのツールであるということを念頭に置き，時間的余裕があれば必ず full neurological examination を心掛けるべきと思います．

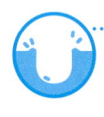

[pitfall] NIHSS でわかりにくい所見をどう評価するか

研修医 A「NIHSS ですか…．なかなか難しそうですけど頑張ります．でも意識障害の患者とかでは評価が難しそうですね」

上級医 B「いいところをつくね…．その通りなんだ．意識障害の症例では評価は難しくなるけど，それでも NIHSS で点数がつけられるように努力しないといけないね．逆にすごく軽い麻痺や感覚障害で来院する患者は，NIHSS ではひっかからなくなってしまうから気をつけたほうがよいよね．先生はすごく軽い麻痺とかを見分けるコツは知ってるかな？」

研修医 A「バレー徴候で少し回内するとか…でしょうか」

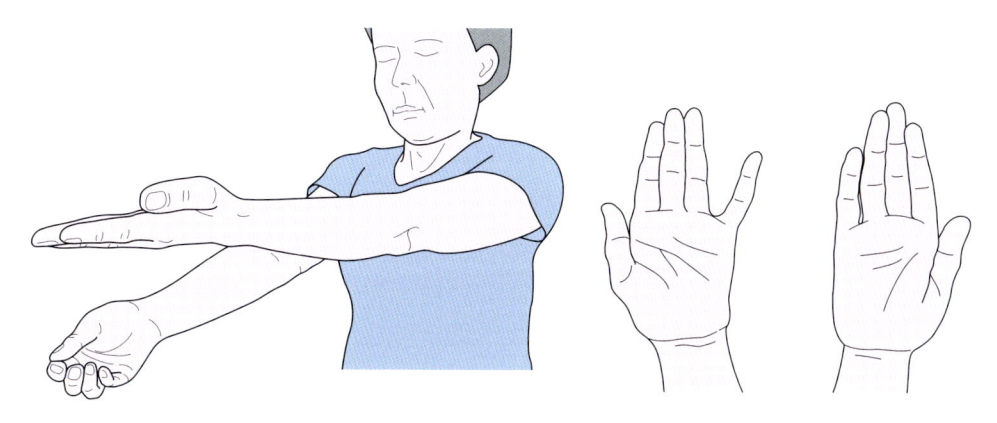

閉眼して，上肢を回外位で伸展させ，手掌面を上に向けると，錐体路障害のある側が落下，内転する．(右麻痺)

第1～5指の内転並合を行わせると，錐体路障害のある患者は第5指の内転が不十分で第4指と第5指の間が開く．(左麻痺)

図2　バレー徴候（右麻痺）と第5指徴候（左麻痺）

上級医B「なかなかよいね…」

Comment

　患者本人が麻痺や感覚障害を訴えていても，診察をしてみると神経所見に異常が見出しにくいことはしばしば経験します．このような症例では以下のような診察が診断の一助になります．

① 軽微な麻痺に対する診察（図2）

　軽微な麻痺はいわゆるバレー徴候では判断が困難な場合もあります．バレー徴候はまず手が回内し，その後落下するのが典型的です．軽微な麻痺の場合には軽度回内する程度ですむ場合も多いので，回内の有無には注意すべきです．

　また，第5指徴候と言われる第5指のみが外側に開いていく所見も軽微な麻痺の際に出現することがあります．

　指回し検査（口絵参照）や手回内回外検査（口絵参照）も軽微な麻痺を検出することに有用であるとされており，軽い麻痺を訴える患者には是非実施したい診察法です．

② 軽微な感覚障害に対する診察

　感覚障害に関しては，自覚症状に比して他覚的所見が乏しいことは少なくありません．感覚障害の軽微な他覚的所見を見出すためには，時間はかかるものの触覚・温痛覚・深部覚をそれぞれていねいに診察し，左右差が存在しないかどうかを調べることが必要です．

III. 代表的神経疾患の外来アプローチ

［実践］超急性期治療対象の患者が到着したら？

上級医 B「さてと，そろそろ患者が到着するから，ほかにも準備できることをしておこうか」

研修医 A「準備って…血液検査の用意とかですか？」

上級医 B「患者が来たらいろいろなことを同時進行で進めなければいけないんだよ．バイタルサインのチェックはもちろんだし，心電図モニターもつけて，問診もしながら診察もしなければいけないよね．点滴ラインも確保する必要があるよね．それとt-PAの投与を行うためには血液検査の結果が揃うのを待って，禁忌事項がないかどうかを確かめなければならないんだ．つまり血液検査の結果を速やかに得るために，患者来院後すぐに血液検査は行わなくてはね」

研修医 A「先生と私だけでいっぺんにそんなことができますかね…」

上級医 B「人手はいくらあっても足りないぐらいだよね．手の空いている先生に声を掛けてみてよ．それに看護師さんにも協力してもらおう！」

Comment

① t-PAを始めるための準備

t-PAをはじめとした超急性期治療は常に時間との戦いを迫られます．短時間の間に問診，診察，血液検査，頭部CT検査は必須ですし，必要があれば電話による家族からの病歴聴取やt-PA使用に関する同意を取得することも必要となります．

このような状況を打開するためには，まず医師数の確保が必要です．t-PA対応症例が救急搬送される際には，脳卒中に精通した医師をできるだけ多く確保できるようなシステムを病院で構築しておく必要があるでしょう．

研修医や専修医にも貢献できることは数多くあります．また，看護師も脳卒中診療に対して理解を深めている必要がありますし，検査技師や放射線技師にも脳卒中超急性期診療の重要性をアナウンスしておく必要があります．

t-PA投与の律速段階が血液検査の結果待ちにあることはよく知られた事実です．このためt-PA対象患者に関しては，できるだけ急いで検査技師に血液検査の結果を出してもらう必要があります．

いずれにしても，まずは人員を集めることが脳卒中超急性期診療の第一歩であることは間違いありません．

② 検査と点滴の準備

救急隊が到着する前に血液検査の準備をしましょう．t-PAにはさまざまな慎重投与項目，禁忌項目が決められています（表2）．このような項目には血算，肝機能，腎機能，血糖値，凝固能等が含まれているため，患者が到着次第，大至急でこのような検査を行うことができる準備を整えましょう．

点滴確保の準備も行ってください．もし，救急隊から麻痺の有無の情報を得られている場合には，麻痺の逆側から点滴を確保する準備を整えておくとよいでしょう．
　　また，放射線技師にはCT検査の準備を整えてもらってください．患者が救急外来に搬送され，血液検査や点滴確保が行われたら直ちにCT室へ行けるような体制を整えておくことが必要です．問診や診察はCT室への移動中にも行えますし，できるだけさまざまなことを並行して行うことにより時間短縮を図る必要があります．

③ 医師の役割分担

　　何より重要であることは，医師の役割分担を決定しておくことです．数名の医師を診療に確保できるような場合は，問診担当，診察担当，血液検査や点滴確保担当などに分かれて効率よく動くことが求められます．何人もの医師が同じことをしようとして右往左往してしまえば，ただのタイムロスにつながってしまいます．とにもかくにもチームの連携がきわめて重要なのが超急性期診療なのです．

［疑問］t-PA投与を開始する前にMRIは撮影するべきでしょうか？

研修医A「先生！発症時間は40分前で間違いないようです．意識もやや悪く，右片麻痺と失語があります．NIHSSは25点でした」

上級医B「血圧は162/98 mmHgと少し高めだね．もともと高血圧と心房細動はあったみたいだけど治療していなかったみたいだ．脳出血なのか脳梗塞なのか判断しないとね．すぐに頭部CTに行こう！」

――頭部CT撮影――

研修医A「先生！頭部CTでは脳出血ではありませんでした．early CT signもはっきりしないので，血液検査の結果が出たらt-PAをすぐに投与したいと思います！」

上級医B「そうだね．でもこの症例は意識もかなり悪いし，完全な片麻痺を呈しているね．相当太い主幹動脈が閉塞したのではないかな．MRI/MRAの情報があるとありがたいんだけどな」

研修医A「そんなこと言っても，やっぱり一刻も早くt-PAを投与しないといけないと思うのですが」

上級医B「先生の言う通りなんだけどね．でも血液検査の結果が出る前に，さっとMRIが撮影できないかな？」

研修医A「えっ？　MRIって緊急で撮影してくれるのですか？」

Comment
① MRIは血液検査の結果が出るまでに

　　t-PAを投与するにあたっては，現状ではCT撮影は必須です．CTによって禁忌条件をクリアできていれば，t-PAを投与してもよいということになります．しかし，CT

表2 アルテプラーゼ静注療法のチェックリスト

適応外（禁忌）	あり	なし
発症～治療開始時刻 4.5 時間超	□	□
※発症時刻（最終未発症確認時刻）[：]　※治療開始（予定）時刻 [：]		
既往歴		
非外傷性頭蓋内出血	□	□
1ヵ月以内の脳梗塞（一過性脳虚血発作を含まない）	□	□
3ヵ月以内の重篤な頭部脊髄の外傷あるいは手術	□	□
21日以内の消化管あるいは尿路出血	□	□
14日以内の大手術あるいは頭部以外の重篤な外傷	□	□
治療薬の過敏症	□	□
臨床所見		
くも膜下出血（疑）	□	□
急性大動脈解離の合併	□	□
出血の合併（頭蓋内，消化管，尿路，後腹膜，喀血）	□	□
収縮期血圧（降圧療法後も 185 mmHg 以上）	□	□
拡張期血圧（降圧療法後も 110 mmHg 以上）	□	□
重篤な肝障害	□	□
急性膵炎	□	□
血液所見		
血糖異常（<50 mg/dl，または>400 mg/dl）	□	□
血小板 100,000/mm³以下	□	□
血液所見：抗凝固療法中ないし凝固異常症において		
PT-INR>1.7	□	□
aPTT の延長（前値の 1.5 倍［目安として約 40 秒］を超える）	□	□
CT/MR 所見		
広汎な早期虚血性変化	□	□
圧排所見（正中構造偏位）	□	□
慎重投与（適応の可否を慎重に検討する）	あり	なし
年齢　　81歳以上	□	□
既往歴		
10日以内の生検・外傷	□	□
10日以内の分娩・流早産	□	□
1ヵ月以上経過した脳梗塞（とくに糖尿病合併例）	□	□
3ヵ月以内の心筋梗塞	□	□
蛋白製剤アレルギー	□	□
神経症候		
NIHSS 値 26 以上	□	□
軽症	□	□
症候の急速な軽症化	□	□
痙攣（既往歴などからてんかんの可能性が高ければ適応外）	□	□
臨床所見		
脳動脈瘤・頭蓋内腫瘍・脳動静脈奇形・もやもや病	□	□
胸部大動脈瘤	□	□
消化管潰瘍・憩室炎，大腸炎	□	□
活動性結核	□	□
糖尿病性出血性網膜症・出血性眼症	□	□
血栓溶解薬，抗血栓薬投与中（とくに経口抗凝固薬投与中）	□	□
※　抗 Xa 薬やダビガトランの服薬患者への本治療の有効性と安全性は確立		
しておらず，治療の適否を慎重に判断せねばならない．		
月経期間中	□	□
重篤な腎障害	□	□
コントロール不良の糖尿病	□	□
感染性心内膜炎	□	□

<注意事項>
1．一項目でも「適応外」に該当すれば実施しない．
2．一項目でも「慎重投与」に該当すれば，適応の可否を慎重に検討し，治療を実施する場合は患者本人・家族に正確に説明し同意を得る必要がある．
3．「慎重投与」のうち，下線をつけた4項目に該当する患者に対して発症3時間以降に投与する場合は，個々の症例ごとに適応の可否を慎重に検討する必要がある．

では不十分という意見も数多くあります．MRI の結果をベースにして t-PA 投与の判断をしたほうが，t-PA の有効性を高めるということも以前より議論されてきました．

例を挙げると，内頸動脈閉塞による脳梗塞には t-PA の効果はきわめて乏しいことはよく言われています．また内頸動脈や椎骨動脈の解離による脳梗塞では，動脈瘤形成を伴っていることもあり t-PA は投与しにくいと考えます．

このような状況を CT で判断することはきわめて困難であり，MRI を撮影してはじめて確定できることが大半です．では，MRI は全例撮影すべきでしょうか？

まず重要なことは，MRI 撮影をすることによって，t-PA を投与するタイミングを遅らせてはいけないということです．通常では t-PA 投与の律速段階となるのは血液検査です．血液検査の結果を待って，その結果が禁忌事項をクリアしていれば，即座に t-PA を投与するというステップが最も望ましい状況です．このため，MRI を撮影するとしても，血液検査の結果が出てくるまでの短時間で撮影を終了させることが求められます．

② MRI 撮影のための要件

この問題をクリアするための工夫としては下記のようなことが考えられます．

　① **MRI 撮影を見越した準備**：救急外来入室と同時に病衣への着替えを行い，金属類などを外すようにします．時計，眼鏡，コンタクトレンズなどは救急外来入室と同時に預かります．

　② **MRI 撮影方法**：撮影するシークエンスを絞ります．拡散強調画像，MRA は必須とし，時間があれば FLAIR（もしくは T2 強調画像），T2*画像までとします．ただし，撮影にて椎骨動脈解離が疑わしければ BPAS（basi-parallel anatomical scan）を撮影します．

　③ **患者への啓発**：緊急 MRI 症例が入れば，通常の予約患者を待たせることになります．このため事前に，緊急症例があった場合には MRI 撮影が遅れる可能性もあることを前もって書面で伝えておきます．

上記のような工夫があると，MRI を血液検査の結果が出るまでの間に終了させることも可能となります．

t-PA を投与するにあたって，MRI 画像があればそれに越したことはありません．t-PA を適切な症例に絞って投与したり，また逆に t-PA の効果が期待できない，あるいは危険と判断される症例であれば t-PA を回避するためにも，MRI 撮影は望ましいと考えます．MRI 撮影を前提とした超急性期診療の流れを図 3 に示します．

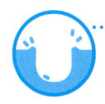

[pitfall 1] 大動脈解離の否定を行う必要性は？

研修医 A「56 歳の男性なのですが，40 分前からの左上下肢の不全麻痺で救急搬送されました．左上下肢の不全麻痺と感覚障害が認められています．頭部 CT では脳出血

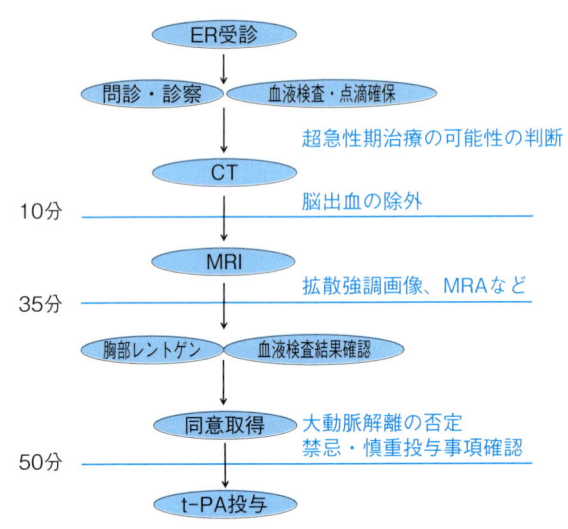

III. 代表的神経疾患の外来アプローチ

図3　超急性期の診療の流れ：来院からの目標時間

は認めず，early CT sign もなさそうです．これから至急で MRI を撮影して，その後に t-PA の投与を考えています」

上級医 B「なるほど．脳梗塞の危険因子はなにがあるのかな？」

研修医 A「それが特にないのです．来院時の血圧は 190/100 mmHg と高めなのですが…．もともとの血圧は普通だったと言っています．不整脈もなさそうです．まぁ実は脂質異常症とか糖尿病とかを有していたりするのかもしれません」

上級医 B「危険因子があまりないというのは不思議だね．ちなみに胸痛とか背部痛とかの訴えはないかな？」

研修医 A「そういえば背中が 1 時間程度前から少し痛かったと言っていました．関係はないと思いますけどね」

上級医 B「なんでそれを早く言わないの‼ 血圧の左右差はチェックした？」

研修医 A「えっ…していませんけど…」

上級医 B「すぐに調べて！それと大至急で胸部レントゲンを撮影してください．大動脈解離かもしれないから！」

Comment
① 見落としてはいけない大動脈解離

　脳梗塞の原因として真っ先に思い浮かべるのは，「動脈硬化」と「心房細動」でしょう．すなわち高血圧，糖尿病，脂質異常症，喫煙，心房細動などの既往や嗜好に関しては，まず救急外来でもチェックしなければならないことです．

　しかし，稀ではありますがこのような原因とは全く別の理由により脳梗塞を発症することがあります．その中でも見落としがちになってしまうのが**大動脈解離**であり，これこそが最も見落としてはいけない原因です．大動脈解離の約 6％に脳梗塞が合併

するという報告があります．

特に t-PA は時間との勝負であることから，脳梗塞の原因検索が十分にできないことがあります．このような差し迫った状況であるからこそ，大動脈解離の可能性を常に念頭において診療していく必要があるわけです．

② 大動脈解離を疑う症候

脳梗塞の原因が大動脈解離と疑うポイントとしては，① 胸痛・背部痛を訴えている，② 血圧の左右差がある，③ 大動脈弁逆流性雑音を聴取する，④ 左麻痺である，⑤ 胸部レントゲンで縦隔拡大を認める，⑥ 脳梗塞の危険因子を有していない，などが挙げられます．

① 胸痛・背部痛を訴えている：t-PA の投与を考えている状況では，患者の些細な訴えを無視しがちになってしまいます．しかし，胸痛・背部痛を訴えている場合は必ず解離の可能性を念頭に置かなければなりません．

心筋梗塞の可能性を考えて，心電図や血液検査にてトロポニン T などのチェックを行う人は多いのですが，案外心電図も問題なく，心原性酵素の上昇もなければ，それで安心してしまう人が多い印象があります．胸痛・背部痛を生じる疾患として大動脈解離を忘れないでください．

ただし，大動脈解離の 10～55％は胸痛・背部痛を伴わないという報告もあるので注意が必要です．

② 血圧の左右差がある．血圧低下がある：基本的には脳卒中を疑われて搬送された症例はすべて血圧の左右差のチェックが望ましいと考えます．可能であれば四肢での血圧チェックが望まれます．

特に低血圧を認めていたり，あるいはその患者の普段の血圧より血圧が低下している場合は，大動脈解離を疑う必要があります．

血圧測定は最も簡便に行えることですし，是非行うようにしてください．

③ 大動脈弁逆流性雑音を聴取する：上行大動脈の解離が大動脈弁に及ぶことで，大動脈弁閉鎖不全症を伴うことがあります．雑音を聴取できる頻度が多いわけではありませんが，胸部の聴診も忘れずに行うようにしてください．

④ 左麻痺がある：上行大動脈の解離が進展すると右腕頭動脈が解離し，その結果右大脳半球への梗塞を生じます．このため左麻痺を生じるので，左麻痺の症例を見た場合には解離の可能性を念頭に置くことを忘れないでください．

⑤ 胸部レントゲンで縦隔拡大を認める：脳卒中の症例にどのタイミングで胸部レントゲンを撮影するかは各施設によって違うかもしれません．

しかし，いずれにしても脳卒中の症例では頭部 CT や頭部 MRI の結果に興味が偏りすぎてしまい，せっかく撮影した胸部レントゲンのチェックを忘れていたというような経験はありませんでしょうか．

基本的にはどのような症例であっても，t-PA を投与する前には胸部レントゲンは

Ⅲ．代表的神経疾患の外来アプローチ

撮影し，その結果を確認しておくべきでしょう．

　脳卒中の症例では仰臥位のまま胸部レントゲンを撮影せざるを得ないことも多く，そのため縦隔や心臓は拡大して見える傾向はあります．しかし，それを差し引いても縦隔拡大がありそうな場合には解離の可能性を疑ってください．上述したように胸痛や背部痛を認めない解離も多いことから，胸部レントゲンの読影は重要なポイントを占めると思われます．

⑥ **脳梗塞の危険因子を有していない**：この点に関しては判断が難しいところです．患者が把握していないだけで，実は高血圧や心房細動を有している症例は多く経験します．

　しかし，健康診断などを定期的に受けている患者で，なおかつ全く異常の指摘がなかった場合などに関しては，やはり特殊な脳梗塞の原因も念頭に置く必要があります．そのような原因の中に大動脈解離も含まれますので，危険因子の有無は必ず確認してください．

　上記のようなポイントに当てはまる症例であれば，造影 CT などによる精査を行い，t-PA の投与を行う前に大動脈解離の否定を行ってください．万が一解離の症例に t-PA の投与を行ってしまえば致死的な合併症を引き起こす可能性がきわめて高いことを，脳卒中の救急診療に携わる医師は認識しておかなければなりません．

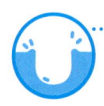

［pitfall 2］t-PA を避けたほうがよいかもしれない症例は？

研修医 A「先生，この患者は 75 歳の男性で，意識障害と右上下肢麻痺で搬送されました．NIHSS は 25 点でした．今頭部 MRI が終了したところですが，左大脳半球が広範に梗塞となっていて，左内頸動脈は全く描出されませんでした．でも，まだ発症から 90 分しか経っていないので，これからすぐに t-PA を投与したいと思います」

上級医 B「確かに t-PA の適応ではありそうだけどね…．あまり気が進まないな」

研修医 A「どうしてですか！？　せっかく t-PA が投与できるタイミングで来院しているのに！」

上級医 B「先生の言っていることはよくわかるんだけどね．確かに禁忌ではないと思うのだけど，投与しても効果が望みにくい症例があるんだよ」

Comment

　わが国でも t-PA が認可された後，全国で多くの症例に t-PA が投与されてきました．確かに t-PA 投与により症状の改善を得た症例も多数あるのですが，その一方で全く無効であった症例や出血性合併症を生じてしまった症例も数多く，その原因に関する検討がなされてきました．その結果，t-PA の効果が見込みにくい症例や出血性合併症のリスクが高い症例の特徴もわかってきています．以下のような症例では，t-PA

投与を避けたほうがよいかもしれません．

① t-PA 慎重投与の条項を含んでいる症例

　81 歳以上の高齢者や抗血栓薬を使用している症例，NIHSS スコアが 26 点を超えている重症例などが主に臨床的には問題となると思われます．

　高齢者で出血性合併症が多いとの結果は，わが国で行われた t-PA の臨床治験である J-ACT 研究の解析からも報告されています．しかし，実際脳梗塞を発症する症例は高齢者が多いことも事実であり，これだけで投与を回避する必要はないと思われます．

　複数の慎重投与事項を有している場合が最も問題と思われますが，いくつの慎重投与事項を有していればどれだけのリスクがあるという明確なデータはなく，現状では本人もしくは家族に十分に説明したうえで適応を決定するしかないと考えます．

② 内頸動脈閉塞の症例

　内頸動脈閉塞症例では通常重症例となってしまうため，NIHSS 26 点以上の慎重投与項目を満たしてしまうことが大半と思われます（図 4）．

　それとは別に内頸動脈閉塞の症例は t-PA が効きにくく，またもし血栓が溶解されたとしても重篤な出血性脳梗塞を呼び起こす可能性が高いと言われています．致死的な出血性脳梗塞に至ってしまう場合も少なくないため，内頸動脈閉塞症例は t-PA の投与禁忌および慎重投与事項には入っていませんが，十分な検討が必要な症例と考えます．

③ 脳動脈解離の症例

　大動脈解離については前述しましたが，脳動脈解離の症例も t-PA が投与しづらい症例です．

　欧米では頭蓋外内頸動脈解離が多いのに比して，本邦では頭蓋内椎骨動脈解離が多いという特徴があります．椎骨動脈解離の場合，臨床的にはめまいを呈したり，いわゆるワーレンベルグ症候群 Wallenberg syndrome の症状をきたすことが多いと思われますが，意識障害や重度の麻痺を呈することは稀なため NIHSS では高得点となることは少ないと思われます．このため t-PA 対象外となることも多いかもしれません．

　また，脳動脈解離は時間的経過とともに 60〜80％の症例で 3〜6 カ月以内に再開通を認めたとの報告もあることから，脳動脈解離の症例では敢えて t-PA を投与しないという方針も考えられます．

　もう一つの判断材料として，脳動脈解離の場合，動脈瘤形成を認めるかどうかがポイントとなるかもしれません．ただし，動脈瘤がないとしても t-PA 投与のエビデンスは存在しないのが実情です．

　もし，動脈瘤が認められる症例では t-PA は投与してはなりませんが，この判断は頭部 CT のみでは判断できません．このため，一側の後頭部/後頸部痛を有しているな

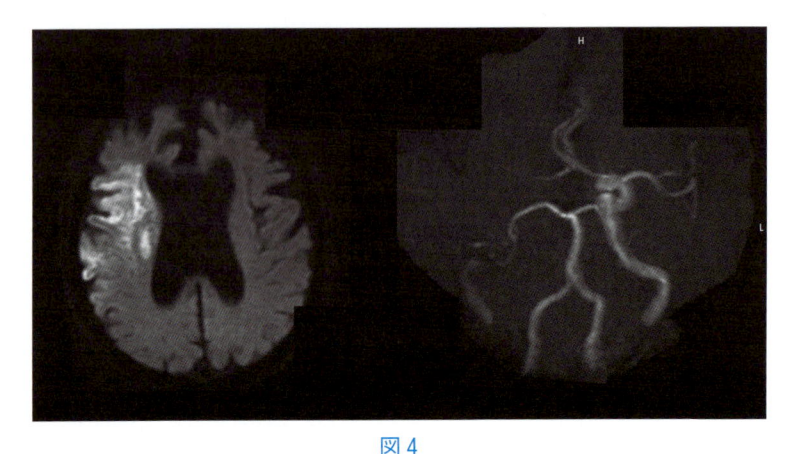

III. 代表的神経疾患の外来アプローチ

図4
症例は85歳，男性．発症75分で来院．
意識障害，左上下肢麻痺を呈しており，NIHSS 26点．頭部MRI，MRAにて右内頸動脈閉塞を確認し，家族との話し合いでt-PA投与を見送った．

ど脳動脈解離が疑わしい症例であれば，頭部MRAによる評価が望ましいと考えますし，頭部MRAのみで判断がつきにくい場合には，BPASという撮影方法が有用です．BPASは局所的な動脈外径の拡張をとらえることができるため，解離性脳動脈瘤や壁内血腫などに伴う動脈拡張の存在を確認することが可能です．

内頸動脈閉塞症例にしても脳動脈解離症例にしてもMRIを撮影しなければ確定できることは少なく，CTのみの判断ではt-PAを投与せざるをえないのかもしれません．

しかし，頭部MRIがt-PA投与前に汎用されるようになってきた現在では，このような症例に対してt-PAを使用するかどうかを考えざるを得なくなっています．

いずれにしても結論は出ておらず，このような症例に対しては本人もしくは家族に十分なインフォームドコンセントを行い，同意を得たうえで投与の可否を決定してください．

[治療] 脳血管内治療はどのような症例に考慮すべきか？

研修医A「先生，72歳の女性で右片麻痺の患者なのですが，発症4時間30分で来院されました．残念ですがタイムオーバーでt-PAは投与できません．ですから入院していただいたうえで適切な治療を開始したいと思います．MRIも入院後に撮影しようと思います．」

上級医B「ちょっと待って！発症後まだ4時間30分しか経っていないんだよね？ NIHSSは何点？ 血液検査はしてる？」

研修医A「えっと…．すいません．t-PAは無理と思っていたので禁忌事項とかはまだ

調べてません．血液検査結果も先ほど提出したばかりですし…．まだ時間がかかるかと．NIHSS は 15 点でした」
上級医 B「大至急で MRI を撮影して！必要があれば灌流強調画像も撮影しましょう！脳血管内治療で改善する可能性もあるからね！」

Comment
① 血管内治療の動向

t-PA が使用されるようになり，その恩恵を受けることのできる症例が増えているのは事実ですが，その限界も臨床現場では強く認識されています．まず 4 時間 30 分という厳しい time window が門戸を狭めており，そしてその time window をクリアして t-PA を投与できたとしても，その効果は決して満足できるものではありません．

このような現実の中，脳血管内治療の可能性が模索されてきました．t-PA の臨床治験である J-ACT 研究と平行するように，MELT-JAPAN という脳血管内治療の試験が行われていました．これは発症 6 時間以内の中大脳動脈閉塞症例に対して，カテーテルを閉塞部にまで誘導してウロキナーゼを動注し，局所血栓溶解療法を行うという試験でした．これは海外にて PROACT II というプロウロキナーゼを用いた同様の試験において有効性が示唆されたのを契機にわが国でも追従したものです．

結果的には先に t-PA が認可されたこともあり，MELT-JAPAN は試験途中で中止されておりますが，その段階までの報告では，来院時の NIHSS が 4～22 点と中等症以下で，発症 6 時間以内の中大脳動脈塞栓性閉塞症例に対しては，局所血栓溶解療法により社会復帰率が改善するとの結果が得られました．

現在では脳血管内治療の進歩により，局所血栓溶解療法とは異なる方法として，Merci リトリーバーシステムや Penumbra システムという血栓除去型の機器が認可されています．最近では Solitaire FR という新しい血栓除去デバイスも認可されたばかりです．これらの新しいシステムに関しては，まだ確立したエビデンスは存在しません．しかし，脳梗塞の超急性期治療として十分に考慮しなければいけない選択肢です．

現状では Merci リトリーバーシステムおよび Penumbra システムには大きく分けて以下の 2 つの適応があります．

適応 1：t-PA を投与できなかった症例に対して

発症 8 時間以内の主幹動脈（内頸動脈，中大脳動脈，脳底動脈，椎骨動脈）の閉塞症例が選択基準となります．あくまでも発症 4 時間 30 分以内の症例では t-PA が優先されますので，発症 4 時間 30 分以内の症例では基本的に血管内治療の適応はありません．

適応 2：t-PA の経静脈投与により血流再開が得られなかった症例に対して

発症 4 時間 30 分以内の症例で t-PA を経静脈的に投与しても血流再開が得られな

い症例は多く存在します．t-PAによる閉塞血管の再開通率に関して検討した報告では，中大脳動脈近位で30%，中大脳動脈遠位で44%，内頸動脈終末で6%，脳底動脈で33%との結果も出ています．

このような主幹動脈閉塞症例において，t-PAによる再開通が得られなかった場合には，引き続き脳血管内治療を行い再開通を狙うことが可能となりました．これにより，t-PAのみではどうしても不十分とされていた主幹動脈の再開通に関して期待が寄せられています．

脳血管内治療に関しても出血性梗塞のような合併症の危険性は常に存在します．それだけに使用すべき症例の事前検討は十分になされるべきであり，特にMRIにて灌流強調画像を撮影することで，diffusion-perfusion mismatchを明らかにして，脳血管内治療による効果が期待できるかどうかを判断することが望まれます．

しかし，t-PAの効果の限界がはっきりとしてきた現在では，脳血管内治療の可能性に頼ることも多くなってくるでしょう．t-PAを投与することは可能でも，脳血管内治療は行えない施設も少なくないと思います．専門医の人数もまだ十分といえる状況ではなく，このような治療が迅速にできるように医療連携システムを構築していく必要が出てきています．

病診連携のポイント

- 発症4.5時間以内の脳梗塞症例にはt-PAを用いることができるかもしれません．一刻も早くt-PAを使用したほうが予後がよいこともわかっています．発症早期の脳梗塞が疑われる患者を診察された場合には，大至急で救急車を呼び専門病院へ転送をお願いします．
- 発症4.5時間を過ぎても脳血管内治療ができる可能性があります．4.5時間を過ぎていたとしても速やかな専門病院への転送をお願いします．

参考文献

1) 厚東篤生，他：脳卒中ビジュアルテキスト．第3版，医学書院，2008
2) 日本神経治療学会（篠原幸人，他）：脳卒中治療ガイドライン2009．協和企画，2009
3) 日本脳卒中学会医療向上・社会保険委員会rt-PA（アルテプラーゼ）静注療法指針部会：rt-PA（アルテプラーゼ）静注療法適正治療指針．脳卒中2005；**27**：327-354（第2版が出ています．）
4) Fessler AJ, Alberts MJ：Stroke treatment with tissue plasminogen activator in the setting of aortic dissection. Neurology 2000；**54**：1010
5) Gaul C et al：Neurological symptoms in type A aortic dissections. Stroke 2007；**38**：292-297
6) Wright V et al：Aortic dissection presenting as acute ischemic stroke. Neurology 2003；**61**：581-582
7) Flemming KD, Brown RD Jr：Acute cerebral infarction caused by aortic dissection：caution in the thrombolytic era. Stroke 1999；**30**：477-478
8) Furlan A et al：Intra-arterial prourokinase for acute ischemic stroke. The PROACT II study：a randomized controlled trial. Prolyse in Acute Cerebral Thromboembolism. JAMA 1999；**282**：2003-2011

9）Ogawa A et al：Randomized trial of intraarterial infusion of urokinase within 6hours of middle cerebral artery embolism local fibrinolytic intervention trial（MELT）Japan. Stroke 2007；**38**：2633-2639

（荒川　千晶）

2 急性期・慢性期の脳梗塞

「脳梗塞の患者なのでとりあえずアスピリンを投与します」
―脳梗塞の病型診断を速やかに行うためのコツを身につけよう―

Key Points

① 脳梗塞は臨床病型によって急性期治療や慢性期再発予防治療が異なることから，臨床病型を早急に的確に診断することが必須です．

② 動脈硬化の危険因子や不整脈などの塞栓源となる心疾患の既往は必ずチェックしましょう．

③ 病型診断には主幹動脈病変の除外が必要であり，頭蓋外病変も検索することを忘れないようにしましょう．

④ 穿通枝領域の梗塞 Branch Atheromatous Disease（BAD）では発症早期から多剤併用による強力な抗血栓療法が神経症状進行抑制に有効と考えられています．

⑤ 再発予防には，非心原性脳梗塞には抗血小板療法．心房細動からの心原性脳塞栓症には抗凝固療法を用い，危険因子を厳格にコントロールすることが必要です．

救急外来・一般外来における診断的アプローチ

脳梗塞の治療は病型によって決める

研修医A「右片麻痺で救急要請された62歳の男性です．頭部CTでは，出血は認められませんでした」

上級医B「発症時間は，何時頃？」

研修医A「今朝，奥様が起こしにいったときに様子がおかしく，うまくしゃべれずに言いたいことが言えなそうで，さらに右側の手足を動かさないことに気づかれて，救急車を呼んだようです．昨晩，22時頃に寝られた時には普段通りだったとのことでした」

上級医B「『Wake up Stroke』ということか．脳梗塞として，どの臨床病型かな？　臨

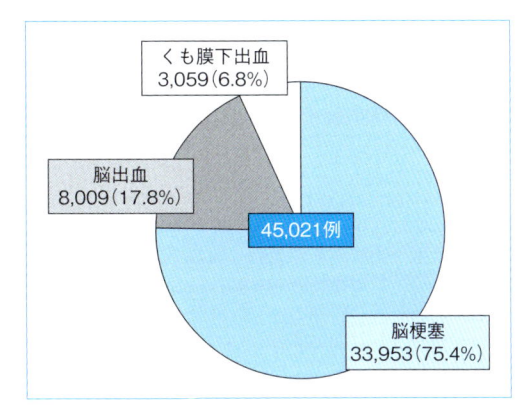

図1 脳卒中データバンク2009による全国急性期脳卒中の病型別の割合（文献[1]より引用）．

床病型を決めないと治療法が決められないよね」

研修医A「臨床病型？？？　すいません．それって…」

上級医B「えっ…．ラクナ梗塞とかアテローム血栓性梗塞とか心原性脳塞栓症とか聞いたことがないかい？」

研修医A「あります！あります！それを臨床病型というのですね．」

Comment

　全国から約45,000例の脳卒中を集めた脳卒中データバンク2009の結果によると，図1に示すように急性期脳卒中の75％は脳梗塞と診断されています[1]．くも膜下出血は発症症状が脳出血や脳梗塞とは異なりますし，くも膜下出血と脳出血は頭部CTで即座に除外できますから，本症例のように急に発症した局所神経脱落症状を呈しており，頭部CTで脳出血がないとすると，脳梗塞である可能性が最も高いことになります．

　脳梗塞はその発症機序に基づいて臨床病型に分け，それぞれに最適な治療法を選択する必要があります．脳梗塞の臨床病型は1990年に発表されたNational Institute of Neurological Disorders and Stroke (NINDS) の臨床病型[2]が最も良く用いられています．そして，その診断基準としては，Trial of Org 10172 in Acute Stroke Treatment (TOAST) の臨床試験で使われた診断基準[3]が広く利用されています（表1，2）．

　脳卒中データバンク2009の集計では，脳梗塞の臨床病型別の頻度は図2のように，ラクナ梗塞の割合が減り，アテローム血栓性脳梗塞と心原性脳塞栓症の割合が増えてきています[1]．

　どの臨床病型かによって，急性期に行う治療法，さらに慢性期の再発予防の治療法が異なってきますので，臨床病型をできるだけ早く診断して治療を開始する必要があります．急性期脳梗塞の治療方針を図3に示します．

表1 脳梗塞臨床病型診断のためのTOASTの診断基準[3]

① Large-artery atherosclerosis（アテローム血栓性梗塞）：主幹動脈にアテローム硬化によると考えられる50％を超える狭窄あるいは閉塞が臨床的および画像診断で認められること．
② Cardioembolism（心原性塞栓）：中等度から高危険と考えられる塞栓源となる心疾患（表2）があり，心由来の栓子が動脈を閉塞させたと考えられる場合．
③ Small-artery occlusion (lacune)（ラクナ梗塞）：臨床症状はラクナ症候群の一つを呈し，大脳皮質症状を有さず，画像で脳幹または半球皮質下に1.5 cm未満の病巣であること，塞栓源となる心疾患や頭蓋外主幹動脈に50％を超える狭窄を認めないこと．
④ Acute stroke of other determined etiology（その他の脳梗塞）：血管炎，凝固亢進状態，血液疾患といった稀な原因による脳梗塞
⑤ Stroke of undetermined etiology（原因不明の脳梗塞）：原因検索にも関わらず，病態が同定できないものや，2つ以上の病態の可能性があり，どちらか特定できないもの

表2 TOASTの診断基準で記載された心原性脳塞栓症の塞栓源となる心疾患[3]

高危険群	中等度危険群
機械弁	僧帽弁逸脱
心房細動を伴う僧帽弁狭窄	僧帽弁輪石灰化
心房細動（孤立性心房細動を除く）	心房細動を伴わない僧帽弁狭窄
左心房/左心耳血栓	左心房内乱流（smoke）
洞不全症候群	心房中隔瘤
4週間以内の心筋梗塞	卵円孔開存
左心室内血栓	心房粗動
拡張型心筋症	孤立性心房細動
左心室壁運動の部分的な消失	生体弁
心房粘液腫	非細菌性血栓性心内膜炎
感染性心内膜炎	うっ血性心不全
	左心室壁運動の部分的な低下
	4週から6ヵ月未満の心筋梗塞

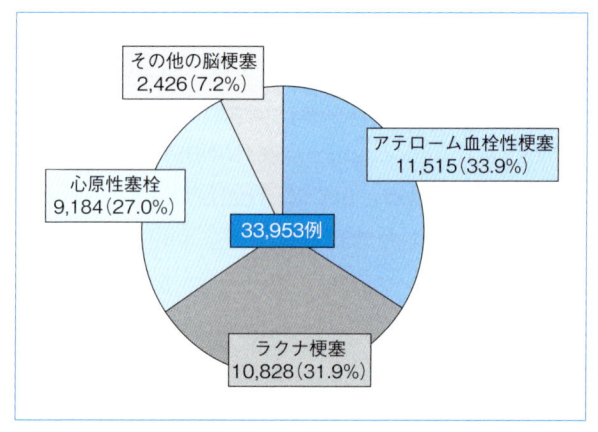

図2 脳卒中データバンク2009による脳梗塞の病型別の割合（文献[1]より引用）．

- その他の脳梗塞 2,426（7.2％）
- 心原性塞栓 9,184（27.0％）
- アテローム血栓性梗塞 11,515（33.9％）
- ラクナ梗塞 10,828（31.9％）
- 33,953例

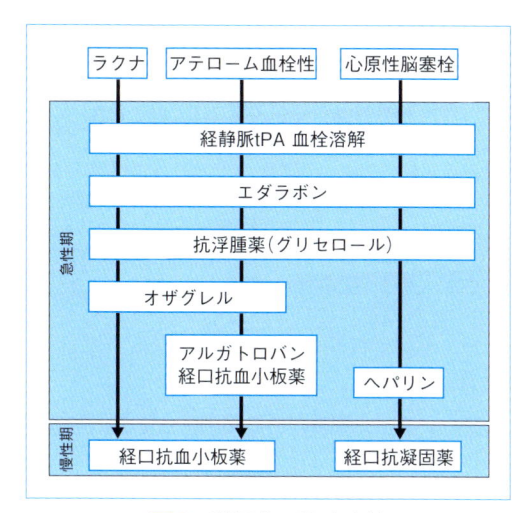

図3 脳梗塞の治療方針

表3 脳梗塞臨床病型診断のためのTOASTの診断基準の表（文献3）より引用）

	アテローム血栓性梗塞	心原性塞栓	ラクナ梗塞
臨床症状			
皮質または小脳症状	＋	＋	−
ラクナ症候群	−	−	＋
画像所見			
皮質，小脳，脳幹，皮質下に＞1.5 cmの梗塞	＋	＋	−
皮質下または脳幹に＜1.5 cmの梗塞	−	−	＋/−
検査			
主幹動脈に＞50％の狭窄	＋	−	−
塞栓源となる心疾患	−	＋	−

脳梗塞の危険因子の問診の重要性

上級医B「脳梗塞の臨床病型を診断するには，どうしたらいいかな？」

研修医A「MRIをとれば，診断できると思いますから，すぐ撮影しましょう」

上級医B「確かにMRIはきわめて重要な検査だけれど，それだけでは診断できない場合が多いよ．まずは，きちんと神経所見をとって，局所診断をして，現在の臨床症状がどの部位の障害かを見きわめることが大切だね．この症例の神経所見で異常はどのようなところかな？」

研修医A「失語があることと，右片麻痺が認められているところだと思います」

上級医B「そうだね．失語と右片麻痺だから，左中大脳動脈領域の大脳皮質を含めた障害と考えられるね．でもその前に，これまでの臨床経過や危険因子の有無をチェックする必要があるよ．この人の既往歴は，高血圧と糖尿病以外には心房細動と思わ

表4 脳卒中の危険因子（文献4）より引用）

調整不能な危険因子
　年齢，性，人種/民族，遺伝因子，出産時低体重

十分に証明され調整可能な危険因子
　高血圧症，タバコ煙への曝露，糖尿病，心房細動や他の心疾患，脂質異常症，頸動脈狭窄，鎌状赤血球症，閉経後のホルモン補充療法，栄養不良，運動不足，肥満や体脂肪分布

十分に証明されていない，または調整の可能性のある危険因子
　片頭痛，メタボリックシンドローム，飲酒，薬物乱用，睡眠関連呼吸障害，高ホモシステイン血症，高リポ蛋白（a）血症，過凝固，炎症と感染

表5 脳卒中の危険因子とその相対危険率（文献5）より引用）

危険因子	罹患率	相対危険率
高血圧	25〜40	3〜5
高コレステロール血症（>240 mg/dl）	6〜40	1.8〜2.6
喫煙	25〜40	1.5
運動不足	25〜40	2.7
肥満	18	1.8〜2.4
大量飲酒	2〜5	1.6
心房細動	1	非弁膜症性　5 弁膜症性　17

れる不整脈は指摘されたことはなかったようだね．冠動脈疾患や末梢動脈疾患を指摘されたことはない？　TIAと思われるような一過性の症状も含めたエピソードはなかったかな？　内服薬は何を飲んでいる？　喫煙は？　最近，健康診断を受けてる？」

研修医A「えっと，すいません．もっと詳しく問診してきます！」

Comment

　脳梗塞は脳の血管の病気ですから，動脈硬化の危険因子の有無をチェックする必要があります．脳梗塞の危険因子としては，表4に示すような調整できない年齢などの危険因子もあります[4]が，それ以外に動脈硬化に関連する高血圧，脂質異常症，糖尿病，喫煙，そして，不整脈などもあり，その有無を必ず聴取する必要があります．調整可能な危険因子とそれぞれの相対危険率を表5に示します[5]．若年者で危険因子が全くない場合には通常の脳梗塞は考えにくくなり，痙攣発作後などの脳梗塞以外の疾患の可能性も高くなります．

　TIAは一過性に症状が出現しても完全に回復してしまうため，病歴が重要になります．本症例のように失語があると家人から聴取するしかありませんが，TIAが先行していたとすると既に何か抗血栓薬を内服していることもあり，治療を考えるうえで考慮する必要が出てきます．既往歴としての冠動脈疾患や一過性の不整脈があるかどう

かも心原性脳塞栓症を疑う根拠となります．心原性脳塞栓症の原因として最も多い心房細動は，一過性であっても塞栓源となりますから，来院した時に洞調律でも除外できません．

表4にはありませんが，慢性腎臓病（CKD）は心血管疾患のハイリスク群ですし，腎機能障害があると薬物療法の選択や投与量，また，造影剤を使った検査が禁忌であるかもしれません．悪性疾患があるとトルーソー症候群 Trousseau's syndrome の可能性も出てきます．

頸動脈エコーの有用性について

研修医A「これまで高血圧と糖尿病以外の危険因子は指摘されたこともなく，高血圧と糖尿病は治療もされていなかったようです．MRIの結果は，予想通り左中大脳動脈領域の大脳皮質に拡散強調画像で4cm大の新しい脳梗塞巣が認められました．MRアンギオグラフィーでは頭蓋内に明らかな狭窄や閉塞はありませんでした」

上級医B「臨床病型は何になる？」

研修医A「臨床症状がラクナ症候群ではありませんし，皮質に梗塞がありますから，ラクナ梗塞ではありません．頭蓋内の中大脳動脈や内頸動脈に狭窄や閉塞がありませんから，アテローム血栓性脳梗塞ではないと思います」

上級医B「MRIでわかるのは頭蓋内の血管だけだよね．でも頭蓋外の血管が狭窄していることも多いんだよ．診察で左頸部に血管雑音は聞こえなかった？ 頭蓋外血管の狭窄を否定する必要があるから，頸動脈エコーをしようよ」

Comment

臨床病型を診断するには表1，2，3に含まれる各項目を念頭において検査を詰めていく必要があります．本症例では臨床症状と梗塞の位置，大きさからラクナ梗塞は否定できます．主幹動脈病変として頭蓋内はMRアンギオグラフィーで否定できましたが，頸部動脈病変は可能性が残されています．内頸動脈起始部はアテローム硬化の好発部位であり，同部位の狭窄による脳梗塞は，再発予防として内頸動脈内膜剥離術（CEA）や頸動脈ステント留置術（CAS）の適応となることから，その診断は重要です．頸動脈起始部は甲状軟骨の横に位置することから，同部位を聴診することで，狭窄に一致して血管雑音を聴取することがあります．ただし，狭窄度が強いと，雑音が聞こえなくなりますから，雑音聴取だけで狭窄を除外することはできません．その場合，超音波検査が有用です．また，有意な狭窄がなくても超音波検査による頸動脈の内膜中膜肥厚（IMT）を測定することで動脈硬化の程度を評価することができます．アテローム血栓性脳梗塞の診断には頭蓋内ばかりでなく，頭蓋外の主幹動脈の病変についてもきちんと検索する必要があります．

アテローム血栓性か心原性が迷うときの対応は？

研修医A「頸動脈超音波検査では内頸動脈起始部には明らかな狭窄は認められませんでした．来院時の心電図は洞調律でしたから，心原性脳塞栓症の可能性も低いと思います」

上級医B「一過性心房細動は否定できないから，心原性脳塞栓症の可能性は残っているけど，確かに，現時点ではラクナ梗塞以外の脳梗塞，という診断になってしまうね．他の検査結果は出た？」

研修医A「血液検査上は，HbA1c（NGSP）が7.0％と高いですが，腎機能も異常はなく，D-dimerなどの凝固系も異常がありません．フリーラジカルを抑えるエダラボンの点滴を開始したいと思いますが．抗血栓療法はどうしましょうか？」

Comment

図4に脳卒中の病型診断の流れをまとめます．心原性脳塞栓症の診断根拠となる塞栓源となる心疾患の診断には，1回の心電図だけでは不十分ですので，心臓超音波検査や入院中の心電図モニター，24時間心電図（ホルター心電図）などを行う必要があります．

最近，増加していると思われるのが大動脈原性の動脈原性塞栓症による脳梗塞です．大動脈のアテローム硬化によって粥腫の一部，あるいはそこに付着した血栓が剥離して塞栓性の梗塞を起こします．この診断には大動脈，特に上行大動脈と大動脈弓の領域を含めた病変を検査する必要があります．CTアンギオグラフィーや経食道心臓超

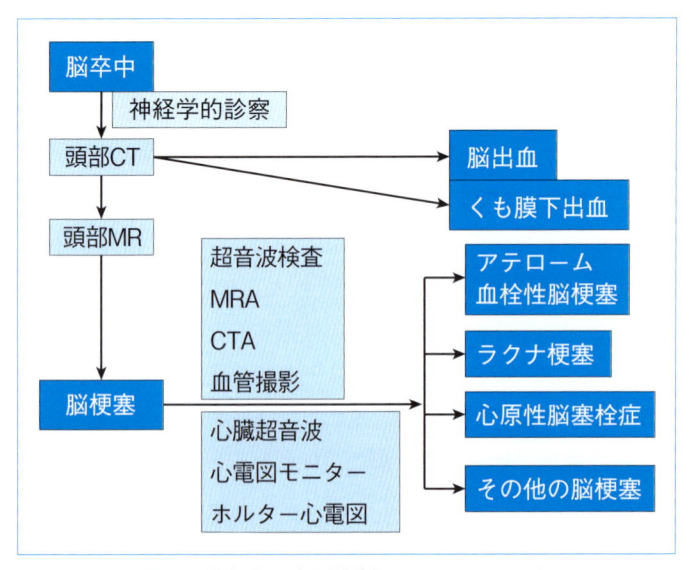

図4 脳卒中の病型診断のフローチャート
MRA：MRアンギオグラフィー
CTA：CTアンギオグラフィー

音波検査によって診断しますが，発症直後にはなかなか検査が難しい場合も多いのが実情です．

本症例のようにさまざまな検査でも最終的に臨床病型が決められないことはしばしばあることです．図3に示したようにいずれの病型でも腎機能障害さえなければエダラボンは使用できます．

アテローム血栓性脳梗塞と考えると，抗トロンビン薬であるアルガトロバンと経口抗血小板薬，心原性脳塞栓症と考えると再発予防のためには抗凝固薬が選択されます．

アテローム血栓性脳梗塞の場合に抗血小板薬と抗凝固薬の併用を行うのは，高度狭窄や閉塞のため生じる二次血栓による脳虚血の進行を抑えるためです．本症例のように頭蓋内および頭蓋外の主幹動脈に狭窄病変が全く認められなければ，急速に強力な抗血栓療法を開始する必要は少ないと考えられます．心原性脳塞栓症で急性期に抗血栓療法を行うのは再発予防目的ですので，再発の危険性が高い心疾患が認められなければ，抗凝固療法は発症1～2日後に頭部CTで出血性梗塞の有無を評価してから開始しても良いと考えます．

本症例では皮質梗塞があるにもかかわらず，主幹動脈に閉塞がないということは，閉塞した血管が再開通している可能性がありますので，皮質への塞栓がその病態と考えられます．塞栓源としては，主幹動脈および大動脈のアテローム硬化による動脈原性塞栓か心由来の心原性塞栓と考えられますが，いずれも現時点では塞栓源がはっきりしません．ということは，急いで抗血栓療法は行わなくても良いと思われます．出血性変化がないことを見きわめてから心原性脳塞栓の可能性が低ければ抗血小板療法，心原性脳塞栓の可能性が高ければ抗凝固療法を行うことになります．

病棟での治療的アプローチ

Branch Atheromatous Disease（BAD）とは

研修医A「昨日，同僚のところに入院した脳梗塞患者はBranch Atheromatous Disease（BAD）と診断されて治療されているのですが，BADはどの病型になるのですか？」

上級医B「どんな症状で来院して，どのように治療している？」

研修医A「左不全麻痺で歩いて来院したようです．BADとの診断で，症状が軽い割に，抗トロンビン薬と抗血小板薬の併用で強力に治療されています」

上級医B「BADというのは，ちょっと厄介な脳梗塞なんだよね．強力に治療をしても進行が抑えられないことがよくあるんだよ」

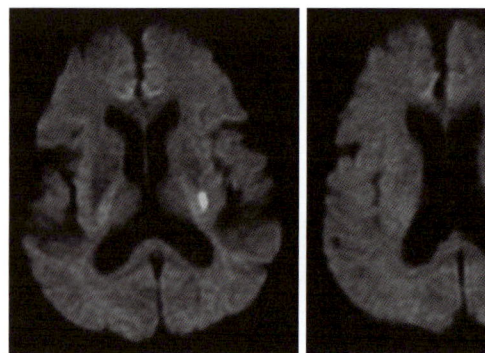

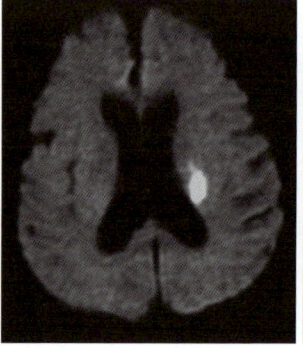

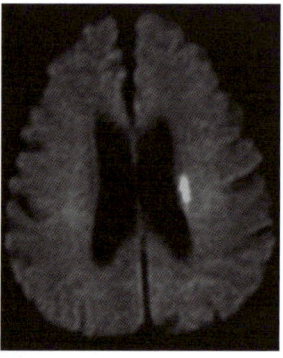

Ⅲ．代表的神経疾患の外来アプローチ

図1　BAD（外側レンズ核線条体動脈領域）
56歳，男性．右不全麻痺にて来院．頭部 MRI 拡散強調画像にて，左内包後脚〜放線冠に3スライスにわたる高信号域を認める．

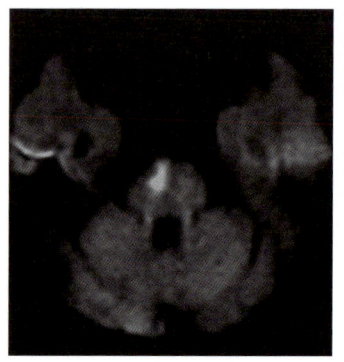

図2　BAD（傍正中橋動脈領域）
58歳，男性．左不全麻痺にて来院．頭部 MRI 拡散強調画像にて，右橋に腹側から楔状に伸びる高信号域を認める．

Comment

　BAD は穿通枝領域の脳梗塞ですが，穿通枝に沿って 1.5 cm を超えるような大きさの梗塞巣を呈する疾患です．

　病態としては穿通枝が主幹動脈から分枝する部分での閉塞機転によると考えられ，分岐部のアテローム硬化あるいは穿通枝の起始部の Microatheroma が原因と考えられています．典型的な BAD は中大脳動脈の外側レンズ核線条体動脈と脳底動脈からの傍正中橋動脈で認められます．外側レンズ核線条体動脈領域では梗塞巣は動脈に沿って頭蓋底から基底核・白質に 20 mm を超える梗塞巣となり，通常の MR の水平断層像 7 mm 厚の場合には3スライス以上にわたって梗塞が認められる特徴があります．傍正中橋動脈の BAD では梗塞巣が橋腹側まで楔状に特徴的な梗塞の形を呈します．

　BAD の診断は主幹動脈に 50％以上の狭窄がないことと，塞栓源となるような心疾

患がないこと，そして特徴的な梗塞巣の形から診断することになります[6]．臨床的にはラクナ症候群を呈することが多く，症状だけからはラクナ梗塞との鑑別はできません．

BADの一番の問題は，治療抵抗性に神経症状が進行することがしばしば認められることです[7]．神経症状が進行してから治療を変更したり追加したりしても神経症状進行はなかなか止められないことが多いことから，「ラクナ梗塞かな？」と思ってもMRIでの梗塞巣がBADの好発部位で，穿通枝に沿って長い梗塞巣であったら，BADと考えて治療する必要があります．治療としては，ラクナ梗塞としてよりはアテローム血栓性脳梗塞に準じて，エダラボン＋アルガトロバン＋アスピリンローディング＋シロスタゾールというように強力な治療を早期から開始する必要があります．

慢性期再発予防治療について

研修医A「抗血栓薬はどのようにして選んだらよいのでしょうか？」
上級医B「慢性期で使う予定の抗血栓薬を念頭において，急性期からうまく治療継続するようにすればいいよね．抗血栓薬としてはどんな薬があるか知っているかな？」
研修医A「経口抗血小板薬ではアスピリン，クロピドグレル，シロスタゾール，抗凝固薬ではワルファリン，新規抗凝固薬として，ダビガトラン，リバーロキサバン，アピキサバンと本には書いてありますが，使い分けとなると…．なにか使い分けの指標はあるのですか？」

Comment

慢性期再発予防の基本は，危険因子の厳格な管理と抗血栓療法ということになります．危険因子は表4に示されていますが，高血圧，糖尿病，脂質異常症のコントロール，禁煙と運動指導，ということになります．このうち，高血圧については，脳梗塞の急性期に降圧治療を行うことは虚血を助長する危険性があることから，よほど高くない限り，急いで降圧をはかる必要はありません．1～3カ月かけて高血圧治療ガイドラインに示された140/90 mmHg未満を目標に下げていきます．

抗血栓療法は，ラクナ梗塞やアテローム血栓性脳梗塞などの非心原性脳梗塞には抗血小板薬，非弁膜症性心房細動からの心原性脳塞栓症には抗凝固薬で再発予防します．

非心原性脳梗塞の再発予防に保険適応のある抗血小板薬としては，アスピリン，チクロピジン，クロピドグレル，シロスタゾールがあります．

アスピリンは値段も安いことから国際的には最も頻用されています．脳梗塞の再発予防効果については相対危険率で22%程度の低下が期待できます．しかし，絶対値はかなり低くなりますが，脳出血を1.9倍に有意に増加させてしまいます[8]．

チクロピジンは肝臓および血液学的な副作用からほとんど使われなくなり，クロピドグレルに代わっていますが，クロピドグレルはアスピリンと比較した臨床試験から，

脳梗塞例で心血管イベントの発症率をアスピリンよりも 7.3％ 低下させることができることが示されています[9]．最近の市販後調査からはクロピドグレル内服例での本邦での脳出血発症率はかなり低いことが示されています[10]．

シロスタゾールは脳梗塞症例で，脳卒中発症はアスピリンよりも 26％ 低く，脳出血は 64％ も低いことが示されています[11]．シロスタゾールは最大投与量から始めると頭痛が生じる場合があることから，少量から漸増して投与する場合もあります．また動悸や頻脈を呈することがあります．

アスピリンは投与 30 分ほどで抗血小板効果が得られますが，クロピドグレルは保険ではローディングが認められていないことから，維持量で投与すると数日間は抗血小板作用が十分に得られない可能性があります．シロスタゾールも漸増する場合には当初は抗血小板作用が不十分な可能性がありますので，クロピドグレルやシロスタゾールを使う場合には，十分な抗血小板作用が得られるまでは，点滴製剤や他の抗血小板薬を併用することによって治療効果が落ちないようにする工夫が必要ということになります．

非弁膜症性心房細動による心原性脳塞栓症の再発予防には抗凝固療法が必要です．ワルファリンは PT-INR（International Normalized Ratio）が目標値に達するまでに時間がかかることから，その間はヘパリン点滴による抗凝固療法を先行，併用する必要があります．新規抗凝固薬はいずれも立ち上がりが早い特徴がありますので，内服開始によって抗凝固療法が速やかに開始できる利点があります．新規抗凝固薬の効果はワルファリンとほぼ同等かそれを上回る脳卒中発症予防効果があり，頭蓋内出血はワルファリンより有意に少ないことがわかっています[12～14]．そして，新規抗凝固薬は PT-INR のモニターが必要ないこと，食事や他の薬剤の影響を受けにくいことから使いやすい薬剤だと考えられます．しかし，薬剤によって程度の差はありますが，腎機能障害があると薬剤濃度が上がる危険性がありますので，薬剤量や適応に注意する必要があります．

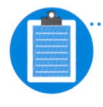

病診連携のポイント

- 脳梗塞は t-PA による治療可能時間をすぎていても，一刻も早く治療する必要があり，専門病院への救急搬送が必要です．疑ったら救急車を迷わずに呼んでください！
- TIA は 48 時間以内に 5～10％ が脳梗塞を発症する危険性があり，症状は消失していても緊急で専門病院を紹介してください．
- 脳梗塞の急性期治療は臨床病型によって異なり，慢性期再発予防も病型に基づいて最適な治療を行う必要があります．専門病院からの情報提供を元に，的確な治療継続をしていただくことで，再発を抑えることが可能です．

参考文献

1）荒木信夫，大櫛陽一，小林祥泰：急性期脳卒中の実態，病型別・年代別頻度―欧米・アジアとの比較．In：小林祥泰編．脳卒中データバンク 2009．中山書店，2009：22-23
2）Special report from the national institute of neurological disorders and stroke：Classification of cerebrovascular diseases ⅲ. Stroke 1990；**21**：637-676
3）Adams HP Jr, Bendixen BH, Kappelle LJ, Biller J, Love BB, Gordon DL, Marsh EE, 3rd.：Classification of subtype of acute ischemic stroke：Definitions for use in a multicenter clinical trial. Toast. Trial of org 10172 in acute stroke treatment. Stroke 1993；**24**：35-41
4）Goldstein LB, Bushnell CD, Adams RJ, Appel LJ, Braun LT, Chaturvedi S, Creager MA, Culebras A, Eckel RH, Hart RG, Hinchey JA, Howard VJ, Jauch EC, Levine SR, Meschia JF, Moore WS, Nixon JV, Pearson TA：Guidelines for the primary prevention of stroke：A guideline for healthcare professionals from the american heart association/american stroke association. Stroke 2011；**42**：517-584
5）Straus SE, Majumdar SR, McAlister FA：New evidence for stroke prevention：Scientific review. JAMA 2002；**288**：1388-1395
6）高木　誠：脳血管障害　branch atheromatous disease. Annual review 神経 2006，中外医学社，119-128
7）星野晴彦，高木　誠，山本康正，石橋靖宏，寺山靖夫，武田英孝，棚橋紀夫，足立智英，田口芳治，高嶋修太郎，田中耕太郎，安井敬三，鈴木則宏：Branch atheromatous disease における進行性脳梗塞の頻度と急性期転帰．脳卒中 **2011**；33：37-44
8）Baigent C, Blackwell L, Collins R, Emberson J, Godwin J, Peto R, Buring J, Hennekens C, Kearney P, Meade T, Patrono C, Roncaglioni MC, Zanchetti A：Aspirin in the primary and secondary prevention of vascular disease：Collaborative meta-analysis of individual participant data from randomised trials. Lancet 2009；**373**：1849-1860
9）A randomised, blinded, trial of clopidogrel versus aspirin in patients at risk of ischaemic events （caprie）. Caprie steering committee. Lancet 1996；**348**：1329-1339
10）佐藤志樹，宇佐美牧子，横森淳二：非心原性脳梗塞患者を対象としたクロピドグレル硫酸塩（プラビックス錠）の使用実態下における安全性ならびに有効性の検討―cosmo study（clopidogrel safety and effectiveness with non-cardio embolic stroke）―．新薬と臨床 2012；**61**：151-177
11）Shinohara Y, Katayama Y, Uchiyama S, Yamaguchi T, Handa S, Matsuoka K, Ohashi Y, Tanahashi N, Yamamoto H, Genka C, Kitagawa Y, Kusuoka H, Nishimaru K, Tsushima M, Koretsune Y, Sawada T, Hamada C：Cilostazol for prevention of secondary stroke（csps 2）：An aspirin-controlled, double-blind, randomised non-inferiority trial. Lancet Neurol 2010；**9**：959-968
12）Connolly SJ, Ezekowitz MD, Yusuf S, Eikelboom J, Oldgren J, Parekh A, Pogue J, Reilly PA, Themeles E, Varrone J, Wang S, Alings M, Xavier D, Zhu J, Diaz R, Lewis BS, Darius H, Diener HC, Joyner CD, Wallentin L：Dabigatran versus warfarin in patients with atrial fibrillation. N Engl J Med 2009；**361**：1139-1151
13）Patel MR, Mahaffey KW, Garg J, Pan G, Singer DE, Hacke W, Breithardt G, Halperin JL, Hankey GJ, Piccini JP, Becker RC, Nessel CC, Paolini JF, Berkowitz SD, Fox KA, Califf RM：Rivaroxaban versus warfarin in nonvalvular atrial fibrillation. N Engl J Med 2011；**365**：883-891
14）Granger CB, Alexander JH, McMurray JJ, Lopes RD, Hylek EM, Hanna M, Al-Khalidi HR, Ansell J, Atar D, Avezum A, Bahit MC, Diaz R, Easton JD, Ezekowitz JA, Flaker G, Garcia D, Geraldes M, Gersh BJ, Golitsyn S, Goto S, Hermosillo AG, Hohnloser SH, Horowitz J, Mohan P, Jansky P, Lewis BS, Lopez-Sendon JL, Pais P, Parkhomenko A, Verheugt FW, Zhu J, Wallentin L：Apixaban versus warfarin in patients with atrial fibrillation. N Engl J Med 2011；**365**：981-992

〈星野　晴彦〉

3 一過性脳虚血発作（TIA）

―TIA こそ緊急で対処しなければならない病態です―

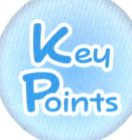

Key Points

① TIA は緊急疾患であり，脳梗塞が差し迫った病態です．
② $ABCD^2$ スコアを用いて適切なリスクの評価をしましょう．
③ TIA 発作の後 90 日以内に 10％の症例で脳梗塞を発症し，発症者の半分は 2 日以内に脳梗塞を発症します．
④ 適切な治療介入で，脳梗塞発症が 80％低減されます．
⑤ TIA への治療は脳梗塞と同じです．緊急疾患として正しく診断し，治療を行うことが必要です．

救急外来における診療アプローチ

TIA の概念を改めて確認しましょう

研修医 A「患者は 76 歳，男性です．一過性の右上下肢脱力にて来院されました．脱力は 30 分位続いたようですが，その後消失しています．来院時には，血圧が 155/90 mmHg，明らかな麻痺，感覚障害はなく，その他の神経学的異常所見もありませんでした．NIHSS は 0 点です．心電図は洞調律で異常ありませんでした」

上級医 B「先生はどのような鑑別診断を考えてる？」

研修医 A「TIA が最も疑わしいと思います」

上級医 B「そうだね．確かに TIA の可能性が強そうだけど，どうして TIA を起こしたんだろう？　どんな機序かな？」

研修医 A「どうしてといわれると…．いずれにしてもすっかり治っていますし，あまり深く考えなくてもよいかなと思うのですが」

上級医 B「TIA は発症した機序を考えることが一番大事なんだよ！　機序によって治療方針が異なってくるのだから，まずそこをしっかり考えよう！」

研修医 A「わかりました」

上級医 B「それでは，診断を確定するためにどのような検査が必要かな？」
研修医 A「頭部 CT または MRI での精密検査が必要だと思いますが…」
上級医 B「TIA だとしたら，頭部 MRI では異常が出るのかな？ 頭部 MRI で脳梗塞なのか TIA なのかを区別することができるんだっけ？」
研修医 A「………．」

Comment

TIA に対して，日頃どのように対処していますか？ TIA は症状が短時間で消失してしまうため，軽症で様子を見てよい疾患と考えてはいないでしょうか．ここでは TIA への認識を再確認してもらうとともに，対処について考えてみたいと思います．

① 一過性脳虚血発作はどのような病態か

一過性脳虚血発作（transient ischemic attacks：TIA）は，脳血管の一時的な閉塞により，一過性の局所神経脱落症状を示し，障害を残さずに改善する病態を言います．旧厚生省研究班の診断基準によると"①脳虚血による局所神経症候が出現するが，24 時間以内（多くは 1 時間以内）に完全に消失する．②症状は急速に完成し，かつ急速に寛解することが多い．③出現しうる症候は多彩であるが，内頸動脈系と椎骨動脈系に大別しうる"と定義されています[1]．かつての米国 NINDS の診断基準もほぼ同様の基準となっていました[2]．神経症状が持続する時間はさまざまです．従来の TIA の定義では最長 24 時間以内に症状が消失する症例となっていましたが，通常は 1 時間以内に症状は消失し，多くは数分から 30 分の持続時間であると報告されています．Werdelin らは TIA 症例の内，50％は 1 時間以内，90％は 4 時間以内に症状が消失し[15]，

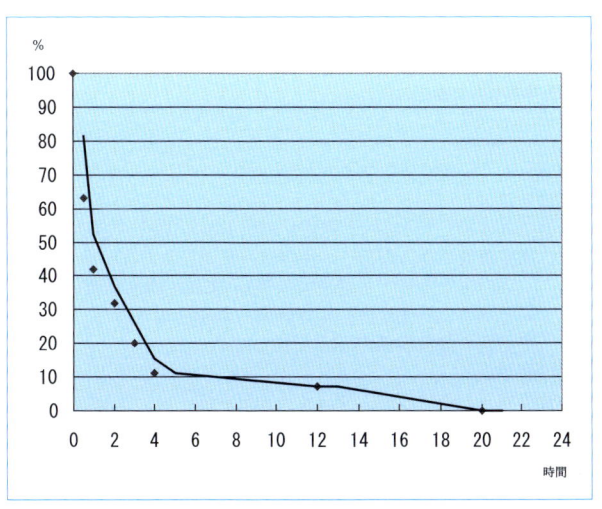

図 1　TIA を認めた症例の割合と持続時間の関係
持続時間は短い症例が多く，24 時間近く持続する症例はきわめて少ない．

Levyらは1時間以上症状が持続し，24時間以内に症状が消失する症例は15%にすぎないとしています（図1）．発症機序は脳梗塞と同様でアテローム血栓性梗塞，心原性脳塞栓症，ラクナ梗塞などと同様の機序で発症します．

② TIAの症状は

TIAで認められる局所神経症候は虚血に陥った血管領域に対応した神経脱落症状を示すものであり，血管領域との対応ができない神経症候は非局所神経症候となり，通常はTIAと呼ぶべきではありません．表1に局所神経症候の一覧を示します．また，直接の局所神経症候ではありませんが，眼動脈が一時的に閉塞することで生じる一過性黒内障も特徴的な眼症状としてよく知られています．TIAと間違われやすい非局所神経症候として代表的なものを表2に示します．意識消失発作を含む意識障害，認知機能障害，全身性の脱力，他の神経症候，所見を伴わないめまい（動揺性，回転性ともに），しゃべりにくさなどは頻繁に遭遇する症状ですが，TIAとしては特異度の高い症状ではありません．

表1　TIAで認める局所神経症候

運動症候
　一側半身全部，一部の運動麻痺
　同時に出現する両側性の運動麻痺
　嚥下困難

会話・言語の障害
　言語理解，言語表出の障害
　読字，書字障害
　言語緩慢
　失算

知覚障害
　体性感覚：一側半身の全部，一部の感覚変化
　視覚：片眼の視野全部，一部の視力喪失
　　同名半盲
　　両側の盲
　　複視
　前庭：回転感

内頸動脈系，椎骨脳底動脈系の神経症候

内頸動脈系
　急性に発症し，2分以内に完成する以下の1項目以上の神経症候を示す．
　a．運動障害：構音障害，一側半身（顔面を含まない場合もある）の脱力・麻痺，巧緻運動障害
　b．一眼の視力障害（一過性黒内障），まれに同名半盲
　c．知覚障害：一側半身の知覚鈍麻，異常感覚
　d．失語症：優位半球のTIAで見られる

椎骨脳底動脈系
　急性に発症し2分以内に完成する神経症候
　a．運動障害：一側あるいは両側半身の脱力・麻痺，巧緻運動障害．部位は上肢，下肢，顔面の組み合わせ．
　b．知覚障害：一側あるいは両側の知覚鈍麻，異常感覚
　c．視力障害：同名半盲，両側視野の視力喪失
　d．平衡障害，不安定性，バランス障害，回転性めまい，複視，嚥下障害，構音障害．（これらの症候が単独で出現する場合にはTIAと診断しない）

表2　非局所神経症候

全身性の脱力，知覚障害
faintness, imbalance
単独あるいは両眼の視力障害を伴う意識障害，あるいは fainting
尿，または便失禁
昏迷，記憶障害
回転感
嚥下困難
言語緩慢
複視
バランス障害

　TIAの局所神経症候は特定の血管支配領域の虚血であるため，すべての症状がほぼ同時に起きることが原則で，症状が拡大する場合や部位が変化していく場合はTIAではないことが多いです．また，めまい，複視，構音障害，嚥下障害など脳幹・小脳に関連する症候が単独で出現する場合もTIAの診断感度としては低いものになります．ただし，これらの神経症候を単独で示すこともあり，その鑑別は慎重に行わなければなりません．以上のように局所神経症候と非局所神経症候を正確に鑑別することが困難な症例も多く，また，このような神経症候の混同から意識消失発作などはしばしばTIAと診断され，治療されている症例があります．

a）運動神経症候

　運動麻痺はTIAの神経症候では最も頻度が高く，通常は一側性の運動麻痺を示します．運動麻痺は知覚障害と合併することが多いですが，その頻度は20〜60％と報告により異なり，運動麻痺単独の症例は15〜25％と言われています．両側性運動麻痺を示す症例は少ないですが，脳幹の虚血で認める場合があり，このような症例では脳神経症状などを伴う場合が多いです．

b）言語障害

　言語障害は大脳皮質症状である言語理解，表出，書字などの障害である失語症と，構音器官の運動障害によって生じる構音障害に分けられます．言語に関する障害がTIAで認められる頻度は比較的高く，失語症は18％，構音障害は23％の症例に認められたという報告があります．失語症は通常中大脳動脈領域の虚血により生じ，運動麻痺など他の神経症候とともに認められることが多く，TIAとして単独で認める頻度は低いです．TIAによる構音障害は他の神経症候に伴って認めることが原則であり，構音障害単独ではTIAと診断しません．

c）感覚障害

　感覚障害もTIAの神経症候として認める頻度の高い症状です．感覚障害はしびれ

感，ぴりぴり感として自覚されることが多く，四肢であれば末梢優位の分布を示すことが普通です．内頸動脈系，椎骨脳底動脈系のどちらでも感覚障害は認めますが，内頸動脈系では一側の上下肢，顔面に認めるのに対して，椎骨脳底動脈系では一側性だけでなく，両側性の知覚障害を認めることがあります．上下肢，あるいはそのどちらか，または顔面と上肢，下肢の障害側が異なる交代性の感覚障害を認める場合もあります．

d）視覚症状

一過性黒内障（amaurosis fugax）は TIA として代表的な視覚症状であり，頸動脈起始部に狭窄性病変が存在することを示唆する重要な症候です．発症機序は小塞栓子，または低灌流により眼動脈，網膜中心動脈の一過性虚血が生じ，一側の視機能が消失します．症状の持続時間は数秒から 2，3 分であり，5 分以内のことが多いとされています．

後頭葉皮質の虚血などで生じる同名半盲は，脳梗塞ではしばしば見られる所見ですが，TIA としては少ないものです．また，複視については単独で認めた場合，TIA と診断しないことが原則です．

e）前庭症状

めまいは，椎骨脳底動脈系の脳血管障害でしばしば認められる神経症候です．めまいは回転性めまい（vertigo），動揺性めまい（dizziness）などさまざまですが，TIA の診断基準では回転性めまい，平衡障害，不安定さを訴えるような dizziness に類する症状も単独で認める場合，TIA と診断しません．しかし，実際の TIA では回転性めまいのみを呈する症例を認めることがあり，注意は必要です．

③ TIA の概念

TIA の概念には変遷があり，考え方がかなり変わってきています．前述したように，旧厚生省研究班診断基準，NINDS 基準など古典的定義では，一過性の局所神経脱落症状を示し，症状持続時間が 24 時間以内，そして頭部 CT では異常所見が見られない症例とされていました．その後の画像診断の進歩，特に MRI での拡散強調画像（diffusion weighted image：DWI）の臨床応用により，急性期脳梗塞の診断感度が飛躍的に向上しました．DWI 以降の TIA の研究では，症状の持続時間を 24 時間以内とする従来の TIA 診断基準の症例では，17～64％に DWI で急性期脳梗塞と考えられる所見を観察したとする報告がされています．また，これらの症例では実際の症状持続時間は 60％の症例が 1 時間以内であったとされ，症状の持続時間は短くとも脳梗塞になっている症例はかなり多いことが明らかになってきました（図 2）．症状の持続時間で TIA を考えることに大きな矛盾が生じてきたわけです．そこで，近年海外で示されたガイドラインでは症状の持続時間を 1 時間以内とした定義も示され，2009 年に AHA/ASA

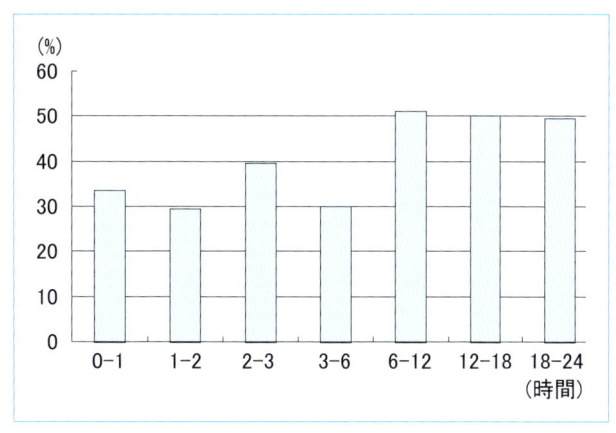

図2 TIAの持続時間と頭部MRI拡散強調像での高信号病変の出現頻度の関係
(Easton et al：Stroke 2009；40：2276-2293より改変)

から出された定義では，"a transient episode of neurological dysfunction caused by focal brain, spinal cord, or retinal ischemia, without acute infarction"とされています．この定義では従来あった時間軸が設定されておらず，画像上脳梗塞を伴わない一過性神経症候と定義されました．前述したように症状持続時間によってTIAを診断することにあまり意味がなく，脳梗塞という組織学的変化が生じているか否かということに重点が置かれています．ただ，この考え方には異論があり，本邦では厚生労働省のTIAに関する研究班で，"24時間以内に消失する脳または網膜の虚血による一過性の局所神経症候で，画像上の梗塞巣の有無は問わない．頭部MRI拡散強調像で新鮮病巣を認める場合は「DWI陽性のTIA」とする"という基準が示されています．

TIAは緊急疾患か？

上級医B「頭部MRIの所見はどうだった？」

研修医A「頭部MRIでは，特に異常所見はありませんでした．MRアンギオグラフィーも問題ないように見えます」

上級医B「そうだね．では，診断はTIAでよいかい？　そうだとしたら，今後の治療方針はどうする？」

研修医A「診断はTIAでよいと思います．症状はなくなり，本人はお元気ですし，頭部MRIでも異常はありませんので，このまま経過観察でよいかと…」

上級医B「うーん，経過観察か…．先生はacute cerebrovascular syndromeって概念を聞いたことがある？」

研修医A「いえ，聞いたことはないですが…」

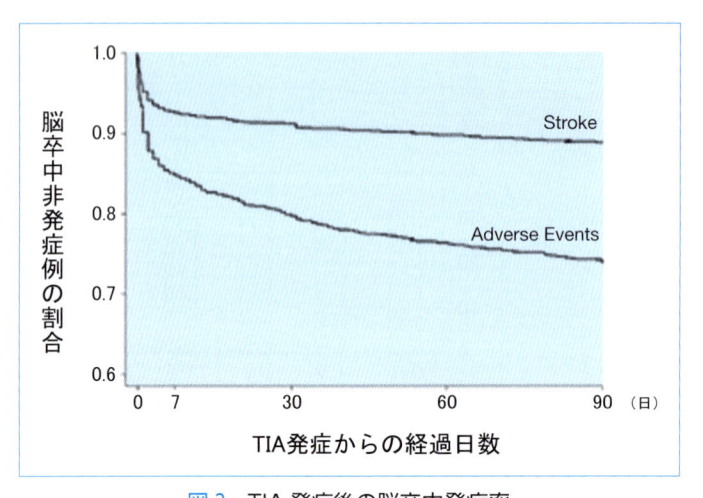

Ⅲ. 代表的神経疾患の外来アプローチ

図3 TIA発症後の脳卒中発症率
(Johnston, S. C. et al：JAMA 2000；284：2901-2906 より改変)

Comment

　TIAは多くの場合が数分間から30分間という短時間の発作ですので，救急外来を受診した際には症状が消失していることも多く，MRIなどの画像診断でも異常所見がないことが診断の定義になるため，TIAは軽症と考えられることが多い疾患です．しかし，本当にそうでしょうか？　実際には，TIAは決して軽症疾患ではありません．

　図3にTIAと脳梗塞発症との関連を示しますが，TIAを発症してから90日間の脳卒中発症率は10％程度と高率であり，実にその半数はTIAから2日以内に脳梗塞を発症しています．その他の研究，それらのメタ解析でも同様に90日以内に脳卒中を発症する危険度は15〜20％とする結果が示されており，TIA発症直後の数日間が最も脳梗塞発症の危険性が高く，非常に重要な期間であることがわかっています．急性冠症候群で不安定狭心症から高率に心筋梗塞を発症するのと同様にTIAも脳血管障害における不安定狭心症と同じように考えないといけません．その意味で，近年，acute coronary syndromeならぬacute cerebrovascular syndromeという概念で考えるべきであると提唱されています．

$ABCD^2$スコア

研修医A「TIAは緊急で対処しなければならない病態なのですね」

上級医B「その通りだね．先生はこの患者のリスクファクターについては聞いてみたかな？」

研修医A「はい．高血圧の治療を他院で受けていて，アンギオテンシンⅡ受容体薬を内服しています．糖尿病もありますが，食事療法のみでコントロールされています．脂質異常症はなく，10年前まで1日10本喫煙していました．飲酒は機会飲酒程度

表3 ABCD²スコア

Age（年齢）
　60歳以上：1点

Blood pressure（血圧）
　140/90 mmHg以上（初診時）：1点

Clinical Feature（臨床症状）
　片麻痺：2点
　構音障害：1点

Duration（神経症状の持続時間）
　60分以上：2点
　10〜59分：1点
　10分以内：0点

Diabetes（糖尿病）：1点

上記ポイント合計で算出，最高7点．各項目の頭文字をとってABCD²スコアと呼ぶ．
（Johnston SC, et al：Lancet 2007；369：283-292から改変）

です」

上級医B「そうすると，ABCD²スコアはいくらになる？」
研修医A「ABCD²スコアですか…．えっと…」

Comment

　前述のように，TIAは緊急疾患であることを踏まえ，そのリスク評価の指標として用いられているのがABCD²スコアです（表3）．表に示しているように，年齢，血圧，臨床症状，症状の持続時間，糖尿病の5つの要素からスコアを算出します．図4にABCD²スコア得点別の脳卒中発症リスクを示します．ABCD²スコア4点以上から，TIA発症後7日以内の脳卒中発症が5％を超え，発症後2日以内の脳卒中発症のリスクも高くなってきています．つまり，ABCD²スコア4点以上で脳卒中発症リスク高リスク群と位置づけることができ，これらの患者は適切な検査，治療が必要になります．また，ABCD²スコアはその後に発症する脳卒中の重症度もある程度予測することができ，図5に示すように，ABCD²スコアが増加するにつれて，TIA再発の頻度が減少し，major stroke発症が増加しています．このようにABCD²スコアは非常に簡便に算出することができ，TIA症例のリスク評価を行うことができるため，その点で重要なスコアと考えられます．

　冒頭の症例では，年齢76歳：1点，血圧155/90 mmHg：1点，片麻痺あり：2点，持続時間30分：1点，糖尿病：1点の計6点になり，高リスクのTIAとなります．1週間以内の脳卒中再発の危険性も10％以上となりますので，症状がなくなっているから経過観察ではなく，緊急の治療介入が必要な症例と言えます．

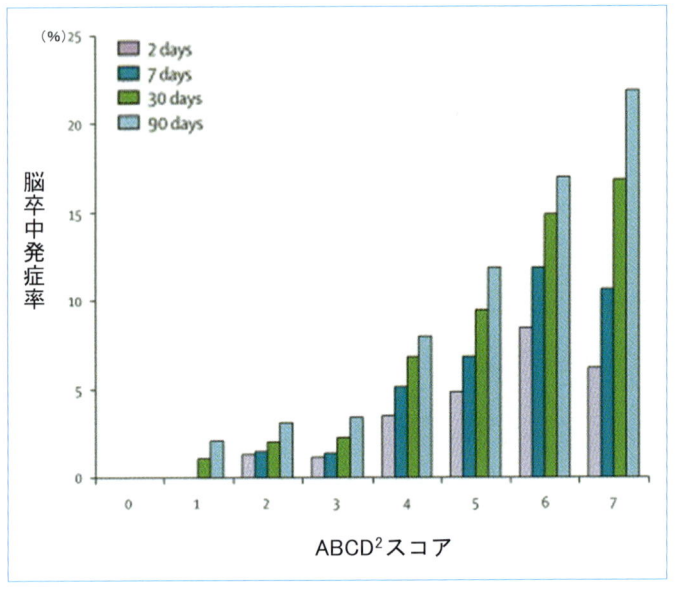

図4 ABCD²スコア別の脳卒中発症率と経過日数との関連
(Johnston SC et al：Lancet 2007；369：283-292 より改変)

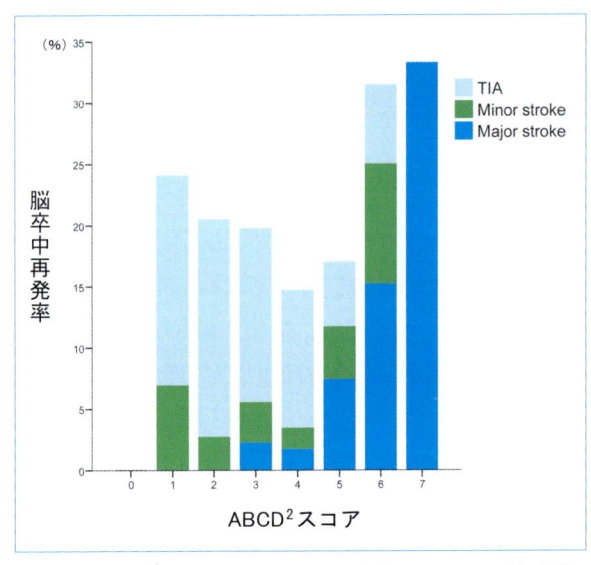

図5 ABCD²スコア別の TIA 発症後 7 日間での脳卒中再発率
(Chandratheva A et al：Stroke 2010；41：851-856 より改変)

TIA 症例への早期介入の意義

研修医 A「先程の患者は緊急入院してもらい，すぐに精査を行ってもらうことにしました」

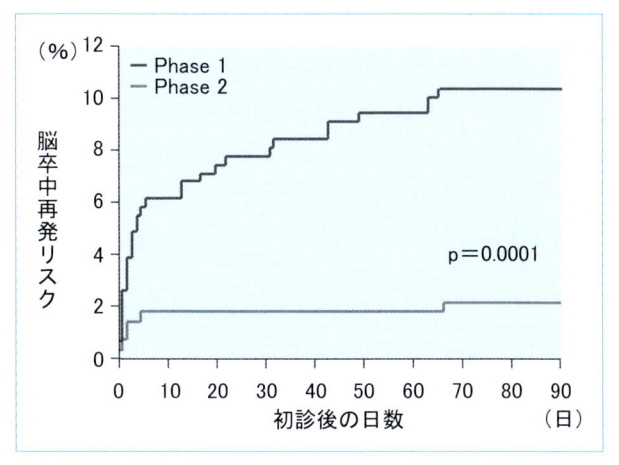

図6 TIAまたは軽症脳卒中患者における医療機関受診後の脳卒中発症の割合

phase 1：2002年4月1日から2004年9月30日まで
TIAまたは軽症脳卒中疑いの症例を初診医療機関が専門医療機関に予約で紹介，直ちに治療が開始されていなかった期間
phase 2：2004年10月1日から2007年3月31日まで
TIAまたは軽症脳卒中疑いの症例を初診医療機関から直ちに専門医療機関に紹介受診，診断確定後直ちに治療開始された期間
(Rothwell PM et al：Lancet 2007；370：1432-1442より改変)

上級医B「それが妥当な判断だと思うよ．実際TIAの症例に早期介入すると，脳卒中の再発率が大幅に減ったという報告があるんだよ」

研修医A「TIAの症例は，どれだけ迅速に評価を行うことが大事なのかということが身にしみてわかりました」

Comment

　英国で行われたEXPRESS試験の結果は，TIAに対する早期介入の重要性について示しています．図6に示すように，TIAまたは軽症脳卒中疑いの症例に，迅速な評価および治療を開始していなかった時期（phase 1）と，TIAまたは軽症脳卒中疑いの症例を直ちに専門クリニックに紹介し，早期に治療を開始した時期（phase 2）を比較すると，早期に評価および治療介入を行った時期では，それ以前と比較して脳卒中再発率が大幅に減少しています．SOS-TIA試験では，専門施設でTIA症例を24時間体制で入院を含めて受け入れるシステムを構築し診療したところ，TIA発症後90日間の脳卒中発症率が80％低下したと報告されています．このようにTIA症例に対して緊急のリスク評価，治療開始をすることにより脳卒中再発を大幅に低減させることが可能と考えられます．

　このようなことから，少なくともABCD^{2}スコア4点以上の症例では早期介入が必須であり，可能であれば入院での精査，治療が必要と考えられます．ABCD^{2}スコア6-7点のように高リスクのTIA症例では，入院での精査，治療が必要と考えられます．冒

頭の症例もこの中に入ります．

TIA の原因は脳梗塞と同様であり，心原性，アテローム血栓性などいくつかの原因が考えられます．心原性であれば抗凝固療法，アテローム血栓性であれば抗血小板療法が発症予防の中心になります．治療を誤ると十分な再発予防効果が得られないことも多いですので，特に高リスク群では早急に原因を確定し，適切な治療を開始しなければなりません．

治療介入へのポイント

上級医 B「さて，それではこの患者にどのような精査を行っていくつもりだい？」
研修医 A「そうですね…．頸動脈とか心臓の評価とかを中心に行いたいと思います」
上級医 B「そうだね．なんといってもアテローム血栓性とか心原性の要因が隠れていないかどうかを調べることが大事だね．そのためには頸動脈エコーや心エコー，ホルター心電図などが大事になるね」

Comment

TIA 症例に対しては緊急対応が必要ということを述べてきました．特に高リスク群ではいくら症状がなくなっていても（症状が消失した症例が TIA なのですが）入院を前提とした対応が必要です．そこで，治療介入へのポイントまとめてみると，
① リスクの評価：ABCD^2 スコアなど
② 画像診断：頭部 CT, MRI, 頸動脈エコー，心エコーなど
③ 病因の確定：心原性，アテローム血栓性，ラクナなど
④ 治療法の選択：抗凝固療法，抗血小板療法，外科的治療
が挙げられます．リスク評価，ABCD^2 スコアについては既に述べました．② 画像診断では，まず，CT, MRI などで急性期病変がないかどうかを確認します．頭部 MRI 拡散強調像で新規病変があれば，前述したように「DWI 陽性の TIA」となり，なければ通常の TIA と考えます．画像診断で更に重要なのが血管の評価です．救急外来の診療で比較的簡便に施行できる検査は，MRI での MR アンギオグラフィーや頸動脈エコーです．MR アンギオグラフィーでは頭蓋内血管，または頸部血管の評価が可能です．ただ，MRI はどの施設でも常にできるとは限りません．頭蓋内血管の評価には CT アンギオグラフィー，血管造影などもありますが，造影剤を使用する必要があり，侵襲的検査であったりするため，さらに限定されます．頸動脈エコーは救急外来でも簡便に実施でき，頸動脈狭窄の評価が可能です．頸動脈起始部の狭窄性病変は，TIA，脳梗塞の原因として非常に重要であり，是非実施したい検査です．また，心電図での心房細動の確認，心エコー検査での弁膜症の評価なども，心原性 TIA の診断に有用です．

TIA の原因はこれらリスク評価と，画像診断からなされます．冒頭の症例のような高リスク群では入院でこれらの検査を施行し，原因を確定させます．救急外来の段階

表 4 脳卒中治療ガイドライン 2009

TIA の急性期治療と脳梗塞発症防止
推奨

1. 一過性脳虚血発作（TIA）を疑えば，可及的速やかに発症機序を推定し，脳梗塞発症予防のための治療を直ちに開始しなければならない（グレード A）．
2. TIA の急性期（発症 48 時間以内）の再発予防には，アスピリン 160〜300 mg/日の投与が推奨される（グレード A）．
3. 非心原性 TIA の脳梗塞発症予防には抗血小板薬が推奨され，本邦で使用可能なものはアスピリン 75〜150 mg/日，クロピドグレル 75 mg/日（以上，グレード A），シロスタゾール 200 mg/日，チクロピジン 200 mg/日（以上，グレード B）である．必要に応じて降圧薬（アンギオテンシン変換酵素阻害薬など），スタチンの投与も推奨される．
4. 非弁膜症性心房細動（NVAF）を中心とする心原性 TIA の再発防止には，第一選択薬はワルファリンによる抗凝固療法（目標 INR：70 歳未満では 2.0〜3.0，70 歳以上では 1.6〜2.6）である．（前者グレード A，後者グレード B）．
5. 狭窄率 70％以上の頸動脈病変による TIA に対しては，頸動脈内膜剥離術（CEA）が推奨される（グレード A）．狭窄率 50〜69％の場合は年齢，性，症候などを勘案し CEA を考慮する（グレード B）．狭窄率 50％未満の場合は，積極的に CEA を勧める科学的根拠に乏しい（グレード C1）．CEA 適応症例ではあるが，心臓疾患合併，高齢など CEA ハイリスクの場合は，適切な術者による頸動脈ステント留置術（CAS）を行ってもよい（グレード B）．
6. TIA および脳卒中発症予防に，禁煙（グレード A），適切な体重維持と運動の励行が推奨される（グレード C1）．飲酒は適量であればよい（グレード C1）．

での検査でも，冒頭の症例ではアテローム血栓性の TIA である可能性が高いと考えられ，頸動脈起始部狭窄の評価を追加して診断確定になります．

　原因が確定されれば抗凝固療法，抗血小板療法の選択になります．心原性と考えられる場合にはヘパリン投与の他，ワルファリン，非弁膜症性心房細動が明らかな場合にはダビガトラン，リバーロキサバン，アピキサバンなど最近臨床応用できるようになった新規抗凝固薬による治療となります．アテローム血栓性を含めた血栓性機序と考えられる症例には抗血小板療法を選択します．この場合にはアスピリン，クロピドグレル，シロスタゾールなどを投与します．ローディングをするか否かなど使用法はさまざまですが，本稿では詳細については割愛します．本邦の脳卒中治療ガイドライン 2009 でも TIA への対応，薬物治療を取り上げており，その重要性を強調しています（表 4）．最も重要なことは，ここで早期治療介入のポイントとして挙げていることが，すべて脳梗塞の初期対応と同じだということです．TIA は症状は消失しているとはいえ，脳梗塞発症の危険が切迫した状態であり，脳梗塞と同等と考え治療を行う必要があります．

病診連携のポイント

- TIA は緊急疾患であり，早期に対応しないと脳卒中発症リスクが非常に高くなります．ABCD²スコアなども参考にしていただき，TIA が疑わしい症例に関しては至急専門病院へご相談ください．

- 既往歴や内服歴などはわかる範囲内で構いませんので，情報提供をお願いします．以前に血液検査や心電図，頭部 MRI，頸動脈エコー，心エコーなどの検査を行っていることがありましたら，その検査結果も合わせて提供をお願いします．

（足立　智英）

4 脳出血

「脳出血の患者なので降圧をはじめます」
―脳出血の原因が高血圧だと思っていると足下をすくわれます―

Key Points

① 脳出血の原因は高血圧性が最も多いですが，他の原因でも脳出血は発症します．高血圧性かどうかを見分けるポイントは，「高血圧性脳出血」の好発部位を認識しておくことが大事です．
② AVMや動脈瘤を原因とする脳出血は再発のリスクも高く，その可能性を疑う状況であれば，MRIや脳血管造影などによる精査が必要です．
③ 脳出血の急性期には降圧を中心とした治療を行います．目標降圧値は確認しておきましょう．
④ 高血圧性脳出血に対する手術療法の多くは，脳圧コントロールを目指した救命を目的に行われる点を理解しましょう．

［診断］脳出血の原因は高血圧性のみではありません

研修医A「先生〜，さっき片麻痺を主訴に搬送された患者にとりあえず頭部CTを施行しました」

上級医B「うむ．で，その所見はどうだったんだい？」

研修医A「はい，単純CTで何か白い固まりを認めますので，脳出血です．すぐ脳外科医を呼ぼうと思います」

上級医B「脳出血の診断は正しいようだね．でも，脳出血も原因や血腫量によっては保存的加療で十分なことも多いんだよ．また，脳外科にコンサルトするにしても『○○（部位）に○○cc（血腫量）の脳出血を認めます』とか『○○○（特徴的な所見）という点から通常の高血圧性脳出血とは違いそうなので，単純CTの次に○○（検査名）を行っておこうと思いますが，いいですか？』という相談のしかたができたほうがいいと思わないかい？」

研修医A「…は，はい（そりゃそうだけど……）．でも脳出血って高血圧で起こるものではないんですか？」

上級医B「うん，確かに脳出血の原因としては高血圧が有名で，最近の良好な血圧管

Ⅲ．代表的神経疾患の外来アプローチ

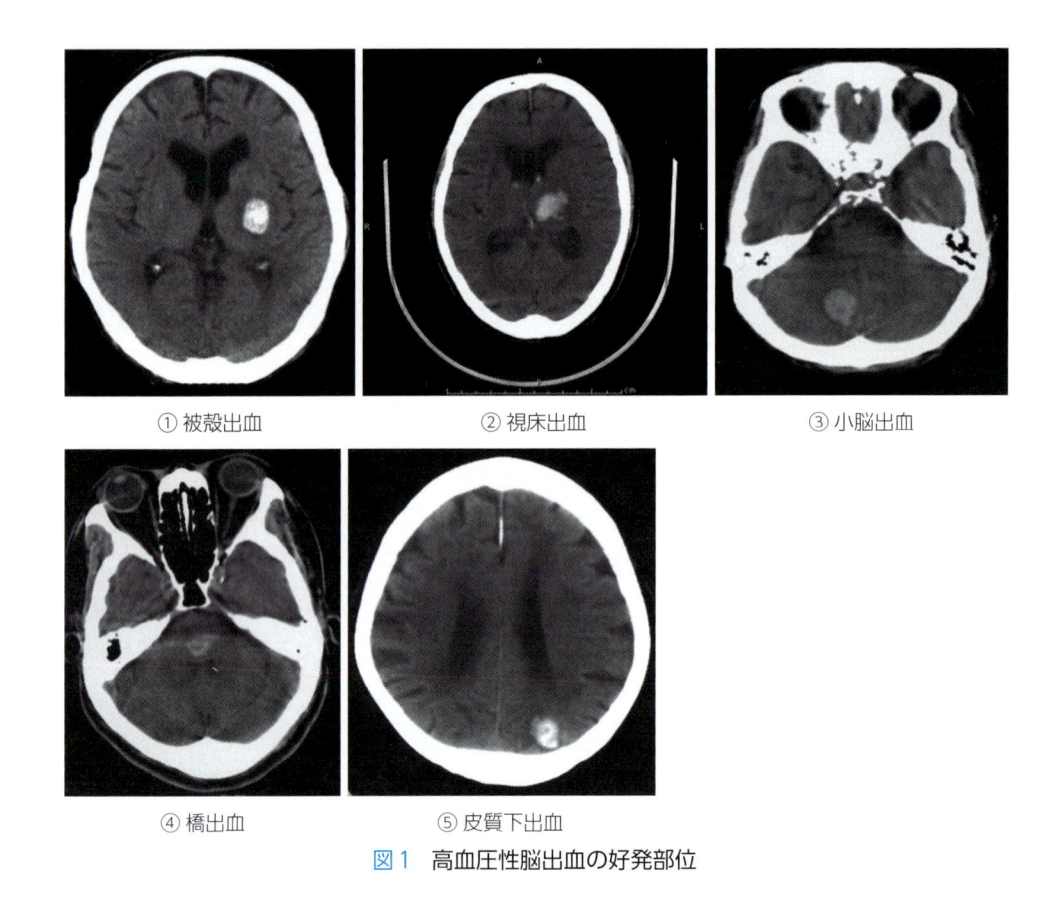

① 被殻出血　　　　② 視床出血　　　　③ 小脳出血

④ 橋出血　　　　⑤ 皮質下出血
図1　高血圧性脳出血の好発部位

理のおかげで脳出血の発症率も減少傾向にあるとされているね．でも脳出血の原因が高血圧だけと思っていると足下をすくわれることになるんだよ」

Comment
脳出血の原因としては高血圧性脳出血が最も多いことは疑いのない事実です．高血圧性脳出血は血管壊死に陥った穿通枝にできた微小動脈瘤の破裂が原因とされ，脳出血全体の約6割を占めていますが，その好発部位は覚えておいて損はありません（図1）．

なぜならば，これら好発部位から外れた特徴を呈する脳出血症例に遭遇した場合に，高血圧以外の原因が背後に隠れている可能性を疑う端緒になるからです．非高血圧性脳出血の原因疾患には，以下のようなものが挙げられます（表1）．もちろんすべてではありませんが，可能性を疑うことから始めないと見えてこない原因ばかりです．

実際には「年齢がずいぶんと若い」「高血圧の既往がない」「脳内出血だけど，同時にくも膜下出血も伴っている」「急性期にしては周辺浮腫がやけに強い」などと気づくことができると，背景に隠れた疾患を暴きだすのに一番効果的な二次検査（MRI・造影CT・CTAなど）を選択することができます．

表1 非高血圧性脳出血の原因と特徴

脳動静脈奇形	若年層．造影での拡張蛇行した draining vein が目立つ．出血例では nidus は小さく，血腫辺縁にあることも多い．
硬膜動静脈奇形	Nidus は伴わない．シャント血を受けた静脈洞の内圧上昇→皮質静脈への逆流→出血となることが多い．
海綿状血管腫	T2* での low intensity lesion の多発．CT で石灰沈着も．
静脈性血管腫	複数の髄質静脈が拡張した中心髄質静脈に合流する所見（メズーサの頭）が有名．
もやもや病	家族歴．基底核のもやもやした flow void．脳室内出血．
脳腫瘍	腫瘍造影所見．想定以上の周辺浮腫を認める．
脳動脈瘤破裂	くも膜下出血の併存．
アミロイド血管症	高齢，皮質下の広範な出血．
血液凝固異常	検査結果・既往歴・服薬歴の聴取が大事．
静脈洞血栓症	動脈支配領域とは説明がつきにくい出血．
出血性梗塞	塞栓症後の再開通．梗塞巣内にまだらに点在する出血．

　どんな経験のある上級医でも単純 CT だけでは隠された原因をすべて見極めるのは不可能です．繰り返しになりますが，まずは「典型的な高血圧性脳出血としては妙な所見があるな」と疑わないことには始まりません．

　ではそういう観点からいくつかの症例を見てみます．

① 症例1

上級医 B「47歳男性．仕事中に右片麻痺・意識障害・嘔吐で発症して，発症後約15分で救急搬送されたけど，来院時には既に JCS Ⅲ-300，瞳孔は左右とも 6 mm 大で，対光反射はなかったよ．頭部 CT で左側頭葉を中心とした脳出血を認めているし，顕著な midline shift も認めるね（図 2-1）．どう思う？」

研修医 A「はい，脳内出血が目につきますが，くも膜下出血を伴っていて，脳動脈瘤破裂による脳出血合併型のくも膜下出血を考えます」

上級医 B「いいね，素晴らしい」

Comment

　動脈瘤が側頭葉に接したりしていると，この症例のように脳出血＋くも膜下出血になり得ます．本症例では引き続いて 3DCTA を撮り，予想通りに左中大脳動脈瘤が見つかりました（図 2-2 左上）．その後，マンニトールを急速静注したところ，瞳孔が左 3 mm・右 2.5 mm 大に縮み，痛覚刺激にて上肢を引き寄せる反応を認めたため，家族

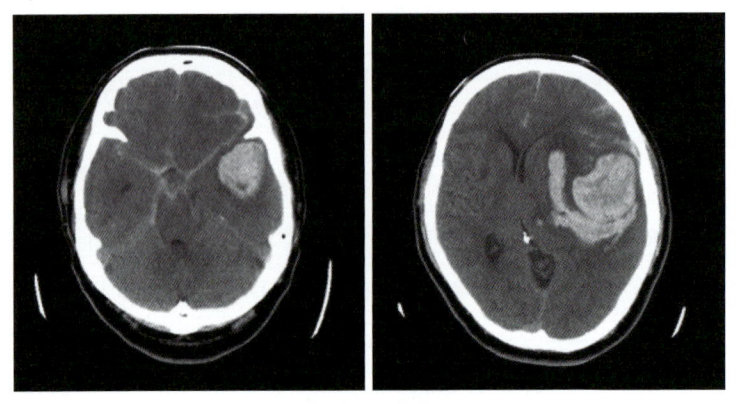

Ⅲ．代表的神経疾患の外来アプローチ

図 2-1　症例 1 の来院時の CT 所見

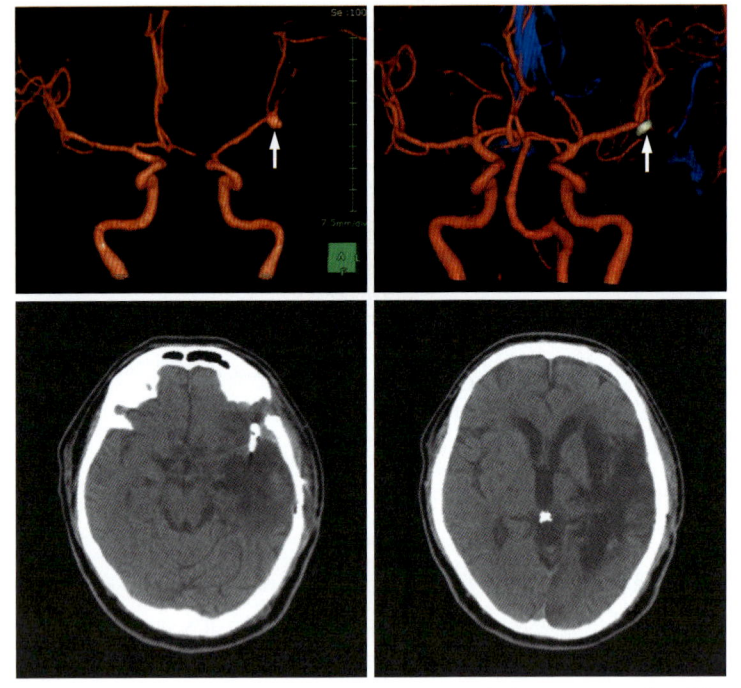

図 2-2　症例 1　上段は 3DCTA による中大脳動脈瘤とクリッピング後
　　　　　　　　下段は術後の CT

と相談して緊急で開頭クリッピング術を施行しました（図 2-2 右上）．外減圧も併施し，術後は失語・右麻痺が強固に後遺しましたが，意識レベル 1 桁でリハビリテーション病院へ転院されました（図 2-2 下）．

② 症例 2

上級医 B「では次の症例はどうだろう？　79 歳男性が歩行中によろめくように倒れて，顔面外傷・左片麻痺・JCS Ⅲ-200 の意識障害を主訴に救急搬送されたんだ．頭

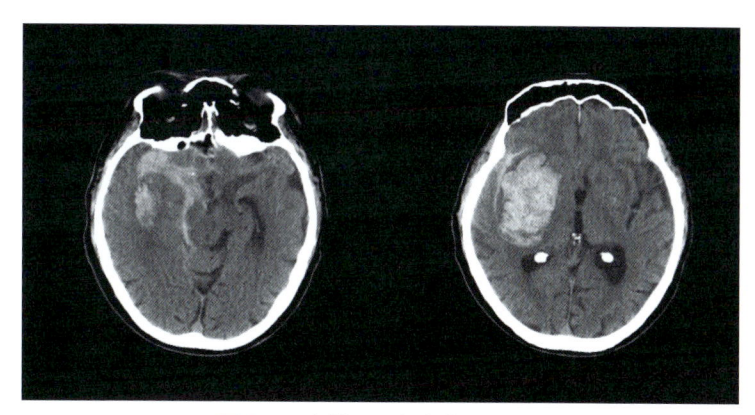

図 3-1　症例 2 の来院時 CT 所見

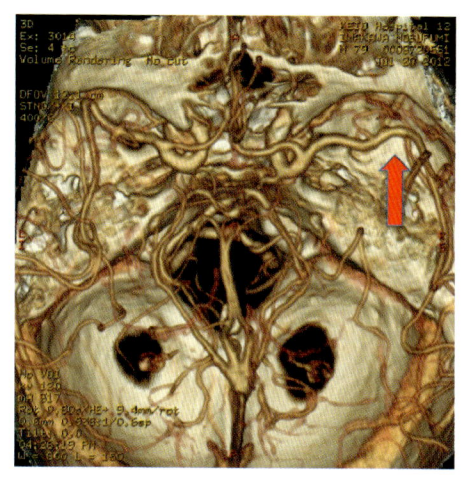

図 3-2　症例 2 の 3DCTA 所見：矢印の先に動脈瘤は認めない

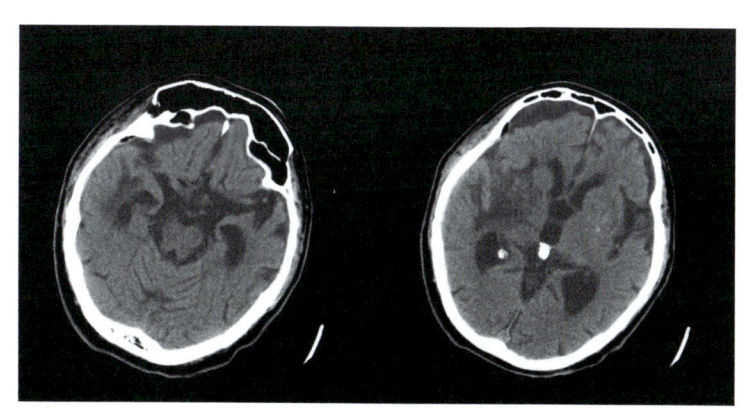

図 3-3　症例 3 の血腫除去術後の CT 所見

部 CT を撮影したところ，写真のような所見だったよ（図 3-1）．どう考える？」
研修医 A「・・・（あれ？　さっきと同じような写真だな）・・・はい，右被殻を中心に

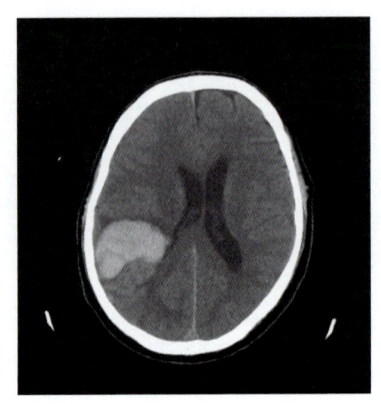

Ⅲ．代表的神経疾患の外来アプローチ

図 4-1　症例 3 の来院 CT 所見

　　脳出血を認め，くも膜下出血も伴っていることから，右中大動脈瘤破裂によるものと考えます」

上級医 B「そうだね，大変いい推察だよ！　初療にあたった脳外科医もそう考えて 3DCT を撮影したんだ（図 3-2）．所見は？？？」

研修医 A「あれ？……右中大脳動脈には……瘤は認めません」

上級医 B「その通りだね．動脈瘤はなかったんだ」

Comment

　この症例では赤矢印の先の右中大脳動脈には動脈瘤は認められませんでした．結局この症例は高血圧による被殻出血が軟膜を破ってくも膜下腔に波及した症例と考えられました．その後，通常の開頭血腫除去術が行われ，クリッピングは不要だったわけです（図 3-3）．

　わかっていただきたいのは，この症例のように脳外科医でも診断予想が必ず当たるわけではないということです．何度も言うように，疑って検査をしないことには確定診断には至らないのです．

③ 症例 3

上級医 B「次の症例に行こう．55 歳男性で，嘔吐と頭痛で発症したんだ（図 4-1）．どう考える？」

研修医 A「高血圧性脳出血の部位にはあまり合わないように思えます．AVM などの存在を念頭に置かなければいけないと思います」

上級医 B「いいね〜．そこで 3DCTA を撮り，図のような AVM の nidus が認められ，診断がついたんだ（図 4-2）．DSA の後に main feeder を術前塞栓し，AVM は開頭術によって安全に摘出されたよ（図 4-3）」

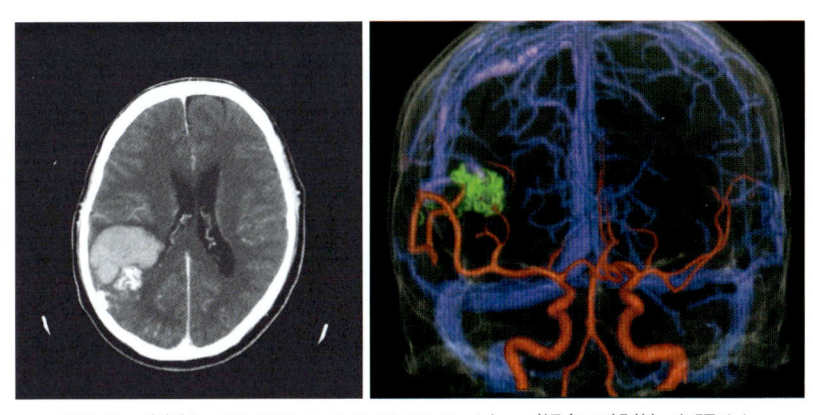

図 4-2 症例 3．3DCTA により AVM の nidus（緑色の部分）を認めた

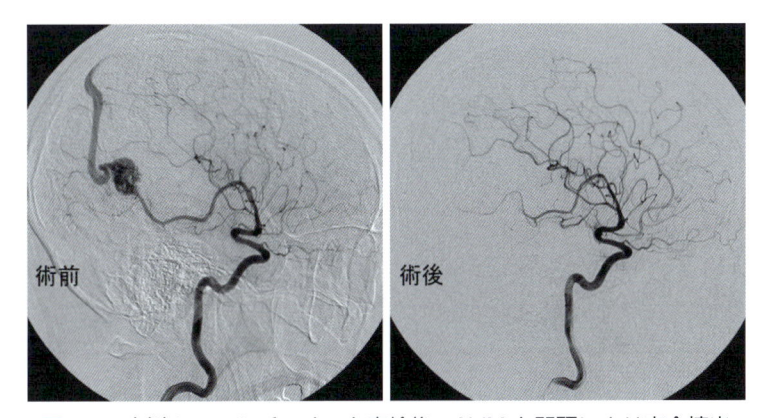

図 4-3 症例 3．main feeder を塞栓後，AVM を開頭により完全摘出

Comment
　高血圧性脳出血の好発部位と異なっている部位の出血では脳動静脈奇形 AVM や海綿状血管腫などの関与を考えたほうがよいと思われます．単純 CT では AVM などははっきりしないため，3DCTA や DSA を含めた更なる精査が必要となります．

④ 症例 4
上級医 B「どんどんいこうよ．この患者はどうかな？　45 歳の女性がつじつまの合わない会話を家人に指摘されて紹介されてきたんだ．頭部 CT ではこの図の通りだよ（図 5-1）」

研修医 A「年齢からまた AVM のようなものを考えたらいいのでしょうか？」

上級医 B「・・・あ，言い忘れてたね．この方は既往に肺がんの治療歴があり，他院で治験薬を使用されていたんだったよ」

研修医 A「え？　では転移性脳腫瘍からの…」

上級医 B「そう，転移性脳腫瘍からの出血と考えられたんだ．疑う端緒となったのは既往歴もさることながら，血腫周辺の浮腫が目立っていることだったんだ」

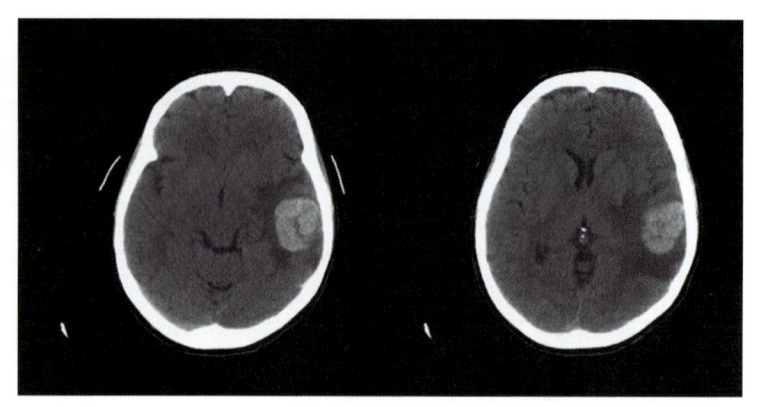

Ⅲ．代表的神経疾患の外来アプローチ

図 5-1　症例 4 の来院時 CT．周辺浮腫が強く転移脳腫瘍からの出血を疑わせる

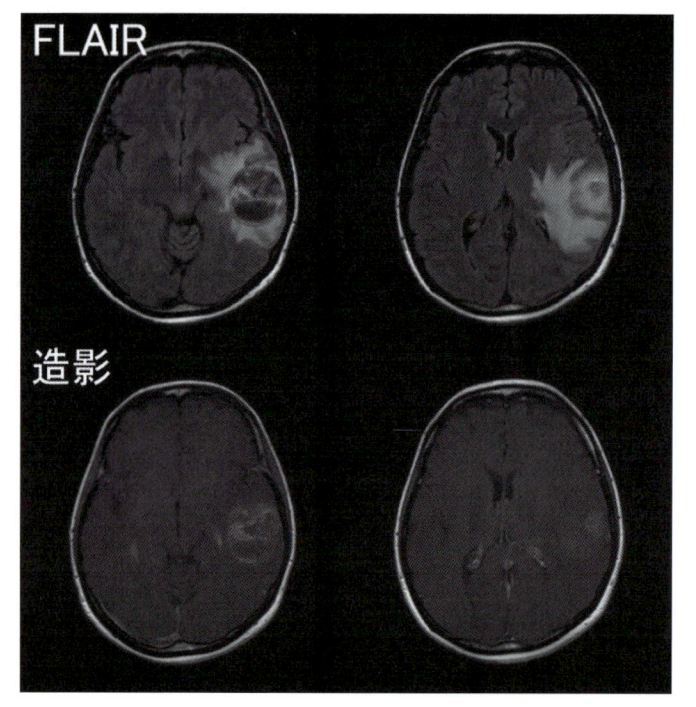

図 5-2　症例 4．FLAIR 画像と造影像

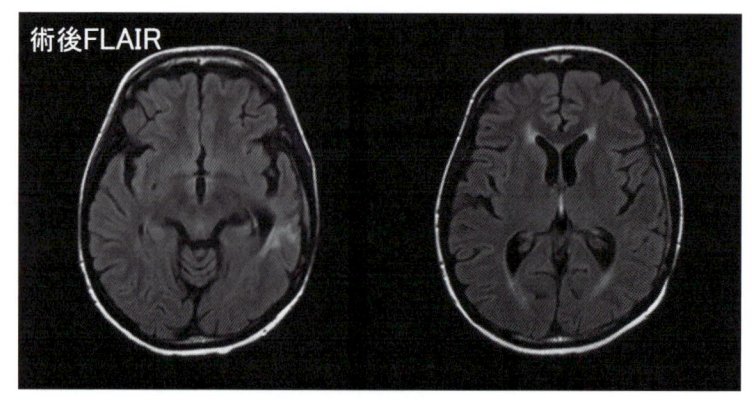

図 5-3　症例 4．術後 FLAIR 画像

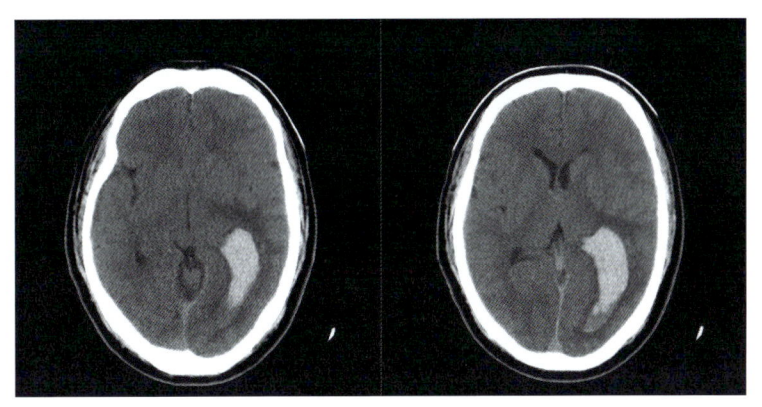

図 6-1 症例 5 の来院時 CT 所見．側脳室内に限局した血腫を認める

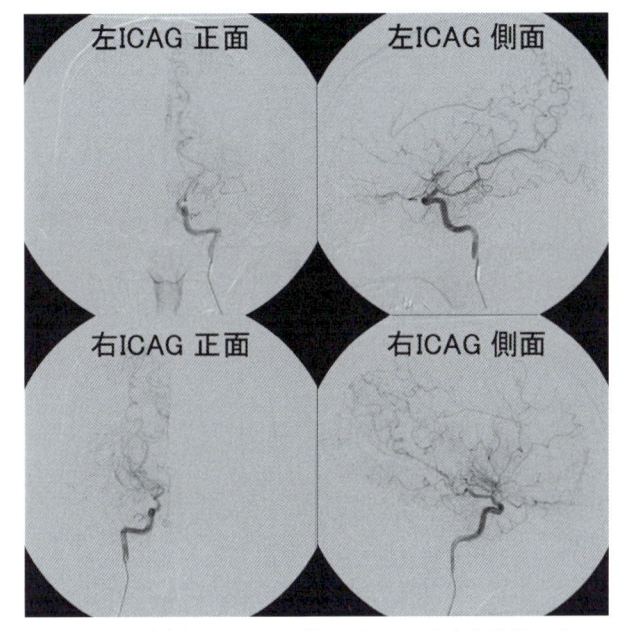

図 6-2 症例 5 の DSA 所見．もやもや病を確認する

Comment

　転移性脳腫瘍は一般的には周辺に浮腫を強く認めることが有名です．また，原発巣として肺癌・悪性黒色腫・絨毛上皮癌由来のものが易出血性とされています．

　本症例は造影 MRI を撮影後（図 5-2 下），開頭術で血腫を除去していくと，予想通り gliosis に囲まれた腫瘍を認めました．病理結果でも adenocarcinoma と確認されています（図 5-3）．

⑤ 症例 5

上級医 B「さて．これはどうかな？　2 週間前から続く頭痛を主訴に搬送された 42 歳

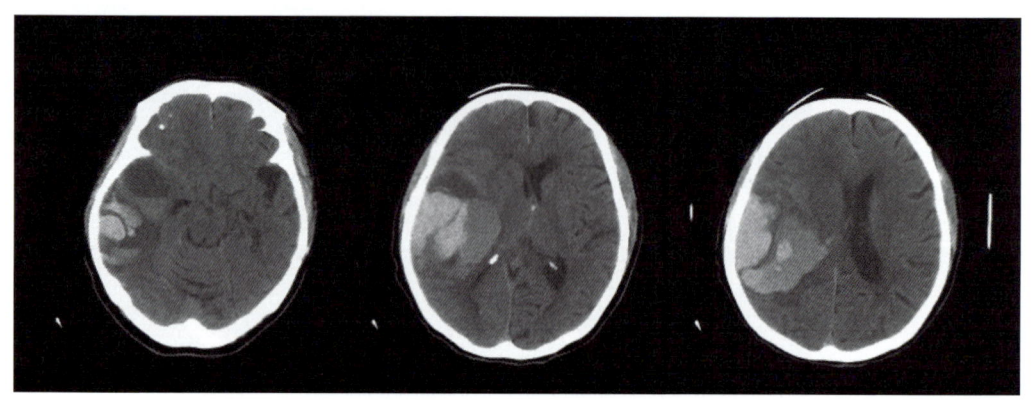

Ⅲ．代表的神経疾患の外来アプローチ

図7 症例6の入院時CT所見

の男性だね（図6-1）」
研修医A「CTで白く見えるのは……左側脳室の中……だけのようです」
上級医B「そうだね，血腫は広がった側脳室内を中心に分布しているね」
研修医A「……何を考えるのですか？」

Comment

短絡的には言えませんが，脳室内単独の出血の場合にはもやもや病を想定しておいたほうがよいと思われます．もやもや血管という脆弱な血管が破綻してこのような像を呈することが多いとされています．この症例も写真のようにDSAの所見からもやもや病であることが確認されました（図6-2）．

⑥ 症例6

上級医B「疲れただろうけど，最後の症例をもってきたよ．83歳の女性が意識障害を呈して自宅で倒れていたところを発見されたんだ．救急搬送された時の頭部CTがこんなだったんだ（図7）．」
研修医A「…すごい出血ですね．これは…すぐに手術を？？」
上級医B「難しいところだけれど，高齢者の広範な皮質下出血というと…．原因はなんだと思う？」
研修医A「あ，アミロイドアンギオパチーですね！」
上級医B「そうそう，それを疑ったんだよ．アミロイドアンギオパチーだと再出血も多いし，手術をどうするか難しいところなんだ」

Comment

本症例は実際MRIや3DCTAまで施行しましたが，やはり有意な血管病変は検出されませんでした．アミロイドアンギオパチーと確定診断するためには，手術により摘出された病変で血管壁に沈着したアミロイドを組織学的に証明しなければいけませ

ん．しかし，アミロイドアンギオパチーの患者では，その沈着は広範囲に広がり，その結果として脆弱な血管壁がいろいろな部位に散在しているため，手術をしても再出血を来すことが多いと言われています．そのため，本当の意味での救命の場合でしか手術されないことが多く，その結果病理的確診の得られた症例は少ないのです．この症例も証明はされていませんが，アミロイドアンギオパチー疑いとして，保存的加療でリハビリテーション病院へ転院となりました」

[治療 1] 脳出血急性期の最適な降圧療法とは？

研修医 A「脳出血だからまずは血圧を下げたほうがいいと思うのですが，急性期での目標値などはあるのですか？」

上級医 B「2009 年のガイドラインでは『脳出血急性期には収縮期 180 mmHg 以下・平均血圧 130 mmHg 未満を目標とする（グレード C1）』とあるけれども，実は最適な降圧目標値というのは結論が出ていないのが現状で，今後の大規模臨床試験が待たれるところだね」

研修医 A「実際には降圧のためにはどんな薬剤を用いるのでしょうか？」

上級医 B「速効性を考えて静注用の降圧剤を使うことが多いね」

Comment

　脳出血の急性期にどの程度の降圧を目標とするかは議論の多いところです．急性期脳出血症例を標準的治療群（収縮期血圧 180 mmHg を目標）と積極的治療群（収縮期血圧 140 mmHg を目標）に分けて 90 日後の神経症状を比較した試験では，積極的治療群のほうが血腫の拡大を認める例が少なかったものの，90 日後の神経学的予後には差がないという結果でした．現状では脳卒中治療ガイドライン 2009 に記されている通り，「脳卒中急性期には収縮期 180 mmHg 以下・平均血圧 130 mmHg 未満を目標（グレード C1）」として治療することが多い状況です．しかし，今後の臨床試験などから変更されることもあるかもしれません．

　脳出血に対して使用する降圧剤としては，Ca 拮抗薬のうちでも脳圧を低下させると言われるジルチアゼム（ヘルベッサー®）が今までは多く用いられてきました．これは別の Ca 拮抗薬として有名なニカルジピン（ペルジピン®）は頭蓋内圧を上昇させるという報告があり，最近までは日本では**頭蓋内出血で止血が完成していない症例**では使用禁忌とされていたからでもあります．ただ，おもしろいことに，欧米では科学的根拠がないことから，むしろ推奨薬剤とされています．さらに，塩酸ジルチアゼムは増量に伴い徐脈に陥ることが多く，徐脈のために目標降圧を達成できなかったりする局面が多いのも事実です．そこで，最近ではニカルジピンの国内添付文書でも，2011 年 6 月からリスクを考慮に入れた上での**慎重投与**の扱いに改訂されています．今は脳出血急性期に対してニカルジピンが気軽に使えるようになってきたわけです．

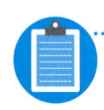

［治療2］脳出血における降圧療法以外の初期治療とは？

研修医A「その他には初期治療で使用すべき薬剤はありますか？」

上級医B「そうだね，止血剤や脳浮腫に対する薬剤なども必要に応じて使用することがあるよ．たとえば，ワルファリンを服用している患者の脳出血の場合には，先生だったらどうする？」

研修医A「うっ…．確か何かでワルファリンの作用を拮抗した気が…」

上級医B「その通りなんだけど，実際拮抗するために使う薬剤は覚えておかないと，現場ではすぐに使えないよね」

Comment

患者が元々ワルファリンを飲んでいる場合には，リスクベネフィットを勘案して，発症後急性期にはビタミンKやFFPなどでワルファリンを中和する努力をしたほうがよいでしょう．一方で，抗血小板剤や新規経口抗凝固剤（NOAC）には拮抗剤が存在せず，代謝されて薬効がきれるのを待つしかないケースもあります．

また，止血薬として昔から有名な血管強化薬（カルバゾクロム：アドナ®）や抗プラスミン薬（トラネキサム酸：トランサミン®）を使う局面もありますが，これらの使用に関しての科学的根拠は示されていません．

血腫による圧迫が強い場合や，脳圧亢進症状が認められる場合にはグリセロールを用いるべきでしょう．また状況に応じてですが，手術までの短時間の脳圧低下を期待したり，重症例での残存脳機能を判定するためにマンニトールの急速点滴静注が行われることもあります．さらに呼吸変調などを呈していれば，人工呼吸器・鎮静剤の使用もためらうべきではありません．

脳卒中などに伴う胃潰瘍は古くは「Cushing潰瘍」と言われていたもので，脳出血などのストレスにさらされている患者には，早くからH2ブロッカーやPPIなどの胃潰瘍治療薬を投与しておくべきであると考えられます．

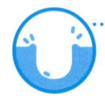

［pitfall］脳出血症例の慢性期の問題点

上級医B「ところで，手術や保存的治療で脳出血の急性期を乗り切ったあと，慢性期の目標血圧はどの程度か知っている？」

研修医A「血圧の目標ですか…．低いに越したことはないと思うのですが…．110/70 mmHg程度とか…」

上級医B「………．だいぶ厳しい目標だね…」

Comment

脳出血後に最終的な降圧目標をどの程度にするかは，再発を予防するうえで大事な

ことです．脳卒中治療ガイドラインでは再発予防のために拡張期75～90 mmHg以下を目標にする勧告（グレードB）が挙げられています．

また脳出血に合併する問題点として痙攣が挙げられます．脳出血患者には7～15％程度に痙攣を伴うとされており，特に大脳皮質を含んだ脳出血に合併が多いとされます．痙攣が大脳皮質の神経細胞体からの異常放電から誘発されることが多いことを考えると，このような状況も理解できます．そのため大脳皮質に近い出血症例や開頭手術症例では抗てんかん薬の投与を考慮してもよいと考えられますが，脳卒中治療ガイドラインでは，手術症例以外での抗てんかん薬の予防的投与は積極的には勧めていません（グレードC2）．

その他に脳出血症例の慢性期管理で気を配らなければならないこととして，脳出血の後遺症に関連して，うつ状態になる患者が意外に多いことが挙げられます．長期的なリハビリテーションやその後の生活に前向きになってもらうためにも，症例を選んで抗うつ薬の投与を考えることも勧められています（グレードB）．

［重要］緊急手術の適応・判断は？

研修医A「脳出血症例の手術適応はどのように考えたらよいのでしょうか？」
上級医B「それはいろいろと難しい問題をはらんだ質問ですね．脳出血をみるとすぐ手術しかない，手術をすれば治ると思って慌てる先生や家族が多いことはわかりますが，よく考えてみてください．手術をしても機能回復にはつながらないことが多いのです．実際は救命の意味合いだけになってしまうことが多いのですよ．」
研修医A「えっ…．そうなんですか．血腫を早めにとったほうが絶対よくなると思っていました…．」

Comment
① 手術の適応と限界

脳出血の手術適応を考えるということは，実は大変難しい問題です．脳出血本体を取りにいくということは，正常の脳組織を壊しながら深部へ到達することから始まります．また出血を取っても，出血で最初に壊れてしまった脳組織はもちろん再生しません．つまり，一般的には術後も麻痺などは強固に残ることが多いですし，一般の家族の方々が思う「治る」というイメージとはほど遠い手術です．高血圧性脳出血に対して手術をする目的があるとすれば，血腫を除去して脳圧をコントロールすることで「救命する」ことではなのではないでしょうか．実際，2007年のAHAガイドラインで発症96時間以内のテント上脳出血に対する標準的な開頭血腫除去術の有効性は否定されています．

一方で，施設間で差はあるでしょうが，脳外科を有している日本の病院での高血圧性脳出血の緊急手術症例は未だ少なくはないと思います．「症状の進行が著しい」「ま

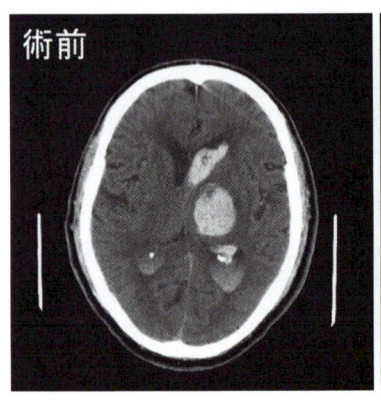

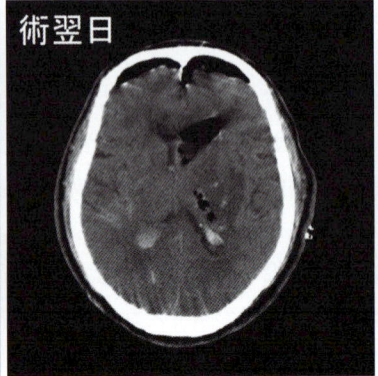

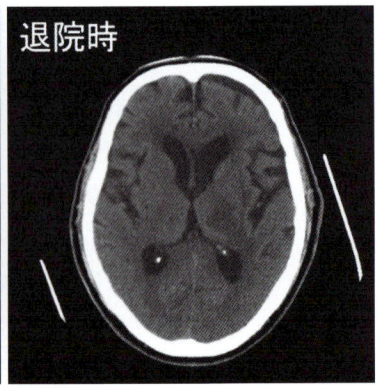

図 8-1 症例 6. 脳室内血腫を取りに行った結果，視床出血もなくなっている

表 2 脳卒中治療ガイドラインによる高血圧性脳出血に対する手術適応

脳幹出血：出血自体には手術適応なし（グレード C2）．
被殻出血：血腫量 31 ml 以上で圧迫の強い症例（グレード C1）
小脳出血：血腫径 3 cm 以上（グレード C1）
皮質下出血：血腫が脳表から 1 cm 以下の症例（グレード C1）
視床出血：血腫自体に手術適応はないが（グレード C2），脳室穿破・水頭症合併例では脳室ドレナージまで（グレード C1）．

だ患者が若くて家族の手術希望が強い」「院内発症などの社会的要請がある」などの背景を勘案しながら手探りで手術適応を決めなければいけないことも実際には多いのです．

　もちろん，脳外科医はむやみに手術を行うのではなく，脳卒中治療ガイドラインを重視して手術適応を判断していることが多いと思われます．簡単にポイントをまとめれば表 2 のようになります．

② 手術法の進歩

　また手術法に関しては，旧来の大開頭以外にも脳定位的手術や内視鏡手術などの低侵襲の手法も含めて最適な手法を選択していきます．

　最近では脳室穿破を伴った視床出血に対して，旧来の脳室ドレナージだけでは脳室内の血腫が固い場合，髄液をうまくドレナージできないことがあるため，内視鏡的に脳室内の血腫を積極的に除去することが多くなってきています．そしてその過程で経脳室的に視床出血本体もとれてしまうことがあるようです．図 8-1 は内視鏡的手術ではなく，小開頭の手術症例ですが，脳室内血腫をとりにいった結果，本体の視床出血も除去できてしまった症例です．従来，視床出血本体に手術適応がないのは，「血腫を脳表からとりにいくと運動線維が集まった内包を破壊する経路をとることになる」からとされてきましたが，このような経脳室的アプローチですと内包を経由せずに血腫へ到達できる可能性があります（図 8-2：赤矢印の経路）．今後は内視鏡手術の進歩と

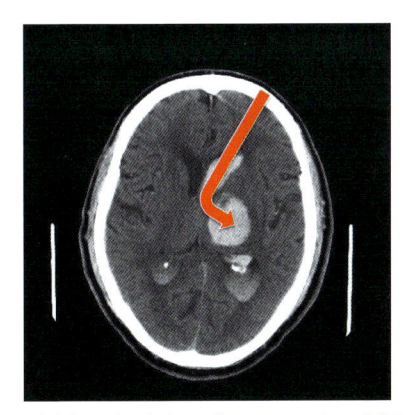

図 8-2　症例 6．経脳室アプローチによる血腫の除去

ともに新たなアプローチとして認知され，将来ガイドラインも変わっていくかもしれません．

［豆知識］MRI で脳微小出血（cerebral microbleeds）を見つけたら？

上級医 B「先生は脳微小出血って言葉を聞いたことがある？」
研修医 A「ごく小さな脳出血ってことですか？脳梗塞でいうところのラクナ梗塞みたいな．」
上級医 B「うーん，ちょっと違うかな．脳微小出血というのは MRI の T2* 画像という撮影法で検出される小さな出血のことなんだけど，基本的に無症状なんだ．」
研修医 A「じゃあ，放っといて大丈夫ってわけですね．」
上級医 B「そうはいかないんだよね．脳微小出血が認められる症例は，高血圧などの動脈硬化のリスクを有していることが多いんだ．それに脳微小出血を多く有しているほど，本当の脳出血を起こしやすいと言われているんだよ．」

Comment

頭部 MRI にて T2* 画像が普及するようになり，脳微小出血といわれる所見を認めることが多くなりました．脳微小出血は年齢，高血圧などにより出現頻度が高まるという報告があります．脳微小出血は皮質下と深部白質や基底核が好発部位で，前者はアミロイド血管症と後者は高血圧性細動脈硬化との関連が指摘されています．したがって，脳微小出血があると脳出血やラクナ梗塞の発症が増加することになります．脳微小出血を認める症例には高血圧の管理が重要となります．

病診連携のポイント

● 高血圧が最大の脳出血のリスク因子であることは疑いありません．高血圧患者に対

しては十分な血圧コントロールをお願いします．また，頭部 MRI で無症候性の脳微小出血を認める症例は，脳出血を発症する率が高いと言われています．高血圧患者には脳ドックなどもご考慮ください．
- 麻痺や構音障害，感覚障害など脳出血を疑う症例を診察された際には，至急専門病院にご紹介ください．発症から間もない際には必ず救急車での搬送をお願いします．

文献
1）脳卒中合同ガイドライン委員会：脳卒中治療ガイドライン 2009，協和企画，東京，2009
2）Broderick J et. al：Guidelines for the management of spontaneous intracerebral hemorrhage in adults. Stroke 2007；**38**：2001-2023

（寺尾　聰）

5

くも膜下出血・未破裂動脈瘤

「くも膜下出血の患者ですが，どのようにしたらよいでしょうか」
―内科医でもくも膜下出血の初療ができるようこころがけましょう―

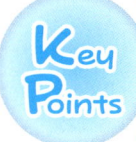

Key Points

① 突然発症の激しい頭痛はくも膜下出血を疑う最も重要な症状です．
② minor leak の場合には頭痛が軽いこともあります．頭痛が軽度であっても，初発の頭痛患者には注意が必要です．
③ くも膜下出血を疑う患者には頭部 CT は必須です．頭部 CT でくも膜下出血が認められなくても，くも膜下出血の可能性を捨てきれない患者には腰椎穿刺を行いましょう．
④ 救急外来で行う治療としては，鎮静・鎮痛，降圧，脳浮腫対策が主体となります．
⑤ 3DCT を行い，動脈瘤の存在を確認し，再出血の予防のための手術につなげましょう．
⑥ 未破裂脳動脈瘤の自然経過について知識を持っておきましょう．

[問診] くも膜下出血を疑うべき問診のポイントは？

研修医 A「先生！ 54 歳の男性なのですが，突然の頭痛と嘔吐を主訴に救急搬送されました」
上級医 B「了解．頭痛ってどんな性質のものだって？」
研修医 A「相当痛いみたいです．今も頭痛がひどくて会話することも難しそうです」
上級医 B「そうなんだ．先生はこの患者についてどう思う？」
研修医 A「かなり痛そうですし，突然発症しているみたいなので，やはりくも膜下出血は考えないといけないかと思うのですが」
上級医 B「そうだね．くも膜下出血の頭痛は突然発症という点と過去に経験したことがないくらいひどいという点が大事だね．でも，わりと軽い頭痛で来院する患者がいることも少なくないから注意しないとね」

Comment

① 典型的なくも膜下出血

くも膜下出血は突発する激しい持続性頭痛が特徴的で，頭痛に伴って悪心，嘔吐が出現し，頭痛を訴えた後に意識を消失する場合もあります．たとえば「ハンマーで殴られたような」とか「今まで経験したことがない頭痛」として表現されます．このような典型的な症状の場合には，くも膜下出血を疑うことは容易ですが，高度な出血の場合には，急激な脳圧の上昇により脳幹障害をきたして昏睡や呼吸停止となる場合があります．この際には患者本人からの問診がとれないため，同行者からの情報が重要となります．

② 頭痛が軽度なくも膜下出血もある

また，くも膜下出血の患者の80〜90％は救急車で来院しますが，軽症と呼ばれる微小なくも膜下出血（minor leak）の場合には，頭痛も軽度のことがあり，徒歩で外来へ受診する（walk in）場合もあります．この際には機能性頭痛などとの鑑別が難しいこともあります．軽度の頭痛であっても，普段頭痛を経験したことがない患者であったり，神経学的診察で異常を認める患者であったりした場合には，頭部CTの施行を検討すべきと思います．

最近は脳ドックを受診したことのある患者も多いため，以前頭部MRIを施行したことがあるかどうか，未破裂動脈瘤の指摘を受けたことがあるかどうかを聴取することも診断の一助となりえます．

［診察・検査］くも膜下出血を疑う症例に必要な神経学的所見や検査とは？

上級医B「さてと，それでは診察所見はどうだった？」

研修医A「バイタルサインは，血圧が160/92 mmHgと高めで，脈拍は98回/分です．呼吸は問題なさそうです．意識は清明ですが，頭痛のために苦悶様ですね．それと大きな麻痺とか感覚障害とかはなさそうなんです．くも膜下出血なら麻痺とかが出ると思うので，くも膜下出血と考えてよいのかどうか…」

上級医B「なるほどね．くも膜下出血ならば麻痺が出るか…．そう思いたくなる気持ちもわかるけどね．麻痺って脳のどのあたりに障害があると出現する症状かわかるかい？」

研修医A「麻痺ですか…．確か錐体路が障害を受けると麻痺が出た気が…」

上級医B「その通り！じゃあ錐体路ってのはどこにある？」

研修医A「どこって言われても…．脳の中の…えっと」

上級医B「そう！脳の中，つまり脳実質内だよね．では，くも膜下出血の患者では，出血はどこに起きるのかな？」

研修医A「それは，くも膜下っていうくらいですから，くも膜の下…」

上級医 B「そうだよね，出血はくも膜下腔に起こるんだよね．脳実質内ではないんだよ．くも膜下出血が脳実質にまで波及すると麻痺は起こるかもしれないけど，くも膜下腔に出血が留まっていれば，麻痺などの症状は起きないんだよ！」

研修医 A「そうなんですね！それならやっぱりくも膜下出血の可能性をすぐに検査したほうがよいと思います．CT をオーダーしてよいですか？」

上級医 B「そうだね！すぐに CT に行こう！」

Comment
① 脳梗塞，脳出血との症状の違い

くも膜下出血は，突然起こる激しい頭痛，悪心・嘔吐，意識障害が主な症状ですが，出血が脳内に波及し，脳内血腫を伴わなければ手足の麻痺や失語などの局所症状は認めません．したがって，脳梗塞や高血圧性脳出血とは神経症状の出現様式が異なることに注意する必要があります．あくまでも頭痛や嘔吐だけの症状で，診察しても麻痺や感覚障害などは認めないことは多くあります．また，くも膜下出血では髄膜刺激症状により項部硬直を認める場合があります．

② CT 所見と出血部位

くも膜下出血を疑う症例に対しては迅速な CT 検査が必須であり，これにより診断が確定することがほとんどです．

CT 所見は，くも膜下腔への出血による高吸収域が認められます．典型的なくも膜下出血の CT 所見はペンタゴンと呼ばれる鞍上槽への出血が有名ですが，破裂した脳動脈瘤の場所により出血の分布が異なるため，CT 所見から動脈瘤の場所をある程度推測できます．

a）**内頚動脈瘤**：（後交通動脈瘤分岐部，前脈絡叢動脈分岐部，図 1-a）：出血は鞍上部脳槽を中心に非対称的かつ両側性に存在します．
b）**前交通動脈瘤**（図 1-b）：出血は大脳縦裂前部，視交叉槽，脚間槽からシルビウス裂まで左右対称に存在します．
c）**中大脳動脈瘤**（図 1-c）：出血は動脈瘤のある側のシルビウス裂を中心に存在します．
d）**椎骨脳底動脈瘤**（図 1-d）：出血はシルビウス裂よりも後頭蓋窩の迂回槽，脚間槽，橋槽など脳幹周囲に存在します．

また，**前交通動脈瘤や前大脳動脈瘤**（図 1-e）の破裂では前頭葉内，**中大脳動脈瘤**の破裂では側頭葉内に脳内血腫を合併する場合（図 1-f）があるため，高血圧性脳出血や皮質下出血との鑑別に苦慮する場合があります．この際には 3DCT を用いて動脈瘤の有無を調べることで，くも膜下出血と脳出血を鑑別することが必要となります．また，

III. 代表的神経疾患の外来アプローチ

| a. 内頸動脈瘤 | b. 前交通動脈瘤 | c. 中大脳動脈瘤 |
| d. 椎骨脳底動脈瘤 | e. 脳内血腫を合併した前大脳動脈瘤 | f. 脳内血腫を合併した中大脳動脈瘤 |

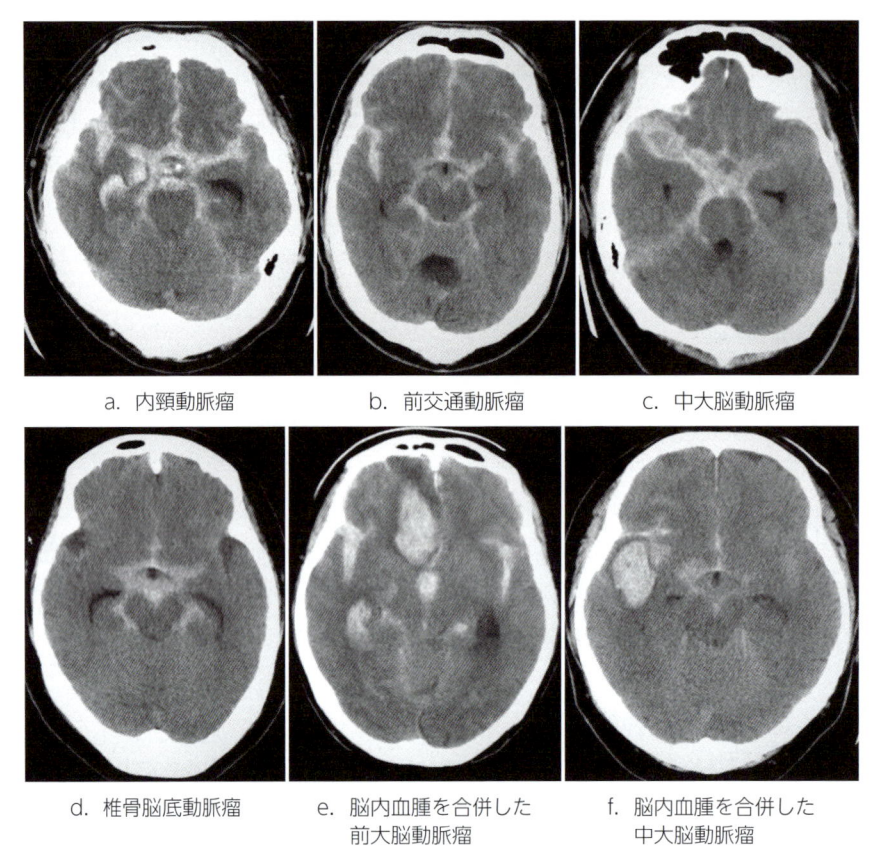

図1　動脈瘤の部位別くも膜下出血のCT写真

重症のくも膜下出血では，血腫が脳室内に穿破して急性水頭症を合併する場合があり，これもCTで診断が可能です．

③ CT上出血が明らかでない場合

　症状があっても，minor leakと呼ばれる微量のくも膜下出血の場合や出血後数日経過している場合には，CT上出血が明らかでない場合があります．この場合には，腰椎穿刺を追加して行い，髄液の性状が血性かキサントクロミーかにより出血の有無を調べます．最近は，MRIが可能な施設ではMRIのFLAIR画像で出血の有無とMRAによる動脈瘤の有無と場所を調べることが可能です．また，動脈瘤の形状と部位については3DCTが非常に有用です．

　また，くも膜下出血の重症度分類としてHunt and Kosnikの分類（1974, 表1）およびWFNSによる分類（1983, 表2）を用いることが多く，手術などの治療方針の決定に使用することも多いので覚えておきましょう．

表1 Hunt and Kosnik 分類（1974）

Grade 0	未破裂の動脈瘤
Grade I	無症状か，最小限の頭痛および軽度の項部硬直を見る
Grade Ia	急性の髄膜あるいは脳症状を見ないが，固定した神経学的失調のあるもの
Grade II	中等度から強度の頭痛，項部硬直を見るが，脳神経麻痺以外の神経学的失調は見られない
Grade III	傾眠状態，錯乱状態，または軽度の巣症状を示すもの
Grade IV	昏迷状態で，中等度から重篤な片麻痺があり，早期除脳硬直および自律神経障害を伴うこともある
Grade V	深昏睡状態で除脳硬直を示し，瀕死の様相を示すもの

(Hunt WE, Kosnik EJ. Timing and perioperative care in intracranial aneurysm surgery. Clin Neurosurg 1974；21：79-89)

表2 WFNS 分類（1983）

Grade	GCS score	主要な局所神経症状（失語あるいは片麻痺）
I	15	なし
II	14〜13	なし
III	14〜13	あり
IV	12〜7	有無は不問
V	6〜3	有無は不問

(Report of World Federation of Neurological Surgeons Committee on a Universal Subarachnoid Hemorrhage Grading Scale. J Neurosurg 1988；68：985-986)

［治療1］救急外来での初期治療はどうするか？

研修医A「先生！やっぱり CT でくも膜下出血が認められました．3DCT まで行いましたが，左の IC-PC に動脈瘤がありそうです」

上級医B「そうか．やはりくも膜下出血だったんだね．ではすぐに治療を開始しないとね．まだ頭痛で相当痛がっているかな？」

研修医A「はい，痛みで耐えられないという感じです．嘔吐は少し治まっていますが，かなり辛そうです」

上級医B「それでは少し鎮静や鎮痛をかけてあげないとね．まずは痛みを抑えてあげないと．それに血圧も下げないとね」

Comment
① 再出血の予防

くも膜下出血の再出血は，発症早期，特に 24 時間以内に多いことから，再出血の予防が重要です．これに関する randomized controlled trial（RCT）はありませんが，保存的治療では最初の 1 カ月間で 20〜30％が再出血すると言われています．

高血圧は再出血のリスクファクターであるため，ニカルジピンやジルチアゼムなど

の降圧剤の持続投与による血圧コントロールを積極的に行い，収縮期血圧を140 mmHg以下に下げます．

表3 くも膜下出血と診断がついたら，速やかに行うこと

高血圧に対して	ニカルジピン，ジルチアゼムを持続投与して収縮期血圧140 mmHg以下に下げる
頭痛や嘔吐，頭蓋内圧亢進に対して	ペンタゾシンなど鎮痛剤の投与 グリセロールなど高浸透圧利尿剤の投与
出血に対して	止血剤（カルバゾクロム，トラネキサム酸）の投与
不穏や再出血の予防のための鎮静として	プロポフォールの持続点滴
舌根沈下や呼吸不全に対して	酸素投与，気管内挿管による気道確保
排尿に対して	十分な鎮静後に尿道カテーテルを留置

② 症状の管理（表3）

　頭痛や不穏に対しては，プロポフォールやペンタゾシンなどによる鎮静，鎮痛も重要であり，過度な神経学的所見をとるための診察も避けたほうがよいでしょう．止血剤（カルバゾクロム，トラネキサム酸）を投与する場合もあります．また，くも膜下出血により頭蓋内圧が亢進するため，強度の頭痛，嘔気に対しては，グリセロールなど高浸透圧利尿薬を点滴します．尿道カテーテル（バルーンカテーテル）の挿入は刺激になるため，十分な鎮静剤投与後に実施するほうが安全です．

　意識障害が強く（JCS Ⅲ-100以上），舌根沈下など呼吸不全をきたす重症例では，十分な鎮静後に気管内挿管による気道の確保，呼吸管理が必要となります．重症例ではたこつぼ型心筋症の発症により急性心不全を起こす場合があるため，心エコー検査を行い，神経原性肺水腫を合併した場合は速やかに人工呼吸器を装着し，肺水腫が改善するまで積極的に呼吸管理を行います．

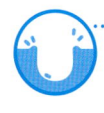

［pitfall 1］脳血管造影検査や手術のタイミングとは？

研修医A「先生，プロポフォールで鎮静をはじめました．降圧もうまくいっていて，収縮期血圧が140 mmHgにまで下がってきています」

上級医B「いいね．呼吸状態も落ち着いているようだし，気管内挿管は必要なさそうだね．さてと，動脈瘤に対してはどうアプローチしようか？」

研修医A「アプローチといっても，要するにクリッピングするかどうかってことですよね．やっぱりまた破裂するのが恐いですから，すぐにクリッピングしたほうがよいと思いますが．でも，その前に血管造影はしたほうがよいですよね」

上級医B「血管造影するかしないかも一つのポイントだよね．それに手術のタイミン

グっていうのも考えなければいけないポイントなんだ」

Comment
① 3DCT の適応
　最近は，3DCT 検査が普及したため，術前に脳血管造影検査（DSA）による 4-vessel study を行うことが少なくなりました．3DCT は，救急外来における血液検査で腎機能が正常であることが判明したら，早急に行うことが可能です．家族が同伴する場合には同意書をとりますが，家族到着前であってもくも膜下出血の原因となる動脈瘤を確定するための重要な検査であることから，事後承諾で行ってもよいと考えられています．静脈ラインから造影剤を注入するため，脳血管撮影検査より簡便かつ非侵襲的です．3DCT が出現する以前の時代には脳血管撮影検査が必須でしたが，現在は 3DCT のみで手術することが可能となっています．

② 脳血管造影を行う場合
　脳血管造影検査は，動脈瘤周囲の穿通枝を把握する場合，術中の内頚動脈遮断に備えて前交通動脈を介する左右のクロスフローを調べる場合，脳血管バイパス（STA-MCA）のために浅側頭動脈を把握する場合に行います．また，シルビウス裂を走行する静脈の発達程度を見る場合にも行います．血管内治療を前提にした診断カテーテル検査を行う場合もあります．

③ 手術のタイミング
　治療のタイミングはくも膜下出血の再出血が発症後 24 時間以内に多く，特に発症早期に多いため，診断確定後の早期治療が良いとする意見があります．一方，発症数時間以内の超急性期手術は，術中の再破裂リスクや，脳腫脹が強く術野の展開が難しいことから，発症直後はまず十分な鎮静を行い高浸透圧利尿剤を投与して脳圧を低下させ，翌日に手術したほうが良いという意見もあります．手術日時に関して，発症当日が良いか翌日か良いかについての RCT はありません．一般的には発症 72 時間（発症当日を DAY 0 として DAY 3）以内に再出血予防処置として，外科治療である開頭クリッピングを行います．72 時間を過ぎると，脳血管攣縮が始まるため外科治療はそれ以前か，入院時すでに 72 時間を過ぎている場合には，脳血管攣縮が終わる 14 日以降に行うべきとされています．血管内治療のコイル塞栓では脳血管攣縮の発生率への影響が少ないとされているため，72 時間を経過しても施行が検討されます．

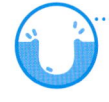

[pitfall 2] 手術の適応を考える

上級医 B「この患者は手術をすることで再破裂を防いだほうがよいと思うけど，くも膜下出血の症例は全例手術すべきだと思うかい？」

研修医 A「脳動脈瘤がガラス細工みたいに危なっかしいものだって言ってる先生がいました．なので再出血のリスクは強いと思いますし，早く手術して再出血のリスクは抑えるべきだと思うのですが」

上級医 B「そうだね．再出血のことを考えると手術したほうがよいと考えるよね．でも，最重症の患者だったらどうだろう？ あくまでも手術は再出血の防止のためで，予後を改善させる効果はないことがほとんどなんだ」

研修医 A「….難しい問題ですね」

Comment
重症度と手術適応

くも膜下出血は保存的治療のみでは限界があり，発症後1カ月で20〜30％が動脈瘤からの再出血をきたすため，再出血を防止することが最も重要であることは言うまでもありません．くも膜下出血の重症度分類である Hunt and Kosnik の grade ⅠからⅣまでは再出血予防の治療適応がありますが，最重症の Grade Ⅴ では原則として再出血予防治療の適応はないとされています．理由として，再出血を予防する治療そのものが，くも膜下出血の症状を改善するものではないためであり，機能的予後の改善には寄与しないと考えられるためです．たとえば脳腫脹が強い場合には，術中操作や脳ベラでの脳の牽引が強くなり，かえって脳挫傷などの合併症を引き起こします．しかし，脳内血腫合併例で，血腫除去により意識障害などの症状改善が見込まれる例では，緊急クリッピングと同時に血腫除去を行うこともあります．また，くも膜下出血が脳室内に穿破した急性水頭症例では Grade Ⅴ であっても，脳ヘルニア回避のために緊急脳室ドレナージ術を考慮します．しかし，腰椎ドレナージ（スパイナルドレナージ）については，脳内血腫や水頭症によって脳圧が非常に亢進時している場合に安易に行うことはかえって脳ヘルニアを惹起すので行ってはなりません．

入院時に昏睡（Grade Ⅴ）であっても，入院後，数時間から翌日にかけて意識レベルが改善し Grade ⅢからⅣになる症例があります．これはくも膜下腔の血腫が流れて脳圧が下がるためと考えられ，このように意識レベルが改善する例ではクリッピング術など治療の適応となります．

［治療 2］ 開頭クリッピングか血管内治療（コイル塞栓）か

上級医 B「先生はさっきこの患者にクリッピングをしたほうがよいって言っていたけど，動脈瘤に対する手術の方法はクリッピングだけかな？」

研修医 A「あっ，そうではないです！コイルを使った血管内治療もありました！」

上級医 B「そうだよね．動脈瘤に対する手術は開頭クリッピングとコイル塞栓の2種類があるんだよね．どっちがよいかな？」

研修医 A「えっと，どちらでもよいような気がしますが，でもコイル塞栓のほうが楽

なような気もするし，クリッピングの方が確実な気もしますし…」
上級医 B「動脈瘤の場所や形態によってもどちらが適しているか変わってくることも多いんだ．脳外科の先生に相談してみようよ！」

Comment
① 血管内治療を選択する場合
　開頭クリッピングか血管内治療かの治療法選択は，動脈瘤の場所や形状，患者の年齢などを考慮して選択されますが，各病院の持つ設備や治療を担当する医師の専門性や人員により，第一選択が開頭クリッピングなのかコイル塞栓による血管内治療なのかは分かれるところです．これは大多数の動脈瘤はどちらの方法でも治療が可能であることによります．両者の治療を実施できる施設が理想的といえます．
　しかし，脳底動脈や椎骨動脈などの後方循環にできた瘤や，前床突起近傍の内頸動脈瘤は通常血管内治療が選択されます．また，高齢者で手術侵襲や全身麻酔のリスクが大きい場合にも血管内治療を選択する傾向があります．

② 開頭クリッピングを選択する場合
　一方，動脈瘤の頸部が広い場合や巨大動脈瘤，部分血栓化動脈瘤などは，血管内治療による不完全閉塞や再開通率が高くなるため，開頭クリッピングを行います．動脈瘤頸部より血管分岐がある場合には，血管内治療では完全閉塞が困難なこともあり，開頭クリッピングを選択します．したがって，両方の治療が選択可能な施設であることが重要です．
　開頭クリッピングでは，脳浮腫が強い患者においては骨片を外して人工硬膜を使用し閉頭する外減圧を行う場合があります．

③ 治療成績の比較
　治療成績についてのエビデンスについてですが，開頭クリッピングと血管内治療のいずれも可能な破裂動脈瘤の治療後1年時点での無障害生存率は血管内治療群で有意に高い結果でありました（Lancet 2002；360：1267-1274, Lancet 2005；366：809-817）．
　椎骨動脈や脳底動脈にできた解離性動脈瘤に対しては，頸部クリッピングは困難なため，瘤を含む親血管のコイル塞栓術か，開頭して親血管のトラップ（閉塞）を行いますが，後下小脳動脈を巻き込んでいる瘤に対しては，小脳や脳幹梗塞を防ぐためにOA-PICA（後頭動脈-後下小脳動脈）のバイパス術が必要な場合があります．

［治療3］くも膜下出血の症例が入院したら

研修医 A「脳外科の先生に相談したら，この症例は IC-PC の動脈瘤で，クリッピングでもコイル塞栓でもどちらでも治療できるとのことでした．患者や家族とも相談し

Ⅲ. 代表的神経疾患の外来アプローチ

　　　　て最終的に決めるとのことでした」

上級医 B「了解！では，そろそろ病棟に患者を連れて行かないとね．ちなみに今後入院したらどのような治療をするかわかるかい？」

研修医 A「いや…．降圧剤を続けて，あとグリセロールを使って，それで明日の手術まで待つのでは…」

上級医 B「まぁ，おおまかにはそんなところだけど．攣縮の対策はどうする？」

研修医 A「攣縮？　あぁ聞いたことがあります．確かくも膜下出血を起こしてから数日後に起こる合併症ですよね．でも対策って言われても…」

上級医 B「くも膜下出血は，たとえクリッピングやコイル塞栓がうまくいったとしても，その先に攣縮との戦いが待っているんだ．気が抜けない病気なんだよ」

Comment
病棟での患者管理

　くも膜下出血では，頭蓋内圧亢進による頭痛や意識障害などの症状が術後にも継続するため，1～2週間はグリセロールなどの浸透圧利尿剤を投与し，脳圧をコントロールすることが必要となります．腰椎ドレナージを挿入したり，開頭クリッピング時に脳槽ドレナージを入れて，持続的にくも膜下腔の血性髄液を排出することも有効です．開頭クリッピング症例には術後痙攣を予防するため抗てんかん薬を投与します．血管内治療例では抗血小板療法（通常はアスピリンとクロピドグレルの2剤）を投与するのが一般的です．

　脳血管攣縮とは，発症4～14日後にウイリス動脈輪を中心とした脳主幹動脈に発生する遅発性かつ可逆的な血管狭窄です．14日以降，血管攣縮による血管狭窄は改善しますが，狭窄が高度の場合には不可逆的な脳梗塞を起こす場合があります．そのため，脳血管攣縮の発症予防として，Rho キナーゼ阻害薬である塩酸ファスジルやトロンボキサン A2 合成阻害薬であるオザグレルナトリウムの静脈内投与を行います．また，脳循環障害の改善のため，循環血液量増加（hypervolemia），血液希釈（hemodilution），人為的高血圧（hypertension）を組み合わせた triple H 療法を行います．

　脳血管攣縮による症状出現の早期発見には，意識レベルの変化や，出現が予想される神経学的所見を観察します．発症した脳血管攣縮に対する血管内治療として，パパベリンや塩酸ファスジルの動注療法が有効なこともありますし，機械的に脳血管を拡張することにより脳血流および臨床症状を改善できることもあります．

[pitfall 3] 未破裂脳動脈瘤の治療

研修医 A「さっき患者の妻に聞いたのですが，実は患者は1年前に脳ドックを受けていて，動脈瘤の指摘をされていたようなんです．脳外科へ受診することを勧められていたようなんですが，本人は行かなかったみたいです」

上級医 B「そうなんだ．脳ドックで動脈瘤がわかっていたんだね．前もって予防的手術をしておけばよかったのかもしれないね」

研修医 A「本当ですね…．せっかく動脈瘤がわかっていたのに，脳ドックの意味がなくなってしまいますね」

上級医 B「脳動脈瘤はそれだけでは痛くも痒くもないからね．なかなか病院に行こうという気は起きないかもしれないけどね．先生は脳動脈瘤がどれくらいの破裂率があるか知っているかい？」

研修医 A「いや，全く知らないです…．破裂率って高いんですか？」

上級医 B「細かい数字は覚える必要はないと思うけど，ざっとわかっていて損はないと思うよ」

Comment
未破裂脳動脈瘤の自然経過と手術成績

　未破裂脳動脈瘤の自然経過については未破裂脳動脈瘤悉皆調査（UCAS Japan）でその結果が公表されています．

　くも膜下出血のリスクは瘤の大きさ，瘤の場所（前交通動脈，内頸動脈-後交通動脈分岐部），瘤の形状（不整形）に影響されることが明らかとなっています．

　5,000 例以上の全体での年間平均出血率は 0.95％でありました．年間出血率は瘤の大きさが 3〜4 mm 0.36％，5〜6 mm 0.50％であったが，7〜9 mm になると 1.69％，10〜24 mm 4.37％，25 mm 以上は 33.4％と上昇しました．場所別では中大脳動脈瘤が 0.67％であったのに対して，前交通動脈瘤は 1.31％，内頸動脈-後交通動脈瘤が 1.73％と高い結果でした．形状ではブレブのない瘤は 0.73％，ブレブを有する不整形の瘤は 2.33％でした．

　したがって，治療対象の動脈瘤とは，患者の余命が 10〜15 年以上ある場合で，大きさ 5〜7 mm 以上，5 mm 未満であっても，① 動眼神経麻痺など症候性の動脈瘤，② 前交通動脈瘤および内頸動脈-後交通動脈瘤，③ 不整形・ブレブを持つ場合となり，開頭クリッピングあるいは血管内治療を検討します．治療せずに経過観察する場合は，喫煙や多量の飲酒を避けて，高血圧を有する場合は降圧剤を内服します．半年から 1 年毎に MRA によりフォローアップすることが重要です．

病診連携のポイント

- 突然発症の頭痛，嘔吐の患者を診た場合にはくも膜下出血の可能性を考慮してください，疑った場合には至急救急搬送をお願いします．
- いわゆる minor leak の場合にはくも膜下出血を疑いにくいことも多くあります．症状が軽くても，初発の頭痛の患者の場合には十分にくも膜下出血の可能性を考慮ください．

- 未破裂脳動脈瘤を有している患者を診察される場合には，一度脳神経外科をご紹介ください．また，血圧コントロールもお願いします．

文献
1) 吉峰俊樹編：科学的根拠に基づくくも膜下出血診療ガイドライン第2版，ニューロン社，東京，2008
2) 篠原幸人，他編：脳卒中治療ガイドライン2009，協和企画，東京，2009
3) The UCAS Japan Investigators：The Natural Course of Unruptured Cerebral Aneurysms in a Japanese Cohort. N Engl J Med 2012；**366**：2474-2482
4) Andrew Molyneux, International Subarachnoid Aneurysm Trial (ISAT) Collaborative Group：International Subarachnoid Aneurysm Trial (ISAT) of neurosurgical clipping versus endovascular coiling in 2143 patients with ruptured intracranial aneurysms：a randomized trial. The Lancet, 2002；360, (i9342)：1267-1274
5) Andrew J Molyneux, Richard SC Kerr, Ly-Mee Yu, Mike Clarke, Mary Sneade, Julia A Yarnold, Peter Sandercock, for the International Subarachnoid Aneurysm Trial (ISAT) Collaborative Group：International subarachnoid aneurysm trial (ISAT) of neurosurgical clipping versus endovascular coiling in 2143 patients with ruptured intracranial aneurysms：a randomized comparison of effects on survival, dependency, seizures, rebleeding, subgroups, and aneurysm occlusion Original Research Article The Lancet, 2005；366 (i9488)：809-817
6) Hunt WE, Kosnik EJ. Timing and perioperative care in intracranial aneurysm surgery. Clin Neurosurg 1974；**21**：79-89
7) Report of World Federation of Neurological Surgeons Committee on a Universal Subarachnoid Hemorrhage Grading Scale. J Neurosurg 1988；**68**：985-986

〈淺田　英穂〉

6 てんかん

「てんかんの再発のようです．来院後は意識も回復しているので，
このまま帰宅でよいでしょうか？」
―てんかん症例へのアプローチは，症例個々に応じて考えましょう！―

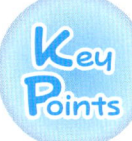

Key Points
① 初発の痙攣ではてんかんの診断はできません．
② 特に高齢者のてんかん発作には非痙攣性のものも多く注意が必要です．
③ てんかん発作は分類により治療薬の選択が大きく異なります．
④ 痙攣重積発作は呼吸や血圧など生命にかかわるため速やかな治療が必要です．

てんかんの発病率は人口10万人あたり年間約50人です．小児では3歳以下での発病が最も多く，また60歳以上で再び発病率が高くなりますが，これは高齢者で多くなる脳血管障害などが背景にあると考えられています．

［はじめに］てんかんの定義とは？

研修医A「先生，突然の意識障害と全身けいれんを約2分間起こされた70歳男性が救急外来を受診されました．このような発作が前にもあったかどうかは不明ですがてんかん発作でしょうか」

上級医B「突然の意識障害といっててんかんと決めつけるのはどうかなと思うよ．ほかの可能性は考えられないかい？」

研修医A「不整脈など心原性や神経調節性失神でしょうか」

上級医B「そうだね，アルコール離脱や低血糖などの代謝性障害も鑑別が必要かもね．てんかんの診断は慎重にしないといけないし，初発発作ではてんかんと診断はできないんだよ．とにかく発作の前後について詳しく問診をしてみようよ！」

Comment
① てんかんの定義
WHOでは，てんかんは「種々の病因によってもたらされる慢性の脳疾患であって，大脳ニューロンの過剰な放電から由来する反復性の発作（てんかん発作）を主徴とし，

表1　てんかんと紛らわしいもの

1. 失神（神経調節性，心原性など）
2. 心因性発作
3. 過呼吸やパニック発作
4. 脳卒中，一過性脳虚血発作
5. 急性中毒（薬物，アルコール），薬物離脱，アルコール離脱
6. 急性代謝障害（低血糖，テタニーなど）
7. 急性腎不全
8. 頭部外傷直後

それにさまざまな臨床ならびに検査所見の表出が伴うもの」と定義されています．つまり，てんかんは繰り返し起こることが特徴で，初発の発作では普通はてんかんとは診断ができません．脳波を中心としたさまざまの検査が診断の確定には必要です．しかし一度の記録ではてんかん患者の約50％は正常脳波であるとされています．

突然発症の意識消失で救急外来を訪れる患者では神経調節性失神/心因性てんかん発作が40％と最も多く，てんかんは29％，次いで心原性失神が7％とされています（表1）．

② てんかんの診断

問診では過去の発作の有無，発作頻度（過去に発作があった場合），持続時間や発作中の症状（痙攣や意識の推移など），咬舌や尿失禁，発作後の頭痛などの随伴症状の有無を聴きます．飲酒や光刺激などの誘因の有無，発作と睡眠との関連も重要な情報です．発作中本人は意識がなく，診察時には発作が落ち着いていることも多くありますので，患者自身からの問診と，発作目撃者からの問診を詳細に行うことで確実な診断に近づきます．

問診に加えて診察所見や各種検査（血液検査，心電図，脳波，画像検査など）を行ったうえで，不整脈や脳血管障害，急性代謝性障害，中毒，脳炎/脳症などを否定することが治療を開始するうえで重要です．

前述のとおりてんかんと診断するためには少なくとも2回以上の発作を要します．しかし例外もあり，初回発作で非誘発性発作の全般強直間代発作であると確診された患者において，既往にミオクロニー発作，欠神発作，単純および複雑部分発作がある場合には，1回の発作でもてんかんと診断できる場合があります（図1）．

③ 診断は慎重に

てんかんという診断が今なお持っている—イメージを通して，非てんかんをてんかんと誤診することが，社会的心理的に取り返しのつかない大きな不利益を患者に与える場合があるため診断は慎重に行いましょう．

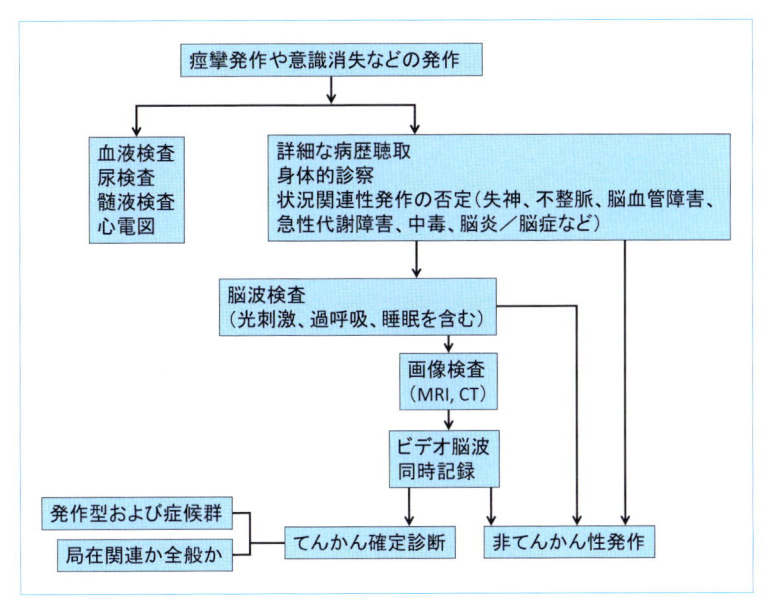

図1 てんかん診断の手順

[知識] てんかんの分類を把握しましょう

研修医A「家族から状況を聴いたら，以前にも2回数分の痙攣と意識障害を認めたことがあったようです．でも睡眠不足のときに発症していて，意識も数分で回復したので，疲れかと思って病院には行かなかったようです．」

上級医B「初発ってわけではなかったんだね．もう少し検査を進めないといけないけど，てんかんの可能性は高くなってきたね．そうすると，この患者のてんかんはどんな発作分類にあてはまるんだろう？」

研修医A「発作分類ですか？ それって…」

Comment
① てんかんの分類

てんかんの分類には，てんかん発作をもたらす'病気としてのてんかん'を分類した「てんかん，てんかん症候群および関連発作性疾患の分類」と，'てんかんの発作'を分類した「てんかん発作型分類」が主に用いられています（表2, 3）．

国際抗てんかん連盟（ILAE）が1989年に発表した「てんかん，てんかん症候群および関連発作性疾患の分類」では，まず全般発作を持つ「全般てんかん」と部分発作を持つ「局在関連性てんかん」に分け，それぞれを中枢神経に病変がある「症候性」と明らかな病変を認めない「特発性」に分類しています．これらの4つの枠組みにそれぞれ発病年齢を考慮した分類となっています．

表2 てんかん発作型国際分類の1981年版と2010年改訂版との対応

1981年発作型分類	2010年改訂版分類
部分発作	焦点発作 (発作時の障害程度の記述用語を併記する)
A．単純部分発作（意識減損はない） 　1．運動徴候を呈するもの 　2．体性感覚または特殊感覚症状を呈するもの 　3．自律神経症状あるいは徴候を呈するもの 　4．精神症状を呈するもの（多くは"複雑部分発作"として経験される）	A．意識障害なし 　1．運動徴候または自律神経症状．「単純部分発作」の概念にほぼ一致．「焦点性運動発作」または「自律神経発作」を使用可能 　2．自覚的な主感覚・精神的現象．2001年用語集の「前兆」と一致
B．複雑部分発作 　1．単純部分発作で始まり意識減損に移行するもの 　　a．単純部分発作で始まるもの 　　b．自動症で始まるもの 　2．意識減損で始まるもの	B．意識障害あり 「複雑部分発作」にほぼ一致．「認知障害発作」
C．二次的に全般化する部分発作 　1．単純部分発作（A）が全般発作に進展するもの 　2．複雑部分発作（B）から全般発作に進展するもの 　3．単純部分発作から複雑部分発作を経て全般発作に進展するもの	両側性痙攣性発作（強直，間代または強直-間代要素を伴う）への進展 　この表現は「二次性全般化発作」の用語に代わる
全般発作	
A．1．欠神発作 　　a．意識減損のみのもの 　　b．軽度の間代要素を伴うもの 　　c．脱力要素を伴うもの 　　d．強直要素を伴うもの 　　e．自動症を伴うもの 　　f．自律神経要素を伴うもの（b-fは単独でも組み合わせでもありうる） 　2．非定型欠神発作 　　a．筋緊張の変化はA1よりも明瞭 　　b．発作の起始/終末は急激でない	A．欠神発作 　1．定型欠神発作 　3．特徴を有する欠神発作 　　ミオクロニー欠神発作 　　眼瞼ミオクロニー 　2．非定型欠神発作
B．ミオクロニー発作	B．1．ミオクロニー発作 　2．ミオクロニー脱力発作 　3．ミオクロニー強直発作
C．間代発作	C．間代発作
D．強直発作	D．強直発作
E．強直間代発作（明確に対応するものなし）	E．強直，間代発作（すべての組み合わせ）
F．脱力発作	F．脱力発作

表2 (続き)

1981年発作型分類	2010年改訂版分類
未分類てんかん発作	
新生児発作 律動性眼球運動 咀嚼 水泳運動	てんかん性スパスムス
	上記のカテゴリーのいずれかに明確に診断されない発作は，正確な診断を行えるような追加情報が得られるまで「分類不能」と判断すべきであるが，「分類不能」は分類の中のひとつのカテゴリーとはみなさない．

(http://www.ilae-epilepsy.org/Visitors/Centre/ctf/CTFtable3.cfm より)
1) 1981年国際分類は，清野昌一，大田原俊輔，他．分類委員会より：てんかん研 5 (1)：62, 1987 の日本語訳から引用．
2) 2010年国際分類は，てんかん研 28：515-525, 2011 の日本語訳から引用．
3) ILAE から，Epilepsia（2010年4月号）にてんかん発作分類の改訂版とてんかんの新しい用語と概念が公表された〔Berg AT, Berkovic SF, Brodie MJ, et al.：Recised terminology and concepts for organization of seizures and epilepsies：Report of the ILAE Commission on Classification and Terminology, 2005-2009. Epilepsia. 2010；51 (4)：676-685〕．その内容は 2006 年改訂版を踏襲するものである．

② てんかんの発作

ILAE タスクフォースは，1981年に「てんかん発作型分類」を発表しましたが，現在は2010年の改訂分類も発表されています．臨床の現場では 1981年の分類が今でもよく用いられていますが，この分類では，てんかん発作を症状や脳波などの検査所見により「部分発作」と「全般発作」に二分し，それぞれ発作の特徴から整理しています．2010年の改訂分類では部分発作は焦点発作と呼ばれています．

てんかんの診断は遺伝子研究や画像診断の進歩により変化しているため，今後も ILAE により修正や変更が行われる可能性があります．

a) 部分発作

一側の大脳半球の限局した部位の神経細胞の興奮で始まります．

単純部分発作；神経細胞の興奮が一側の大脳半球内に限局している状態．意識が保たれ，原則として発作後に発作症状を記憶しています．運動徴候を呈するもの，感覚症状を呈するもの，自律神経発作，精神発作などさまざまあります．

複雑部分発作；神経細胞の興奮がある程度広範囲に及ぶと意識が障害されます．意識が失われる前の状態を発作の前触れとして自覚することがあります．凝視やしかめ面，口をもぐもぐ動かしたり，手足を動かす自動症を伴うこともあります．

二次性全般化発作；神経細胞の興奮がさらに広がり両側半球に及ぶと，全身痙攣発作になります．

表3　てんかん，てんかん症候群および関連発作性疾患の分類（ILAE，1989年）

1．局在関連性（焦点性，局所性，部分性）てんかんおよび症候群 　1.1　特発性（年齢に関連して発病する） 　　・中心・側頭部に棘波をもつ良性小児てんかん 　　・後頭部に突発波をもつ小児てんかん 　　・原発性読書てんかん 　1.2　症候性 　　・小児の慢性進行性持続性部分てんかん 　　・特異な発作誘発様態をもつてんかん 　　・側頭葉てんかん 　　・前頭葉てんかん 　　・頭頂葉てんかん 　　・後頭葉てんかん 　1.3　潜因性 2．全般てんかんおよび症候群 　2.1　特発性（年齢に関連して発病するもので年齢順に記載） 　　・良性家族性新生児痙攣 　　・良性新生児痙攣 　　・乳児良性ミオクロニーてんかん 　　・小児欠神てんかん（ピクノレプシー） 　　・若年欠神てんかん 　　・若年ミオクロニーてんかん（衝撃小発作） 　　・覚醒時大発作てんかん 　　・上記以外の特発性全般てんかん 　　・特異な発作誘発様態をもつてんかん 　2.2　潜因性あるいは症候性（年齢順） 　　・West症候群（乳児痙攣，電撃・点頭・礼拝痙攣） 　　・Lennox-Gastaut症候群	・ミオクロニー失立発作てんかん ・ミオクロニー欠神てんかん 　2.3　症候性 　　2.3.1　非特異病因 　　　・早期ミオクロニー脳症 　　　・サプレッション・バーストを伴う早期乳児てんかん性脳症 　　　・上記以外の症候性全般てんかん 　　2.3.2　特異症候群 3．焦点性か全般性か決定できないてんかんおよび症候群 　3.1　全般発作と焦点発作を併有するてんかん 　　・新生児発作 　　・乳児重症ミオクロニーてんかん 　　・徐波睡眠時に持続性棘徐波を示すてんかん 　　・獲得性てんかん性失語（Landau-Kleffner症候群） 　　・上記以外の未決定てんかん 　3.2　明確な全般性あるいは焦点性のいずれかの特徴をも欠くてんかん 4．特殊症候群 　4.1　状況関連性発作（機会発作） 　　・熱性痙攣 　　・孤発発作，あるいは孤発のてんかん重積状態 　　・アルコール，薬物，子癇，非ケトン性高グリシン血症等による急性の代謝障害や急性アルコール中毒に見られる発作

b）全般発作

　全般発作は，初めから両側大脳半球の神経細胞の興奮が起こる発作です．多くの場合，発作の始まりから意識は障害されます．

　欠神発作；突然の意識消失，突然の意識回復が特徴です．定型欠神発作は数秒〜十数秒の持続時間です．

　ミオクロニー発作；全身あるいは四肢や顔面の一瞬のピクつきが特徴です．

　間代発作；規則的な四肢のピクつきが反復します．数十分〜数時間持続することもあります．

　強直発作；両四肢の一瞬の硬直が数秒間持続します．

　強直間代発作；突然眼を見開き，両上下肢が硬直し，その後だいに遅く大きな全身をガクガクと震わせる間代に移行します．部分発作の二次性全般化との鑑別が必要です．

脱力発作；両四肢，体幹の一瞬の脱力．突然の転倒や頭部の机の打ちつけなど．

てんかん性スパズム；頸部，体幹，四肢近位筋が短く硬直する発作であり，典型的には頭部を前屈させ，四肢を挙上させるので，点頭発作とも呼ばれます．

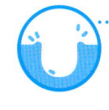

[pitfall 1] 高齢者のてんかんは非痙攣性が多い？

研修医A「外来に85歳女性が来院されました．普段はしっかりとした方ですが，数時間前より突然応答が乏しくなり，会話が成立しなくなったようです．急な発症ですが認知症でしょうか？」

上級医B「突然始まった症状であれば，変性に伴う認知症以外の原因を探らなければならないよね．代謝性疾患やてんかんなどの鑑別も必要だよね」

研修医A「これまでてんかんと言われたことはなく，痙攣のエピソードもなかったようですが」

上級医B「てんかん発作の中には痙攣を伴わないものも多くあるからね．特に高齢者にはその傾向が強いんだよ」

Comment

高齢者のてんかん症状の特徴としては，痙攣発作よりも，意識がボーっとして軽い自動症を伴う発作（複雑部分発作）が多く見られることが挙げられます．また，発作の後にもうろうとする状態が長く続き，長ければ数日にわたることもあるため，認知症などのほかの病気と間違われることも少なくありません．

高齢者のてんかん患者の10〜20％は認知症や神経変性疾患を合併していると言われています．また，てんかんを発症したことで抑うつ的になり，活動性が少なくなったことで認知症になったと思われることもあります．

また，抗てんかん薬によって精神機能が影響を受け，一見認知症のような症状をきたすことがあります．薬の副作用で記憶力などに影響を受けたり抑うつ的になったりすると，認知症と間違われることがあります．高齢者は薬剤の影響を受けやすいので注意が必要です．

[Key point] てんかん発作の再発の原因とは？

研修医A「45歳の男性で，てんかんに対しカルバマゼピンを服用していたようです．本日3分間のけいれんと意識障害で搬送されました」

上級医B「今の意識状態は？」

研修医A「来院後は意識はすっかり回復しています．他にも神経学的な異常はなさそうです」

上級医B「どうして再発したんだろう？　怠薬などしていたかな？」

研修医 A「内服はきちんとしていたと言っていました」
上級医 B「そうか…．それでは睡眠状況とか飲酒の有無とかに関しても確認してみてよ」
研修医 A「もう少し詳しく聞いてみます！」

Comment

てんかん発作が再発した時には，病歴および発作が起きた状況，現症などを再検討し，必要があれば頭部 MRI や脳波を含む検査を行い，本当にてんかん発作の再発なのかどうかを確認します．てんかんの再発という診断が間違いないようであれば，抗てんかん薬の選択が発作型に対し適切か，耐性が生じていないか，投与量や血中濃度を下げる相互作用がないかなどを再検討します．

内服時間，飲み忘れの有無などの服薬状況や，飲酒過多や睡眠不足などの生活様式，発作の好発時間や，その時の状況を確認します．光の点滅や木漏れ日などの視覚性刺激など特定の刺激で発作が誘発されることが多くありますが，いずれの要因でどの程度発作を起こしやすくなるかは個々の患者によって異なります．

血中濃度のチェックは常習的なコンプライアンス不良の発見に役立ちます．患者・家族にてんかんの性質，治療の必要性，生活リズムを整えるなどの日常生活上の注意，服用している薬剤の性質を十分に説明し，コンプライアンスの低下を防がなければなりません．

[治療1] 初発のてんかんの治療

研修医 A「58 歳の女性なのですが，5 分間の痙攣発作で搬送されました．今は意識も回復していて，このような発作は初めてだったと言っています」
上級医 B「初発ということだといろいろな可能性を考えないといけないよね」
研修医 A「はい…．初発なのでてんかんとも診断できないですし…．でもてんかんっぽいのですけど…．」
上級医 B「初発の発作でもてんかんと考えて治療を開始したほうがよい場合もあるんだよ．どのような時に治療を考慮するのか押さえておこうね！」

Comment

初回発作では原則として抗てんかん薬の治療は開始しません．孤発発作の症例の 5 年以内での発作出現率は約 35％ですが，2 回目の発作後の 1 年以内の再発率は 73％と上昇します．そのため 2 回目の発作が出現した場合は，抗てんかん薬の治療開始が推奨されています．

また，初発発作でも神経学的異常が存在したり，脳波異常ないしはてんかんの家族歴が認められる症例では，再発率が高いため治療開始を考慮します．

65歳以上の高齢者では，若年者に比較して初回発作後の再発率が66〜90％と高いことから，初回発作後に治療を開始することを検討します．てんかん以外に併存している合併症や併用薬なども考慮して，できるだけ相互作用の少ない抗てんかん薬を選択し少量から開始する必要があります．

［治療2］抗てんかん薬の選択を考える

上級医B「先生は抗てんかん薬にはどういう種類があるか知ってるかい？」
研修医A「えーと，バルプロ酸にカルバマゼピンにフェニトインとかでしょうか」
上級医B「よく知ってるじゃない．それではどういうてんかんにどの薬剤を選択するのかな？」
研修医A「このあいだ先輩に教わったのですが，カルバマゼピンもフェニトインも副作用が強いから，とりあえずバルプロ酸を出しておけば間違いないって教えてもらいました！」
上級医B「その先輩をここに連れてきてください…」

Comment

抗てんかん薬の選択では，発作型ごとに第1選択薬，第2選択薬，無効薬があります．同じ選択順位の中には複数の薬があるので，順次その効果を見ていく必要があります．

薬物選択においては年齢，性別，発作への効果，抗てんかん薬の副作用，薬物代謝の個人差などが考慮されます．また，症例によって同種同量の薬剤を投与しても血中濃度が大幅に違ってしまうこと，薬剤を同じ血中濃度に保っても副作用の発現のしかたや発作の抑制に有効かどうかが症例によって大きな幅があることから，標準的な処方を示すのは困難です．

現在，わが国で使用できる抗てんかん薬は約20種類あります．1912年に開発されたフェノバルビタールのような古い薬剤から，2006年以降はガバペンチン，トピラマート，ラモトリギン，レベチラセタムなど相次いで第二世代といわれる新規抗てんかん薬も登場しています．現状では，新規抗てんかん薬は難治性てんかんに対する併用薬として認可されており，単剤投与では適応外処方となります．認可を得るための臨床治験が，倫理的な理由で併用投与にならざるを得なかったという背景があります．

現在一般的に推奨されている抗てんかん薬の使い分けについて記します（表4）．

［実働］重積発作とは？　重積発作の治療を速やかに行うには

研修医A「先生，約30分間にわたって全身の強直間代性痙攣がとまらない32歳女性が3分後に搬送されます．脈拍120/分，血圧145/80 mmHg，体温37.2℃，SpO₂ 95％

表4　抗てんかん薬の適応

	症候性てんかん	全般性てんかん
第一選択薬	CBZ（LTG, TPM, LEV）どれか1種類の単剤投与	VPA
第二選択薬	CBZ, LTG, TPM, LEV ZNS, CLB, GBP, VPA 任意2つの組み合わせ （上段の薬剤が1つ以上含まれるのが望ましい）	VPA＋ 大発作 ZNS, LTG, TPM, LEV 欠神発作 ESM, LTG ミオクロニー発作 LEV

（兼本浩祐：てんかん学ハンドブック，2012，医学書院より一部改変）
CBZ：カルバマゼピン，LTG：ラモトリギン，TPM：トピラマート，LEV：レベチラセタム，VIA：バルプロ酸，ZNS：ゾニサミド，CLB：クロバザム，GBP：ガバペンチン，ESM：エトスクシミド

です」

上級医B「わかりました．痙攣重積発作と考えてよさそうだね．患者が来る前に準備をしないとね．患者が来院したらまずどうする？」

研修医A「点滴を確保して，ジアゼパムの投与ですか？」

上級医B「そうだね，でもその前に痙攣重積は呼吸や血圧に影響を及ぼし生命にかかわる状態だよね．来院後直ちにバイタルサインの確認を行い，ジアゼパムの投与を行おう．ジアゼパムの投与後も発作が続いている場合は？」

研修医A「えーっと，フェニトインの準備をして…」

上級医B「フェニトインの効果発現には約20分かかってしまいますよ．てんかん重積の治療はフローチャートに沿って速やかに行わないと！」

Comment

① 重積状態は脳に非可逆的変化をもたらす

　てんかん重積状態とは「発作がある程度の長さ以上に続くか，または，短い発作でも反復し，その間の意識の回復がないもの」（国際てんかん連盟；ILAE 1981）と定義されています．動物実験の結果ではてんかん放電が30〜45分以上続くと脳に損傷が起きることがわかっています．呼吸や血圧に影響を及ぼす痙攣発作が持続したり，このような発作が意識の回復する前に繰り返し出現したりする状態は，脳の非可逆的な変化を来して恒久的な障害や生命の危険を生ずることがあります．重積状態の持続時間についての一定の見解はありませんが，多くの発作が2分以内の持続であることから5分以上続けば重積状態と診断し速やかに治療するよう推奨されています．

　初発の痙攣発作重積状態には，何らかの重篤な背景疾患があると想定しなければいけません．高血糖などの代謝疾患がある場合，フェニトインの静注がかえって病態を悪化させる場合もあるので，その補正が抗てんかん薬の投与よりも先決です．電解質，

糖，肝機能，腎機能などの一般生化学検査，さらに脳腫瘍，脳血管障害などを除外するため CT や MRI などでの画像検査が必須です．脳炎が疑われる場合には髄液検査も必須となります．ヘルペス脳炎の可能性が疑われた場合には抗体価の結果を待たずにアシクロビルの点滴投与を開始します．

② 重積状態の治療

元来てんかんを有している患者が重積発作にて搬送された場合には，てんかん発作の誘因となるような病態が隠れていないかに関し，血液検査や画像検査を行いつつ，てんかん重積に対する治療を開始します．

てんかん重積状態の治療フローチャートを示します（図 2）．

・第一選択薬はジアゼパム（商品名：ホリゾン，セルシン）です．10 mg を 5 mg/分で静注し，5〜10 分後に発作が続いていれば同量を追加します．即効性がありますが，重積開始後 30 分以上で急速に有効性は低下します．ジアゼパムで痙攣の消失が得られない場合，フェノバルビタール（商品名：ノーベルバール）15〜20 mg/kg を静注したり，ミダゾラム（商品名：ドルミカム）0.1〜0.3 mg/kg をゆっくり静注し，次いで 0.05〜0.4 mg/kg/時を維持投与する選択肢もあります．

・第二選択薬として有効なのはフェニトイン（商品名：アレビアチン）です．5〜20 mg/kg を 50 mg/分以下の速度で静注します．作用発現までに 20 分かかります．重積開始後 45 分を超えると次第に有効性が低下します．

最近はフェニトインの代わりにホスフェニトインを使用することが多くなりました．ホスフェニトイン（商品名：ホストイン）はフェニトインの前駆物質で，体内でフェニトインに変化し発作を抑制します．フェニトイン注射では血管の刺激に伴う痛みなどがみられますが，ホスフェニトインは血管痛が軽度です．ホスフェニトインは 22.5 mg/kg を静注します．

・以上の治療が無効の場合，ペントバルビタールカルシウム（商品名：ラボナ），チオペンタールナトリウム（商品名：ラボナール），あるいは吸入麻酔が使用されますが，呼吸管理が必要となります．

重積が長期化すれば脳浮腫の予防，治療，横紋筋融解症への対応が必要になる場合もあります．

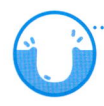

[pitfall 2] てんかん発作後にフェニトインは投与すべきか？

研修医 A「先生，全般性てんかんでバルプロ酸内服中の 45 歳男性が職場で痙攣発作を起こし救急搬送されました」

上級医 B「発作は今も続いているのかい？」

研修医 A「同僚の話によると，発作は約 2 分間の強直間代性痙攣のようでした．現在発作はなく，意識も清明のようです．再発予防にフェニトインの点滴を開始します

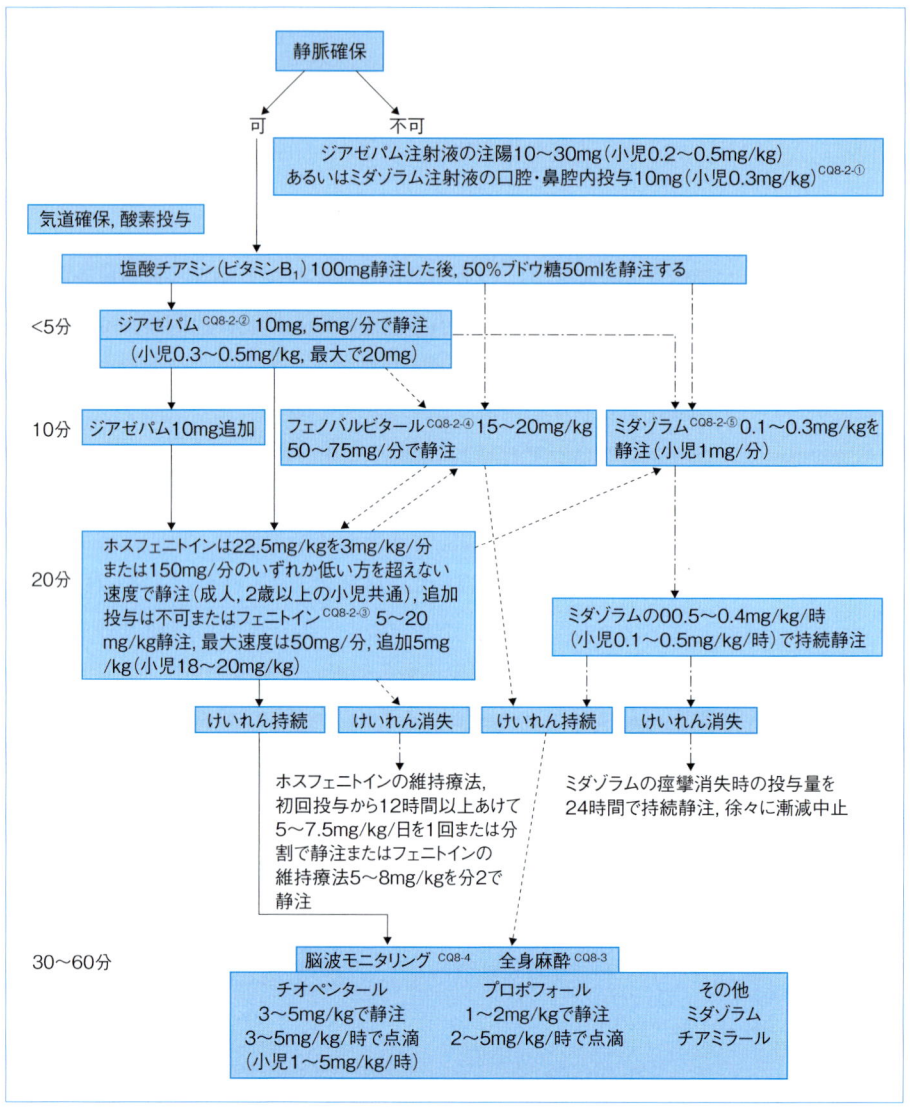

III. 代表的神経疾患の外来アプローチ

図2　てんかん重積状態の治療フローチャート

*1：括弧内は小児量．右肩の数字は本文中で説明している項目を表す．
*2：ある薬剤を投与し，血中濃度を測定すれば，その薬剤が分布する容量がわかる．この容量を分布容量（Vd）という．3者の関係は，血中濃度増加分（mg/L）＝投与量（mg）÷体重（kg）÷Vd（L/kg）である．フェニトインのVdは0.7なので，希望する血中濃度と体重がわかれば，フェニトインの投与量は算出できる．
*3：フェニトインを投与する場合は，血中濃度の推移は個体差が大きいことに注意する．特に高用量では血圧低下などの副作用に注意する．
*4：栄養障害性急性脳症であり，ビタミンB_1の急速な消費により惹起されるWernicke脳症では，ブドウ糖の投与が痙攣を増強することがあるために，病歴が不確かなときは，糖を投与する前にビタミンB_1 100 mgを静注する（エビデンスレベルⅣ）[1]．
*5：実線は標準的な治療，破線は別の選択肢を示す．

か」

上級医 B「てんかんで救急外来に来院した全例にフェニトインを投与する必要はないよ．フェニトインは重積発作の再発予防目的に使用するのが基本だからね．それから，加療中のてんかん患者の再発では，なんで再発したのかについての原因検索も必要だよ」

研修医 A「怠薬や最近の生活リズムについても聞いてみます．原因がわかれば，意識も回復しているので，このまま帰宅でよいでしょうか？」

上級医 B「発作がいつもと同じなのか，発作の原因がはっきりしているのかによって対応が異なるから，発作がなければ帰宅可能という考えは危険だよ．症例に応じて入院適応は考えようね」

Comment

フェニトインは欠神発作てんかん重積状態とミオクロニー発作てんかん重積状態以外の多くのてんかん重積状態に有効な薬剤です．フェニトイン単独で 43.5％，ジアゼパムとフェニトイン併用で 55.8％が発作を抑制できたとの報告があります．

重積状態以外の患者に対して，フェニトインの投与は必ずしも必要ありません．特にてんかんの治療中で他剤を内服中の患者の場合には，まずどうして再発したかを検索することが重要です．怠薬が原因であれば，まずはもともと服用している薬剤の内服をしてもらうことがよいと思われますし，疲労や睡眠不足などの誘因があるようであれば十分な休養を指示することが必要です．もともと内服していた内服薬の血中濃度も参考とし，もともとの薬剤量の調整が必要であれば行います．安易にフェニトインを使用すると，もともとの内服薬と相互作用をすることもありますし，フェニトインは副作用の多い薬剤であることも認識しておく必要があります．

フェニトイン静注液は糖などで沈殿を起こすため比較的大きな血管に，希釈せずに緩徐に投与します．静注の前後に生理食塩水でフラッシュを行います．血圧低下や不整脈，心不全などの心循環系障害を起こしやすいため心電図モニターが必要です．また，注射液が血管外に漏れたときには壊死を起こしやすいため注意が必要です．

［悩み］てんかん発作患者の入院適応について

研修医 A「45 歳男性のてんかんの方ですけれども，本日痙攣で運ばれてきました．バルプロ酸を服用していたのですが，ここ数日は怠薬していたみたいです．バルプロ酸の血中濃度も低値でした」

上級医 B「怠薬をきっかけとした再発ということだね．再発は何回もしているのかな？」

研修医 A「いえ，もともとはきっちり服用していたみたいで，てんかん発作も 3 年ぶりみたいです．この患者は入院させたほうがよいですかね」

上級医B「怠薬が原因とわかっているみたいだし，今は回復しているのであれば，内服コンプライアンスの改善を十分に注意して帰宅でもよいのではないかな？」

Comment

てんかん重積発作で搬送された症例では，てんかん重積状態の治療フローチャートに沿って目の前の痙攣を抑制し，入院させたうえで点滴管理のもと発作抑制を行います．

しかし，てんかん発作を起こして救急搬送された場合でも，多くの発作は5分以内に消失してしまうため，診察時には症状がない場合が多くあります．本人や目撃者，家族から病歴聴取を行い，いつもと明らかに異なる発作の場合は原因の検索を行う必要があります．

また，いつもと同じ発作でも発作を頻繁に繰り返している場合や，内服コントロールがうまくいかないときなど，内服調整が必要な場合は入院したほうが安全に早く薬剤調整ができるため入院適応となります．

発作が普段と同じであり，また来院時は所見がなく，不眠，ストレス，飲酒，内服コンプライアンス不良など明らかに発作の誘因がはっきりとしている場合は，誘因の除去の指導を行い帰宅できる場合があります．抗てんかん薬の増量が必要であると判断された場合には，増量を行い早期に外来を再診してもらいます．

[検査] 抗てんかん薬の血中濃度は測定すべきか？

研修医A「48歳の男性なのですが，歩行困難で受診されました．かなりフラフラしていて歩くのは危険そうです」

上級医B「いつから歩行が難しくなってきているの？ もともとも基礎疾患はないのかな？」

研修医A「2日前から歩行困難は実感しているようでした．てんかんの既往はあるようですけど，発作の再発は何年も起きていないとのことでした」

上級医B「てんかん？ ちょっと待って！ 抗てんかん薬の内服はどうなってる？」

研修医A「フェニトインを内服していると言ってました．関係ありますかね？」

上級医B「大有りかもよ！ 眼振はない？ すぐにフェニトインの血中濃度を測定してみよう！」

Comment

① 抗てんかん薬は治療域が狭い

抗てんかん薬の効果には個人差があり，同量を内服しても血中濃度は異なります．体格や消化管での吸収能，肝腎機能による影響があるからです．薬物血中濃度は薬が有効な治療域，それを超えて副作用が出現する中毒域，それ以下であまり効果が期待

できない無効域の3つに分類されます．抗てんかん薬は治療域が狭く，投与量の設定が難しいため血中濃度の測定が有益です．カルバマゼピン，フェニトイン，フェノバルビタール，バルプロ酸については有効濃度が設定されています．

血中濃度測定は臨床上の必要性に応じて行います．
① 血中濃度上昇による中毒症状が疑われた場合
② 発作の回数が増えた際に，薬剤の服用状況を確認する場合
③ 抗てんかん薬の投与量を調節する際の参考にする場合
④ 他の薬剤との相互作用の可能性がある場合（抗てんかん薬の多剤併用時や抗てんかん薬を抗凝固薬や抗生物質，経口避妊薬などと併用する際には血中濃度の変動が予想される）

有効濃度は，「多くの患者で発作の抑制効果があり，かつ副作用も認めない」という濃度範囲を指していますが，すべての患者に当てはまるわけではありません．発作の抑制効果が得られるまでゆっくりと増量し，その濃度での発作の状態や副作用の有無を確認しながら薬剤の有効性を判定していきます．有効濃度以下でも発作が抑制されていれば投与量を増やす必要はありません．あるいは副作用がなければ必要に応じて有効濃度より高い濃度で治療を行う場合もあります．

② 血中濃度測定のタイミング

半減期の5倍以上経過すれば，定常状態における血中濃度の96％以上の濃度に到達するためそれぞれの半減期に沿って血中濃度測定のタイミングを決定します．薬剤によって異なりますが，内服開始翌日の測定などは参考になりにくいため測定日が投与開始後何日目であるかは重要な情報となります．通常，成人に臨床用量を経口投与した場合は，投与開始もしくは用量変更後フェニトインでは5日以降，カルバマゼピンでは7日以降に測定することが勧められています．

［注意］抗てんかん薬の副作用には注意

研修医A「2日前にてんかんで入院した患者ですが，カルバマゼピンを開始してみたのですけど，ふらふらするうえに眠気も強く，どうにかしてほしいと言っています」
上級医B「カルバマゼピンではふらつきや眠気が出ることが多いからね．患者と相談してみようか！」

Comment
① 抗てんかん薬導入直後の副作用

抗てんかん薬の導入直後の副作用には用量依存性に神経系への抑制による副作用が出現しやすく，眠気，頭痛，複視，眼振，めまい，ふらつき，精神症状などがあります．導入時には少量から開始し漸増したり，1回の服薬量を減らし回数を増やすこと

表5 おもな抗てんかん薬の副作用

薬剤名	用量依存性副作用	長期服用に伴う副作用
カルバマゼピン	複視, 眼振, めまい, 運動失調, 眠気, 嘔気, 低Na血症, 不整脈, 心不全, 認知機能低下	骨粗鬆症
ベンゾジアゼピン系（ジアゼパム, ニトラゼパム, クロナゼパム, クロバザム）	眠気, 失調, 行動異常, 流涎	
エトスクシミド	眠気, 行動異常	
ガバペンチン	めまい, 運動失調, 眠気, ミオクローヌス	体重増加
ラモトリギン	眠気, めまい, 複視	
レベチラセタム	眠気, 行動異常	
フェノバルビタール	めまい, 運動失調, 眠気, 認知機能低下	骨粗鬆症
フェニトイン	複視, 眼振, めまい, 運動失調, 眠気, 末梢神経障害, 不整脈, 心不全, 固定姿勢保持困難	小脳萎縮, 多毛, 歯肉増殖, 骨粗鬆症
プリミドン	めまい, 運動失調, 眠気	骨粗鬆症
バルプロ酸	血小板減少, 振戦, 低Na血症, アンモニアの増加, パーキンソン症候群	体重増加, 脱毛, 骨粗鬆症
トピラマート	食欲不振, 精神症状, 眠気, 言語症状, 代謝性アシドーシス, 発汗減少	尿路結石, 体重減少
ゾニサミド	食欲不振, 精神症状, 眠気, 言語症状, 代謝性アシドーシス, 発汗減少, 認知機能低下	尿路結石

で軽減できる場合があります（表5）.

　アレルギー機序が関与する副作用には, 薬疹, 骨髄抑制, 肝障害などがあります. とくに薬疹は比較的出現頻度が多い副作用で, ほとんどは開始後数カ月以内に出現します. 多くは原因薬剤を中止すれば速やかに改善する多形紅斑ですが, 重篤な場合はスティーブンジョンソン症候群 Stevens-Johnson syndrome（SJS）, 中毒表皮壊死症（toxic epidermal necrolysis；TEN）などがごくまれに認められ, 皮膚科専門医へのコンサルトが必要となります. これらの薬疹は2週間以内, 遅くとも2カ月以内に出現するのに対して, 薬剤性過敏性症候群（drug-induced hypersensitivity syndrome；DIHS）は投与後数週間から2～3カ月遅れて発現し, 投薬を中止してもさらに進行して肝障害をはじめ多臓器不全をきたすことがあり, 免疫グロブリンやステロイドを用いた専門的治療が必要となります. アレルギー反応は予見できないため, 少量で開始し特に3カ月以内は注意を怠らないことが大切です. 重症薬疹については, 特にカルバマゼピン, ラモトリギン, フェノバルビタール, フェニトインの4剤で注意が必要ですが, これにゾニサミドを加えた5剤がDIHSの原因薬剤として挙げられています.

② 長期服用に伴う副作用対策

　抗てんかん薬の長期服用に伴う副作用としては，体重変化，多毛・脱毛，尿路結石，小脳萎縮，歯肉増殖などがあり注意が必要です．カルバマゼピンやバルプロ酸などは骨粗鬆症のリスクファクターでもあります．

　また，多くの抗てんかん薬は主に肝臓で代謝を受け，一部は腎臓から排泄されるため，重度の肝機能障害・腎障害のある方では減量が必要です．適宜血中濃度測定を行い調整します．

　フェニトインは血中濃度の上昇に伴い特徴的な症状が出現しますので覚えておくとよいと思います．

　フェニトイン血中濃度が20 μg/mlまでは安全ですが，20～25 μg/mlを超えると眼振が出現したり，自覚的にもふらつきが起こります．30 μg/mlを超えると失調性歩行が出現し，この量での長期間の投与は末梢神経炎を引き起こしやすいとされています．40 μg/mlを超えると歩行不可能となり，意識障害も出現します．フェニトインは内服量と血中濃度が直線的な関係ではなく，患者個々によって異なりますが，ある内服量を超えると急速に血中濃度が上昇し中毒域に入ることがあり注意が必要です．

病診連携のポイント

- 痙攣や意識消失は必ずしもてんかんが原因であるとは限りません．初発の症状であればてんかんも含めた鑑別が必要となりますので専門病院への紹介をお願いします．
- 痙攣のないてんかん発作もあり，てんかんの診断と治療は発作様式や脳波所見などにより総合的に判断します．専門病院への紹介をお願いします．
- てんかんが疑われた際は，初発か否か，発作時の症状，持続時間など可能な範囲での発作に関する情報提供をお願いします．
- てんかんの再発が認められた場合には，薬物の変更・増量が必要な場合もありますが，睡眠不足や飲酒などが原因のこともあります．専門病院へ紹介いただき，その後の方針を決定してもらってください．

参考文献
1) 日本神経学会監修：てんかん治療ガイドライン．医学書院，東京，2010
2) 兼本浩祐：てんかん学ハンドブック．第3版，医学書院，東京，2012
3) 井上有史，他：新てんかんテキスト．南山堂，東京，2012

（関根　真悠）

7 多発性硬化症

「3日前から左手足がしびれてるみたいです．脳梗塞を起こしたのですかね？」
―脳卒中のような症状でも，脳卒中ではない疾患は数多くあるのです．―

Key Points

① 多発性硬化症は，中枢神経系のさまざまな部位に病変が出現するために，脳卒中と同様に多様な神経脱落症状を呈する疾患です．診断には，MRIがきわめて有用です．"脳卒中もどき（stroke mimics）"として臨床現場で経験されることも少なくありません．

② 多発性硬化症は，若年女性に頻度が高いこと，球後視神経炎の既往や入浴後の症状増悪など，中枢神経の脱髄を背景に特徴的な臨床像を呈することも少なくありません．

③ 従来，多発性硬化症として理解されていた病型のなかに，視神経と脊髄を中心に冒し，女性に多く，長期予後の必ずしも良くないものが知られていました．多発性硬化症と異なり，インターフェロンでかえって増悪したり，低用量のステロイドが有効であったり，血液や脳脊髄液中にアクアポリン抗体（AQP4抗体）を認めることが明らかになり，NMOあるいはNMO spectrum disorderとして注目されています．

④ 脳脊髄液検査には，必ずしも緊急性はありませんが，病態や病型の診断などに有用であることがあります．検査においては，実施施設や検出法など，感度や特異度は異なる可能性にも注意が必要です．

⑤ 多発性硬化症の原因，病態生理については，未知の部分も多い現状ですが，何らかの免疫機序の関与が想定されています．急性期の治療と再燃予防の治療が知られています．急性期にはステロイドパルス療法など，慢性期の発作再燃予防にはインターフェロン注射やフィンゴリモド内服などのさまざまな免疫療法の可能性が示唆されています．それぞれ，出現し得る副作用や禁忌項目は異なるので十分な理解が重要です．いわゆる感染，外傷，過労，ストレスなどが誘因として知られており，こうした誘因を避けた生活指導も重要です．

7. 多発性硬化症

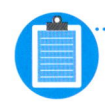

本当に脳卒中？　多発性硬化症の可能性を忘れないでください

研修医A「先生，3日前からの左手足のしびれみたいです．脳梗塞で決まりですかね」

上級医B「一発診断してきたね…．本当に大丈夫かい？」

研修医A「独歩で来院した36歳の女性で，明らかな運動麻痺はないのですが，自覚的な感覚障害をはっきりと左の手足に認めていますけどね．ただ特に既往歴もないし，確かにちょっと若いかなあとも思いますが」

上級医B「確かにというか，実際かなり若いよね．3日前からしびれが出てたら不自由だろうね．でもなんですぐ病院に来なかったの？」

研修医A「ここしばらくは，忙しかった仕事が終わったところで，左手が使いづらい感じや左手足がしびれる感じはあったみたいですけど様子を見ていたみたいですよ．Time is Brain! なのに困りましたね」

上級医B「これまでに同じような症状が起きたことはなかったのかな？」

研修医A「先生はTIAのことを聞いてるんですね？　ちゃんと聞きましたがありませんでした．ABCD^{2}スコアもとりましたが0点です．今回はなんだか動かしづらいのをすっきりさせようとお風呂に入ったら，お風呂から出るときにしびれがずっと悪くなったので受診したみたいですよ．ただ以前からたまに飲み込みにくさも自覚することはあったようです」

上級医B「これは，本当に脳梗塞かい？」

研修医A「先生，でもやっぱりCTで左の放線冠に淡い低吸収域がありますよ．見てください．脳梗塞でよさそうですね」

上級医B「CTだけでは脳梗塞かどうかははっきりわからないのではないかな．もう少し詳しく調べてみようよ」

Comment

　片麻痺や片側の感覚障害，構音障害などの症例をみると，真っ先に思い浮かぶ病気は脳卒中でしょう．そのような症状を呈する疾患の頻度としても脳卒中の可能性が最も高いことは間違いがなく，どうしても脳卒中を念頭に置いて問診や診察，検査が行われてしまうことはしかたがないかもしれません．

　しかし，同様の症状を呈する疾患は脳卒中だけではないことも確かなことです．その中でも多発性硬化症は稀ではありますが，ときおり救急外来でも遭遇する疾患の一つです．いわゆる"脳卒中もどき（stroke mimics）"を呈する代表的疾患なのです．

［知識］多発性硬化症の特徴である時間的空間的多発性とは？

研修医A「先生，MRIを撮影したところ，拡散強調画像で高信号を呈していました．やっぱり脳梗塞で決まりですね！」

上級医B「本当にそれで決まりでいいかな？　他の画像はどう？」

研修医A「確かに若いのにFLAIR画像で見ると，ずいぶんいろんなところに異常信号がありますね」

上級医B「それじゃあ，これは多発性脳梗塞？」

研修医A「うーん．言われてみれば，ちょっとおかしいですね…」

上級医B「これらのMRIの病巣に対応する神経症状は，これまでに何かあったのかな？」

研修医A「もう一度，聞いてみます」

上級医B「このMRIの病巣だけど，単純に脳梗塞と考えていいのかな？　何か気がつかないかい？」

研修医A「そういえば脳室近くの病巣も目立つし，脳梁なんかにもありますね．脳幹部のも有意な所見ですかね」

上級医B「そうだね．Dawson's fingerとか，病理で言われていることも思い出してごらん」

Comment

　多発性硬化症の診断も，急性期脳梗塞と同様に，MRIの出現で大きく変化した経緯があります．MRI以前の診断は，中枢神経系の脱髄を主体とする病態を示唆する，症状の時間的空間的多発性という臨床経過の重要性が注目されてきました．MRIによって，中枢神経系において時間経過の異なる病巣が特徴的な分布を示すことが明らかになり，陳旧性病巣と新たに出現した新鮮な病巣を画像診断で区別することも日常的に可能となりました．

　多発性硬化症は，中枢神経系の慢性炎症性脱髄性疾患であり，多発性硬化症の診断は，臨床経過の聴取と経時的な神経学的診察などで，中枢神経系に時間的空間的に多発する病変を認め，その他の疾患を除外することでなされてきました．MRIにより，症状の責任病巣よりはるかに多数の病変を確認することも可能となったため，MRI所見を重視した診断基準（McDonald criteriaなど）のように，1回のエピソードとMRI所見によってでも診断可能な場合が少なくありません．多発性硬化症は，再発を繰り返すことでADLの障害をきたし日常生活の質を低下させるために，早期診断，早期治療介入の重要性が再認識されています．造影MRIやMRI拡散強調画像も援用すると，新鮮な病巣と陳旧性の病巣を区別することもさらに容易となっています．

［鑑別］脳卒中との鑑別にはどのような点が有用？

研修医A「先生，多発性硬化症を疑わなければいけないんですね」

上級医B「その通りだね．ところで若年性脳卒中といったら，何歳ぐらいまでをいうのか知ってる？」

研修医 A「45 歳？ それとも 30 歳でしょうか？」

上級医 B「一般的には 40 歳を境に若年発症とする論文が多い印象だね．若年発症の脳卒中では，どんな病型が多いの？」

研修医 A「若年者ではたしか脳動脈解離，右左シャント性心疾患，抗リン脂質抗体症候群などの凝固異常，脳動静脈奇形もやもや病関連の脳卒中のように，高齢者と違って，動脈硬化の危険因子がなくて起こるものが重要だと習いました」

上級医 B「なんだ，ちゃんと勉強しているんじゃない！多発性硬化症は，もちろん脳血管障害ではないけれど，急性または亜急性に神経脱落症状をきたす患者では，要注意だよ」

研修医 A「忘れたころにやってくるってやつですね」

上級医 B「多発性硬化症は，典型的な患者背景や，臨床経過，臨床像があれば診断に悩むことは少ないと思うけど，ときどき紛らわしいときがあるね．シャルコー Charcot の頃から知られていることだけど，多くは視神経，脊髄，脳幹，小脳を責任病巣とした脱落症状で発症することが多いね」

研修医 A「入浴後に症状がはっきりしたのも多発性硬化症のせいですかね？」

上級医 B「いいところに気づいたね．体温の上昇により，運動機能の低下が生じるウートフ Uhthoff 現象というものだね．他にもよく聞いてみると，球後視神経炎を示唆する経過なんかも結構あることが多いよね．この患者も，脳幹部に陳旧性病巣があって，入浴や夏場に強く自覚される嚥下障害があるようだね」

Comment

実際の臨床現場で問題になるのは，初発時における脳卒中との鑑別になると思います．特に多発性硬化症では，若年女性での発症頻度が高いことから，若年発症脳卒中との鑑別が重要になります．

① 脳卒中との鑑別

あまり動脈硬化の危険因子のない若年者で片麻痺などが出現した場合，特に脳室周囲白質病変が責任病巣と思われる場合などに，鑑別が問題になることがあります．

問診上は，危険因子の有無，症状の発症様式などに注意します．多発性硬化症では，入浴や環境温度による増悪（ウートフ現象，Uhthoff 現象）などが参考になることもあります．脳卒中が急性発症なのに対して，多発性硬化症では発症時間ははっきりせずに，徐々に症状が出現することが多いことも鑑別のポイントです．

このような問診や診察を行ったうえでも脳卒中を否定できない場合，脳卒中の病型診断のカギとなるような主幹動脈病変や心疾患（右左シャント性疾患や不整脈），血液凝固異常などを調べてみてください．これらを欠く場合には，多発性硬化症の可能性を疑ってみるべきです．ときに多発性脳梗塞と眺め捨てられていた症例の中に，典型的経過を示す多発性硬化症が混じっていることも経験されます．

② **画像上の特徴**

　画像に関しては，MRI上の病変の形態と分布（脳室壁に垂直に進展するovoid状病変）も参考になります．天幕上下に多発する病変があれば多発性硬化症を強く支持することになります．MRI拡散強調画像における高信号病変は，急性期脳梗塞でも多発性硬化症の新鮮な脱髄病変でも認めますので，鑑別にはGd-DTPA造影による造影MRIが有用です．脳脊髄液検査も鑑別に有用であることもあります．

　また，多発性硬化症患者の中には，長期間の免疫療法などから，動脈硬化の危険因子を合併することもあり，そうした症例で，新たな運動麻痺などの神経脱落症状が出現した場合，多発性硬化症の再発なのか，新たな脳梗塞なのか，鑑別に苦慮することはあります．

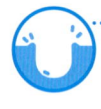

[pitfall] NMOと多発性硬化症との違いは？

研修医A「多発性硬化症はわかりましたが，診断の確定はどうしましょう」

上級医B「そうだね．多発性硬化症の診断はどうすればいいのかな？　なぜ診断をつけるんだい？」

研修医A「急性期の症状を改善して，再発予防の方針を決めなければいけないからです」

上級医B「その通りだけど，NMOということばを聞いたことある？」

研修医A「あります．確か多発性硬化症の仲間だけれど微妙に病態や治療が違うやつですよね．多発性硬化症の治療をしたらむしろ悪化してしまうこともあるとか聞きましたけど」

上級医B「よく勉強しているねぇ」

Comment

　従来，欧米型の多発性硬化症に比してやや高齢の女性に，視神経と脊髄に病変が集中し，比較的低用量のステロイドが有効な患者の一群があり，視神経脊髄型多発性硬化症（optic spinal MS；OSMS）と呼ばれていました．最近，その中に視神経脊髄炎（neuromyelitis optica；NMO）と呼ばれる病態が明らかになってきました．

NMOの特徴

　NMOは，従来型の多発性硬化症と異なり，重篤な視神経炎と横断性脊髄炎を特徴とし，従来型多発性硬化症と病理，治療方針も異なる点で注意が必要です．典型的なNMOでは，3椎体以上に及ぶ長い脊髄病変と視神経炎が認められます．

　また，抗アクアポリン4抗体（抗AQP4抗体）の存在が，病態生理から重要視されており，従来型の多発性硬化症とは病態も異なるものと考えられています．

　NMOとしては典型的な症状を欠くものの，AQP4抗体陽性のものをNMO spectrum disorderとよび，NMOに準じて治療することも検討されています．

多発性硬化症では，脱髄を反映してオリゴデンドロサイトの障害が注目されているのに対してNMOではアストログリアの障害が注目されています．

［検査］髄液検査はすぐに行うべきですか？

研修医A「髄液検査は，すぐやったほうがいいですかね？　今は当直帯ですから十分な検査はできないかもしれませんけど」
上級医B「それは，何のために？　髄液検査で何を知りたいんだい？」
研修医A「蛋白，細胞数とミエリン塩基蛋白（MBP）とかIgG Indexです．あとオリゴクローナルバンド！」
上級医B「多発性硬化症の診断に必須の検査は何かな？」
研修医A「ええと，MRIとVEPと髄液と…」
上級医B「どれか一つあれば，これで決まりというものは？」
研修医A「えぇぇぇぇ．そんなのありましたっけ？」
上級医B「そうだね．一つの補助検査で確定というのはないよね」
研修医A「そうすると髄液検査は…」
上級医B「先生の言う通り髄液検査は行うべきだけど，いますぐ行うかどうかは考えないとね．髄液検査は他の疾患を除外するのには有用だけどね．IgG indexなんかは，治療で動くことが参考になることもあるけど，一般的ではないと思うよ」
研修医A「多発性硬化症の診断は，基本的に除外診断が重要だったというのは，今もあまり変わりないんですね」

Comment

以上のような臨床経過，臨床症状，画像診断を踏まえれば，多発性硬化症の診断は難しくはないことが多いと思われます．

髄液検査に関しては，急性期にも髄液所見は乏しい場合もあり，急いで行う必要はないことが多いでしょう．IgG index, MBP, オリゴクローナルバンドに所見があれば，病態の評価や診断に参考になることがあります．この場合，測定法など検査の受注施設によって感度や特異度などが異なることがあることにも注意しておくとよいでしょう．

なお，多発性硬化症とは異なりますが，急性脱髄性白質脳炎（ADEM）の中には，突発する神経脱落症状で発症するものがあり，多くの場合は画像診断で診断可能ですが，この場合には髄液所見がきわめて有用です．

［治療］多発性硬化症の治療はどうしますか？

研修医A「多発性硬化症の診断基準を満たすことがわかりましたが，治療はどうしましょう」

上級医 B「多発性硬化症の治療については，何て習った？」
研修医 A「インターフェロンの注射ですか？」
上級医 B「それは，再発予防の治療だね．急性期はどうするの？」
研修医 A「ステロイドパルス療法ですね．思い出しました」
上級医 B「それも重要な治療法だね．多発性硬化症の重症度評価は知っている？ EDSS といってスコアが標準化されているんだよ．NMO などが除外されたら，再発予防の治療の検討が重要になるけど，インターフェロン隔日注射にしても，ほかの免疫療法にしても，高価な治療薬剤が必要になるよね．先生はどうする？」
研修医 A「特定疾患の申請ですね」
上級医 B「その通り！この病気で使える社会資源をうまく導入してあげることも大切だね．診断が確定するようなら早めに申請してあげる配慮をもちたいね．それじゃ病棟へ行って，点滴オーダーを組んでみようか」

Comment

① インフォームド・コンセント

多発性硬化症では，疾患の性質上再発，寛解を繰り返すことも多く，再発の場合には，患者がこの病気についてどこまで理解しているかの把握も重要です．もし再発予防の治療中に再発を繰り返すようであれば，治療のコンプライアンスに関しても注意が必要です．

多発性硬化症は，若年女性の有病率が高い特徴もあるため，仕事，学業，妊娠，結婚，出産，育児などと，患者各個人の生活史や人生設計なども踏まえた治療選択が不可欠となります．

MS キャビン（NPO 法人）のように，全国規模での啓発活動もあり，患者自身もインターネットなどでさまざまな情報に接する機会が増えています．このようなことを踏まえたインフォームドコンセントが必要となります．

② 多発性硬化症の治療

多発性硬化症の治療は，急性期（急性増悪）の治療と再発予防の治療に分けて考えます．

多発性硬化症の急性増悪期には，ステロイドパルス療法がよく行われます．血漿交換療法が選択されることもあります．NMO の急性期には，視神経や脊髄のように神経線維が密集した部位での急激な炎症であることから，失明や ADL の急激な低下を予防する観点からも可及的早期からのステロイドパルス療法や血漿交換療法が推奨されています．

多発性硬化症慢性期の再発予防には，インターフェロンの自己注射が汎用されていましたが，近年新たな免疫療法の選択肢が増えています．2011 年にはフィンゴリモド（商品名イムセラ®・ジレニア®）という経口薬も発売されています．

いずれも，妊娠中には禁忌となります．欧州と米国のガイドラインにもいずれを第一選択とするかは異なっています．インターフェロンを導入したけれども，治療効果が十分得られない場合や注射部位の局所の問題が出現した場合など，注射による治療がうまくいかない場合などに，フィンゴリモドが導入されることもあるようです．

フィンゴリモドは，スフィンゴシン1リン酸（S1P）受容体を介して，多発性硬化症の再発予防効果を発揮するユニークな薬剤で，脳萎縮の予防効果などもあるようです．導入期の徐脈性不整脈，リンパ球減少による感染関連合併症リスク（帯状疱疹など），黄斑浮腫などの特徴的な副作用が知られており，初回投与時は原則として心電図モニター下に入院の上，経過観察を行うことが推奨されています．

[治療の例]

MS
1）急性増悪の時
　　ステロイドパルス療法
　　　メチルプレドニゾロン　1000 mg/日　適宜生理食塩水などで希釈
　　　点滴投与　3日間で1クール
　　治療反応性などを見ながら増減あり．
2）再発予防の時
　　保険適応がある治療法としては
　　　　インターフェロン
　　　IFβ（ベタフェロン®）　通常800万国際単位隔日皮下注射
　　　IFα（アボネックス®）　通常30 μg 週1回筋肉注射
　　　フィンゴリモド（ジレニア®，イムセラ®）　0.5 mg 1日1回経口投与

NMO
3）急性増悪の時
　　ステロイドパルス療法
　　　メチルプレドニゾロン　1000 mg/日　適宜生理食塩水などで希釈
　　　点滴投与　3日間で1クール
　　治療反応性などを見ながら増減あり．
　　パルス治療後は，プレドニゾロン　1 mg/kg 経口開始
　　パルス療法実施後，数日様子を見て改善なければ単純血漿交換も考慮する．
4）再発予防の時
　　インターフェロンの使用により増悪する報告が多く，インターフェロンは原則使用しないことが重要です．AQP4抗体の適切な測定が何より重要です．
　　一般に，低用量ステロイド
　　免疫抑制剤も使用されていますが，EBMに乏しい状況
　　　低用量ステロイド（プレドニゾロンで5〜15 mg/日）

> [例] プレドニゾロン 5 mg/日 など

　わが国の多発性硬化症治療では，多発性硬化症治療ガイドライン 2010 などが参考になりますが，新たな EBM と新たに承認された薬剤について絶えず up to date の情報をおさえながら，患者各個人に応じた治療方針を検討することが求められています．東北大学神経内科のホームページは，多発性硬化症と NMO に関して非常に参考になるため，一読をお勧めします．

病診連携のポイント

- 多発性硬化症は長期の予後を踏まえて，早期診断，早期治療の重要性が注目され，新たな治療薬に関する情報にも遅滞なく対応することが求められています．多発性硬化症を疑わせる患者は専門病院へ紹介をお願いします．
- 脳卒中もどきのような症状で発症することも少なくありません．脳卒中との鑑別のポイントは上述した通りですが，いずれにしても専門病院での診療が早期に望ましいと思われます．

文　献

1) 日本神経学会：多発性硬化症治療ガイドライン 2010，医学書院，2010
2) http://www.ms.med.tohoku.ac.jp/　東北大学の URL
3) Scott TF, Frohman EM, De Seze J：Therapeutics and Technology Assessment Subcommittee of American Academy of Neurology：Evidense-based guideline：clinical evaluation and treatment of transverse myelitis；report of the therapeutic and technology assessment subcommittee of the American Academy of Neurology. Neurology 2011；**77**（24）：2128-2134
4) Cortese I, Chaudhry V, So YT et al：Evidense-based guideline update：plasmapheresis in neurologic disordes：report of the Therapeutics and Technology Assessment Subcommittee of the American Academy of Neurology. Neurology 2011；**76**（3）：294-300

（参考資料）多発性硬化症　臨床個人調査票における診断基準

1　主要項目

(1) 中枢神経系内の 2 つ以上の病巣に由来する症状がある．（空間的多発性）

(2) 症状の寛解や再発がある．（時間的多発性）

(3) 他の疾患（腫瘍，梅毒，脳血管障害，頚椎症性ミエロパチー，スモン，脊髄空洞症，脊髄小脳変性症，HTLV-1-associated myelopathy，膠原病，シェーグレン症候群，神経ベーチェット病，神経サルコイドーシス，ミトコンドリア脳筋症，進行性多巣性白質脳症など）による神経症状を鑑別しうる．

2　検査所見

　髄液のオリゴクローナルバンド（等電点電気泳動法による）が陽性となることがある．ただし陽性率は低く，視神経脊髄型で約 10％，それ以外で約 60％ である．

表1 一次性慢性進行型を示唆する所見

髄液オリゴクローナルバンド陽性，または IgG index の上昇
および，下記のことにより空間的多発性が証明される
1) 9 個以上の脳 T2 病変，または 2) 2 個以上の脊髄病変，または 3) 4〜8 個の脳病変＋1 個の脊髄病変
または
MRI によって証明される 4〜8 個の脳病変または，4 個未満の脳病変＋1 個の脊髄病変を伴う VEP 異常（遅延，波形は維持される）
および，下記のことにより時間的多発性が証明される
MRI（表 2 を参照）
または
1 年間の持続的な進行

表2 一次性慢性進行型の診断に関して，病変の時間的多発性に関する MRI の基準

1．最初の撮影が臨床事象の発現から 3 カ月以降に行われた場合，ガドリニウム増強病変が存在し，それが最初の臨床事象の責任病巣ではないなら，時間的多発性の証拠となる．この時点でガドリニウム増強病変が存在しない場合は追跡撮影が必要である．追跡撮影の時期は 3 カ月前後が推奨される．この時点での新たな T2 病変またはガドリニウム増強病変が存在すれば時間的多発性の証拠となる．
2．最初の撮影が臨床事象の発現から 3 カ月未満で行われた場合，臨床事象の発現から 3 カ月以降に行った 2 回目の撮影で，新たなガドリニウム増強病変が存在すれば時間的多発性の証拠となる．しかし，この 2 回目の撮影でガドリニウム増強病変が見られない場合でも，最初の撮影から 3 カ月以降の撮影で新たな T2 病変またはガドリニウム増強病変が存在すれば時間的多発性の証拠となる．

注：表 1，2 は一次性慢性進行型の診断について適用する．それ以外は，主要項目（1）（2）を適用する．

3 参考事項

(1) 再発とは 24 時間以上持続する神経症状の増悪で，再発の間には少なくとも 1 カ月以上の安定期が存在する．

(2) 1 年以上にわたり持続的な進行を示すものを慢性進行型とする．症状の寛解や再発がないにもかかわらず，発症時より慢性進行性の経過をとるものを一次性慢性進行型とする．再発寛解期に続いて慢性進行型の経過をとるものを二次性慢性進行型とする．一次性慢性進行型の診断は，以下の McDonald の診断基準（Ann Neurol. 2001）に準じる．オリゴクローナルバンド陽性あるいは IgG index の上昇により示される髄液異常は診断に不可欠で，空間的多発性（MRI または VEP 異常による），および時間的多発性（MRI または 1 年間の持続的な進行による）の証拠が必要である（表 1，2）．

(3) 視神経炎と脊髄炎を数週間以内に相次いで発症し，単相性であるものを Devic 病とする．1 カ月以上の間隔をあけて再発するものは視神経脊髄型とする．

(4) 病理または MRI にて同心円状病巣が確認できるものを Balo 病（同心円硬化症）とする．

（後藤　淳）

8

ギランバレー症候群

「2日前から両足がしびれているようです．ただの末梢神経障害ですよね」
―問診や診察で絞り込める病気です．心に留めておきましょう！―

Key Points

① 下肢から上行する四肢弛緩性麻痺と深部腱反射消失を認める症例を見たら，先行感染の有無を聞いてみましょう．ギランバレー症候群（Guillain-Barré syndrome）を見逃さないために．

② 初期には軽症例でも症状が進行し呼吸筋麻痺を呈する症例もあります．ギランバレー症候群を疑ったら，入院を検討しましょう．

③ 髄液検査と電気生理学的検査（神経伝導検査）を行い診断しますが，発症早期ではこれらの検査で異常を呈さないこともあります．ⓐ 先行感染と臨床経過，身体所見からギランバレー症候群を疑うこと，ⓑ 人工呼吸器管理を要する可能性のある重症例を見逃さないことが重要です．

救急外来における診療アプローチ

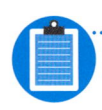

しびれの患者を「首が悪い，腰が悪い」という前に，もう一度先行感染を聞いてみよう

研修医A「しびれの患者です．3日前から両下肢にしびれが出現してきたようです．他覚的には感覚障害ははっきりしませんが，腰かもしれませんので一応レントゲンをオーダーします」

上級医B「35歳の男性だったね．年齢を考えて，最初に変形性腰椎症を疑う前に他の疾患の鑑別診断はあるかな？」

研修医A「ええと，若い人の病気で……．多発性硬化症はどうでしょうか？」

上級医B「確かにその可能性もあるけど，多発性硬化症はどちらかというと女性に多いんだ．この年代で男性のほうが多い神経疾患は？」

研修医A「あ，ギランバレー症候群ですか？ 先行感染を聞いてみます」

表1　薬剤性ギランバレー症候群の原因となりうる薬剤（文献5)より引用）

① ワクチン類
　　インフルエンザHAワクチン，肺炎球菌ワクチン，HBs抗原ワクチン，ポリオワクチン，狂犬病ワクチン，日本脳炎ワクチン，沈降精製百日咳ジフテリア破傷風混合ワクチン
② インターフェロン製剤：インターフェロン-α
③ ペニシラミン製剤：ペニシラミン
④ ニューキノロン系抗菌薬：ノルフロキサシン
⑤ 真菌症治療薬：ボリコナゾール
⑥ 抗ウイルス薬：
　　ヌクレオシド系逆転写酵素阻害薬：サニルブジン（d4T），ラミブジン（3TC），硫酸アバカビル・非ヌクレオシド系逆転写酵素阻害薬：エファビレンツ・HIVプロテアーゼ阻害薬：ロピナビル・リトナビル
⑦ 免疫抑制薬：タクロリムス水和物
⑧ モノクローナル抗体製剤：インフリキシマブ（遺伝子組換え）
⑨ 抗悪性腫瘍薬：クラドリビン，シタラビン，メトトレキサート，トレチノイン，塩酸イダルビシン，塩酸ダウノルビシン，塩酸ミトキサントロン，リン酸フルダラビン，オキサリプラチン
⑩ A型ボツリヌス毒素製剤：A型ボツリヌス毒素
⑪ 高脂血症治療薬：シンバスタチン

Comment

① ギランバレー症候群（Guillain-Barré syndrome, GBS）とは

　ギランバレー症候群は一般的には予後良好で，6カ月以内に自然治癒する疾患と考えられていましたが[1]，なかには死亡に至る症例や，後遺症が残り介助歩行が必要になる症例もあります[2]．一方でGBSは，神経疾患のなかでは治療法に関する多くのエビデンスが明らかになってきた疾患のひとつです．簡単な問診・質問内容を加えるだけで，治療し得る疾患を見逃さなくなります．頸椎症，腰椎症と診断する前に，是非先行感染を聞きなおしましょう．

② 定義とメカニズム

　GBSは，ウイルスや細菌感染が契機となって起こる自己免疫性の末梢神経障害です．末梢神経の髄鞘を構成している糖脂質（特にガングリオシド）に対する「抗糖脂質抗体」が感染を契機に産生され，それが自己の末梢神経を攻撃して発症すると考えられています．古典的には脱髄性のものをGBSと呼んでいましたが，最近は軸索が障害されるものも認められており，脱髄型GBSと軸索障害型GBSと分けて呼ばれています．GBSの7割に先行感染が認められるとされており，その原因としては，上気道症状を起こすサイトメガロウイルス，EBウイルス，*Mycoplasma pneumoniae*，胃腸症状を起こす*Campylobacter jejuni*が挙げられます[3]．特に*Campylobacter jejuni*によるGBSは予後が不良な軸索障害型GBSと関連しており，先行感染が胃腸症状であるGBSは注意が必要です．GBSの平均発症年齢は39歳で，男女比は3：2とやや男性に多い傾向があります[4]．一方，医薬品や予防接種によってもギランバレー症候群と同様の病態が起こることがあります（表1)[5]．すべての疾患に対して言えることですが，薬剤服用歴を併せて聴取しておくことも重要です．

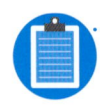

ギランバレー症候群を疑うとき

研修医 A「1週間前からの四肢麻痺と嚥下障害，構音障害を呈する40歳の男性患者です．左右差はない四肢の麻痺ですが，球症状を呈していますので，頸椎では説明つきませんよね？　だったら脳幹梗塞でしょうか？」

上級医 B「確かに脳幹梗塞も鑑別の一つだけども，そうだとしたら麻痺の原因は錐体路症状だから深部腱反射が亢進したり，病的反射が出現することもあるよね？　そのあたりの神経所見は？」

研修医 A「あ，病的反射はみていないんですけど，腱反射は弱かったです．ええと，他に脳内で説明できる場所は…」

上級医 B「少し考え方を変えて，末梢神経障害として考えるなら腱反射の低下も説明できるよね？　麻痺は下肢から上行しているようだし，ギランバレー症候群として先行感染などのアナムネを聞きなおしてみよう」

Comment

① GBS の症状

GBS の特徴的な所見としては
① 下肢から上行する四肢弛緩性麻痺
② 深部腱反射の消失

です．多くの例では数日から数週間のうちに下肢から始まる脱力を呈し，その後上肢にも症状が拡大します．左右差はあまり認めません．そして顔面神経麻痺，球麻痺，外眼筋麻痺などの脳神経障害を来たすことが多い疾患です．また手袋靴下型の感覚障害も認めます．4週間程度でピークに達し，その後は改善傾向になりますが，後遺症が残ることもあります．これらの症状と先行感染があればGBSを疑っていいでしょう．GBSは末梢神経障害であり，深部腱反射が亢進している症例（多発性硬化症などの中枢性病変を示唆する所見です）は基本的にはGBSではないでしょう．またGBSでは神経根障害が起こるため，ラセーグ徴候 Lasegue's sign は高率に陽性となります．ラセーグ徴候陽性でも腰椎症との鑑別にはならないことを理解しておく必要があります．

また不整脈，高血圧，起立性低血圧などの自律神経障害を呈することもあり，運動神経，感覚神経，自律神経のいずれも障害される疾患と言うことができます．

② GBS の鑑別診断

GBS の鑑別診断としては，① その他の末梢神経疾患（CIDP，ビタミンB1欠乏，血管炎性，中毒性など），② 脊髄疾患（転移性悪性腫瘍，多発性硬化症，脊椎性疾患，脊椎硬膜外膿瘍，脊椎炎など），③ 重症筋無力症，④ 筋疾患などです．GBSの診断基準を表2に挙げておきます．

表2　AsburyとCornblathによる診断基準（文献5, 11)より引用）

I．診断に必要な特徴
A．2肢以上の進行性の筋力低下．その程度は軽微な両下肢の筋力低下（軽度の失調を伴うこともある）から，四肢，体幹，球麻痺，顔面神経麻痺，外転神経麻痺の完全麻痺までを含む完全麻痺まで様々である．
B．深部反射消失．すべての深部反射消失が原則である．しかし，他の所見が矛盾しなければ，上腕二頭筋反射と膝蓋腱反射の明らかな低下と四肢遠位部の腱反射の消失でもよい．

II．診断を強く支持する特徴
A．臨床的特徴（重要順）
1．進行：筋力低下は急速に出現するが，4週までには進行は停止する．約50％の症例は2週までに，80％は3週までに，90％以上は4週までに症候はピークに達する．
2．比較的対称性：完全な左右対称性は稀である．しかし，通常1肢が障害された場合，対側も障害される．
3．軽度の感覚障害を認める．
4．脳神経障害：顔面神経麻痺は約50％にみられ，両側性であることが多い．その他，球麻痺，外眼筋麻痺が見られる．また外眼筋麻痺やその他の脳神経障害で発症することがある（5％未満）．
5．回復：通常症状の進行が停止した後，2〜4週で回復し始めるが，数カ月も遅れることもある．ほとんどの症例は機能的に回復する．
6．自律神経障害：頻脈，その他の不整脈，起立性低血圧，高血圧，血管運動症候などの出現は診断を支持する．これらの所見は変動しやすく，肺梗塞などの他の原因によるものを除外する必要がある．
7．神経症状の発症時に発熱を認めない．

・非定型例（順不同）
1．神経症状の発症時に発熱を認める．
2．痛みを伴う高度の感覚障害
3．4週を超えて進行．時に4週以上数週にわたって進行したり，軽度の再燃が見られる．
4．症状の進行が停止しても回復を伴わない．または，永続的な重度の後遺症を残す．
5．括約筋機能：通常括約筋機能は障害されない．しかし，症状の進展中に一時的に膀胱麻痺が生じることがある．
6．中枢神経障害：ギランバレー症候群は通常末梢神経障害と考えられている．中枢神経障害の存在は議論のあるところである．小脳性と考えられる強い運動失調，構音障害，病的反射，境界不明瞭な髄節性感覚障害などの症状が時に見られるが，その他の所見が典型的であれば診断を除外する必要はない．

B．診断を強く支持する髄液所見
1．髄液蛋白：発症から1週以降で髄液蛋白が増加しているか，経時的な腰椎穿刺で髄液蛋白の増加が見られる．
2．髄液細胞：単核球 10/mm^{3}以下．

・亜型
1．症状の発症後1〜10週の間に髄液蛋白の増加が見られない（稀）．
2．髄液細胞が 11-50/mm^{3}の単核球

C．診断を強く支持する電気生理学的所見
　経過中のある時点で症例の80％に神経伝導速度の遅延あるいは伝導ブロックを認め，伝動速度は通常正常の60％以下となる．しかし，症状は散在性であり，すべての神経が障害されるのではない．遠位潜時は正常の3倍にまで延長していることがある．伝導速度検査は発症数週間までに異常を示さないことがある．F波は神経幹や神経根近位での伝導速度の低下をよく反映する．20％の症例では伝導速度検査で正常を示す．伝導速度検査は数週後まで異常を示さないことがある．

III．診断に疑いをもたせる特徴
1．高度で持続性の非対称性の筋力低下
2．持続性の膀胱直腸障害
3．発症時の膀胱直腸障害
4．髄液中の単核球が 50/mm^{3}以上
5．髄液中の多核球の存在
6．明瞭な感覚障害レベル

IV．診断を除外する特徴
1．ヘキサカーボン乱用の現病歴（揮発性溶剤：n-ヘキサン，メチル n-ブチルケトンなど）．塗装用ラッカー蒸気や接着剤を吸入して遊ぶことを含む．
2．急性間欠性ポルフィリン症を示唆するポルフィリン代謝異常．尿中へのポルフォビリノーゲンやδ-アミノレブリン酸の排泄増加が見られる．
3．最近の咽頭または創傷へのジフテリア感染の既往または所見：心筋炎はあってもなくてもよい．
4．鉛ニューロパチーに合致する臨床所見（明らかな下垂手を伴った上肢の筋力低下，非対称性のことがある）および鉛中毒の証拠．
5．純粋な感覚神経障害のみの臨床像
6．ポリオ，ボツリヌス中毒，ヒステリー性麻痺，中毒性ニューロパチー（例えばニトロフラントイン，ダプソン，有機リン化合物）など．これらはしばしばギランバレー症候群と混同される．

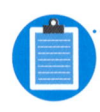

ギランバレー症候群の検査：髄液検査と神経伝導検査
―救急外来でどこまで行うべきか―

研修医 A「3日前からのしびれと下肢脱力感で来院された若年男性です．深部腱反射が消失しており，1週間前に上気道症状があったようで，ギランバレー症候群を疑っています．早期治療開始のために救急外来で髄液検査を行い，入院させようと思っていますが，いかがでしょうか？」

上級医 B「確かにギランバレー症候群を診断する検査としては髄液検査と電気生理学的検査が重要だけど，発症早期では異常値を示さないことがあるんだ．この症例では発症からまだ3日しか経過していないから，救急外来で髄液検査を行う必要性は少ないと考えられるよ．もちろんその後の検査の日程は神経内科の先生と相談しよう」

① 各種検査の特徴

GBSの検査としては下記の3つが挙げられます．

a）髄液検査

蛋白細胞解離（蛋白は高値，細胞数は正常）を示しますが，発症早期には認められず，発症1週後から蛋白の増加が出現するところがポイントです[5]．基本的には細胞数は正常ですが，20～30/mm³程度のリンパ球増加が見られることもあります（細胞数増多を認める場合，HIV感染症も疑いましょう）．

b）電気生理学的検査

神経伝導速度検査にて，伝導ブロック，時間的分散（temporal dispersion），神経伝導速度の遅延，複合筋活動電位の低下などの所見が見られます．発症早期では異常を示さないこともあります．

c）抗糖脂質抗体

発症急性期にGM1，GD1a，GalNAc―GD1a，GM2，GQ1bなどの糖脂質に対する抗体が約60％の症例で上昇します[6]．この検査は，現時点では限られた大学においてのみ施行されており，患者血清を郵送して検査を依頼しているのが現状です．そのため検査結果が判明するまで日数がかかります．

実際の臨床の現場では，抗糖脂質抗体検査は結果が判明するまでかなりの時間がかかり，検体の郵送などの手続きを行う必要があります．そのためこの検査は，診断を後追いで確定するという意味と，脱髄型，軸索障害型などを鑑別することで予後判定を行うという2点の目的で行われています．

② 検査結果の解釈

したがって他の2つの検査により診断が行われるわけですが，上述のように発症早期では異常を示さないことがあり，実際には臨床経過や症状，および他の鑑別診断の除外が行われればGBSとして考えて経過を見ることになります．もちろん重症度や発症後の時間経過により検査を行う必要性は変わってきますが，少なくとも救急外来で髄液検査や電気生理学的検査のオーダーはしなくてもいいでしょう．

ギランバレー症候群の治療

研修医A「呼吸障害の患者が救急者で搬送されてきます」
上級医B「救急隊からの情報は？」
研修医A「1週間前に下肢の脱力感としびれで当院に受診歴があります．その後は家で様子を見ていたようですが，徐々に上肢に脱力が広がり，今日からは複視や嚥下障害が出現，呼吸苦もあり救急車を要請したようです」
上級医B「重症のギランバレー症候群の可能性が考えられます．ICUベッドの確保と神経内科への連絡，人工呼吸器の手配をお願いします」

① 診察のポイント

GBSは無治療でも完全に回復する軽症例から，球麻痺や呼吸筋麻痺により気管内挿管や人工呼吸器管理を要する症例まであり，その重症度はさまざまです．また重症例でも早期の症状だけでは軽症に見える場合があり，一番重要なのはこのような進行性の経過を示すGBSという疾患を，頭の片隅に置いて診察をすることです．重症例の危険因子としては，① 進行が早いこと，② 脳神経症状の存在（特に，球麻痺，両側の顔面神経麻痺），③ 自律神経障害の合併，④ 肺活量<20 ml/kg，⑤ 高齢者，⑥ 先行感染としての下痢症状の存在，⑦ 発症時およびピーク時に高度の麻痺があること，⑧ 電気生理学検査での軸索障害の所見 などが挙げられています[7〜10]．

② 治療のポイント

GBSの治療としては，特に重症例では，球麻痺や呼吸筋麻痺に対する気道・呼吸管理，自律神経障害による血圧変動や不整脈に対する循環器管理などの全身管理が重要です．

GBSそのものに対する治療としては下記の2つが多く行われています．

a）大量免疫グロブリン静注療法（IVIg）

ヒト免疫グロブリン400 mg/kg/日の点滴静注を5日間，連日投与する治療です．粘稠度の高い製剤を大量に投与するため血栓・塞栓症の危険性があること，また血液由来製剤であることに留意が必要です．免疫グロブリン製剤に対してのショック，過敏

症の既往のある患者には禁忌です．

b）血液浄化療法

単純血漿交換，二重膜濾過血漿交換，免疫吸着などの方法があります．有効性が確立している方法は単純血漿交換ですが，わが国では二重膜濾過血漿交換，免疫吸着の2つが多く行われています．この2つの治療のエビデンスは確立していませんが，単純血漿交換と同程度の有効性を示唆する少数例の報告はあります．血液浄化療法は体外循環に伴うリスクがあり，自律神経障害により血圧変動が激しい症例や循環不全のある場合には施行が困難です．

IVIgと単純血漿交換の有効性に有意差はなく，どちらの方法を選択するかは，個々の症例において双方のメリット・デメリットを鑑みて判断しますが，実際には簡便に施行でき，適応も広いIVIgが最初に選択されることが多いようです[11]．

副腎皮質ステロイドの投与は単独では有効性を示すデータはなく，IVIgとの併用でのみ効果がある可能性が示されています[11]．

一般外来における診療アプローチ

研修医A「めまいで来院された30歳男性なのですが，指鼻試験で両側に失調症状を認め，複視・外眼筋麻痺もあります．眼球運動は両眼とも外転・内転障害を示しています．病巣診断が脳幹の1カ所では説明できないのですが，広範な脳幹障害にしては意識が清明で説明がつきません」

上級医B「もしかしたらフィッシャー症候群かもしれない．先行感染の有無の確認をして，深部腱反射を確認してみよう．」

ギランバレー症候群の亜型

GBSの亜型として，フィッシャー症候群 Fisher's syndrome があります．これは外眼筋麻痺・運動失調・腱反射の低下ないし消失を3徴とする疾患です．通常のGBSとは異なり歩行障害などがないため，独歩でめまいや複視を主訴に来院する場合が多くあります．

フィッシャー症候群は抗糖脂質抗体の中で抗GQ1b抗体が陽性を示し，多くは単相性で予後良好な経過をとるため，経過観察のみで経過を見ることがあります．しかし血液浄化療法やIVIgも有効であり，個々の症例の重症度により治療法を検討します．その他，咽頭・頸部・上腕部に筋力低下が限局する咽頭・頸部・上腕部型GBS，両下肢に限局した筋力低下を呈する対麻痺型GBSなどがあります．

このような症例の診断は，知っていないとわからないものです．その後の治療をどうするかはゆっくり調べてから検討すればいいですが，診断そのものについては知らないと見逃したり，診断がつくまで時間がかかります．本稿を読んだ方は是非忘れないようにしてください．

病診連携のポイント

- GBS は亜急性に進行する疾患ですが，仮りに高次医療機関に紹介したとしても症状が軽微の場合には，免疫グロブリン療法や血漿交換等の特異的な治療は行わず，経過観察を行うことも多々あります．しかしながら症状が進行した場合には速やかに治療を開始できる体制で経過を見ることが重要で，また GBS の診断には神経伝導速度検査や髄液検査などの専門的な検査と他の疾患の鑑別が必要であり，GBS を疑った際には神経内科のある高次医療機関への紹介を検討してください．
- 一方で挿管・人工呼吸器管理・集中治療室管理が必要な重症な症例もときにあります．前述した重症例の危険因子を念頭に，特に「進行が早いこと」，「脳神経症状の存在」，「自律神経障害の合併」，「高齢者」，「先行感染としての下痢症状の存在」などは問診や簡単な診察で判別が可能ですので，これらの点に当てはまる場合には，可能な限り早い段階での高次医療機関への紹介が必要と考えられます．

参考文献

1) Beghi E, Kurland LT, Mulder DW, Wiederholt WC：Guillain-Barre syndrome. Clinicoepidemiologic features and effect of influenza vaccine. Arch Neurol 1985；**42**（11）：1053-1057
2) Rees JH, Thompson RD, Smeeton NC, Hughes RA.：Epidemiological study of Guillain-Barré syndrome in south east England. J Neurol Neurosurg Psychiatry 1998；**64**（1）：74-77.
3) Jacobs BC, Rothbarth PH, van 6der Meche FG, Herbrink P, Schmitz PI, de Klerk MA, et al.：The spectrum of antecedent infections in Guillain-Barré syndrome：a case-control study. Neurology 1998；**51**（4）：1110-1115
4) 斎藤豊和，有村公良，納　光弘：免疫性神経疾患に関する調査研究班平成 11 年度研究報告書 2000：83-84
5) 厚生労働省：重篤副作用疾患別対応マニュアル．ギラン・バレー症候群，急性炎症性脱髄性多発神経根ニューロパチー，急性炎症性脱髄性多発根神経炎，http://www.info.pmda.go.jp/juutoku/file/jfm0905002.pdf.　2009.
6) 進　楠：Guillain-Barré 症候群．日本臨床．2005；**63**（増刊 5）：427-431
7) Lawn ND, Fletcher DD, Henderson RD, Wolter TD, Wijdicks EF：Anticipating mechanical ventilation in Guillain-Barré syndrome. Arch Neurol 2001；**58**（6）：893-898
8) 平川美菜子，進　楠：Guillain-Barré 症候群・Fisher 症候群．神経救急・集中治療ハンドブック，篠原幸人監修，永山正男，濵田潤一 編，2006：213-217
9) Winer JB, Hughes RA, Greenwood RJ, Perkin GD, Healy MJ：Prognosis in Guillain-Barré syndrome. Lancet. 1985；**325**（i8439）：1202-1203
10) Chio A, Cocito. O, Leone, M, et al：The prognosis and main prognostic indicators of Guillain-Barré syndrome. A multicentre prospective study of 297 patients. The Italian Guillain-Barre Study Group. Brain 1996；**119**（Pt 6）：2053-2061
11) 日本神経治療学会・日本神経免疫学会合同：ギランバレー症候群・慢性炎症性脱髄性多発ニューロパチー　治療ガイドライン．http://www.jsnt.gr.jp/guideline/img/meneki_4.pdf.

〈大木　宏一〉

9

脳炎，髄膜炎

「頭痛と発熱が昨日からあるようですが，
項部硬直はないので髄膜炎ではないと思います」
―髄膜刺激症状だけで，脳炎や髄膜炎を否定しないようにしましょう！―

Key Points

① 細菌性髄膜炎は，感染症エマージェンシーの1つです．治療の明暗は迅速な抗菌薬開始にかかっています．
② 髄膜炎の診断は髄液検査のみで可能です．疑ったら速やかに髄液検査を行いましょう．
③ 抗菌薬投与前のステロイド投与は，生命予後の改善や神経後遺症の減少が期待できるため，積極的に行いましょう．

［pitfall 1］髄膜刺激症状はどこまで診断に有効か？

研修医A「先生，今から75歳男性が今朝から始まる発熱，頭痛，嘔気で救急搬送されてきます．意識障害もあるようです」

上級医B「了解！　その情報から考えて最も早く鑑別しないといけない疾患は何かな？」

研修医A「髄膜炎でしょうか．発熱，頭痛に加え，嘔気，意識障害を伴っていることからまず細菌性髄膜炎を鑑別しようと思います」

上級医B「そうだね．それでは，どうやって鑑別をする？」

研修医A「髄膜刺激症状である項部硬直をまず診察して…」

上級医B「髄膜刺激症状がなければ髄膜炎は除外できるかな？　先生は髄膜刺激症状の感度，特異度はどのくらいか知っている？」

Comment

　髄膜炎の典型的な症状と徴候は，発熱，頭痛，嘔吐，羞明，項部硬直，傾眠，錯乱，昏睡などがあります．そのなかでも発熱，項部硬直，意識障害を髄膜炎の三徴といいますが，これら三徴がすべてそろうのは髄膜炎患者全体の2/3以下とされています．

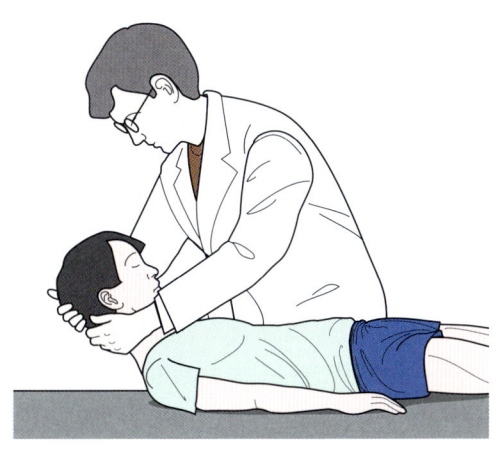

図1　項部硬直

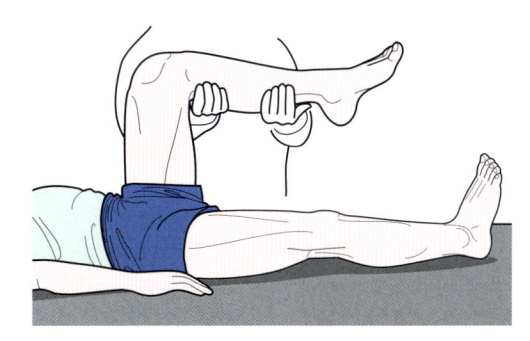

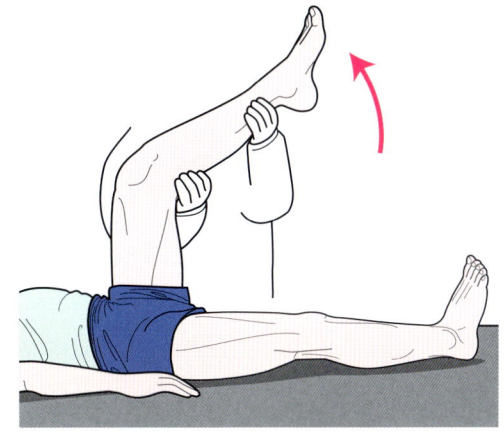

図2　ケルニッヒ徴候

① 髄膜刺激徴候とは

髄膜刺激徴候は主に以下の3つがあります．

① **項部硬直**（nuchal rigidity, stiff neck）（図1）：仰臥位の患者の後頭部に手を当てて，頭部を挙上させて頸部を屈曲させます．項部の抵抗が強く，患者が痛みを訴えれば陽性です．あくまでも頸部を屈曲させる方向にのみ硬直が認められるもので，パーキンソン病のように全方向に頸部が硬直している場合は除きます．

② **ケルニッヒ徴候 Kernig's sign**（図2）：仰臥位の患者の股関節を屈曲，次いで膝関節を屈曲させた位置から徐々に伸展させます．膝関節が曲がったままで伸展ができない場合を陽性とします．膝関節伸展制限とともに，疼痛を訴えたり，苦悶様表情を呈することもあります．大腿屈筋の痙縮のために生じるもので，項部硬直ほど多く見られません．

③ **ブルジンスキー徴候 Brudzinski's sign**：仰臥位の患者の頭の下に一方の手を置き，他方の手で身体が持ち上がらないように胸部を圧迫しながら，頭を前屈させます．その際に，股関節と膝関節が自動的に屈曲する場合を陽性とする（nape of the neck sign）．ケルニッヒ徴候に比べると，観察される頻度は少ないです．首の前屈により馬尾神経根が伸展されることにより生じ，この伸展を減じようとして下肢を屈曲しようとします．

これらの髄膜刺激徴候は，くも膜下腔の炎症によって生ずるセロトニンやキニンなどにより，くも膜下腔の血管周囲にある痛覚受容性の神経末端が刺激され，疼痛受容閾値が低下している状態で，これらの神経末端に刺激を与えるような伸展が加わったとき，この刺激に対する防御反応として生ずる現象と考えられています．

② 各徴候の感度と特異度

項部硬直，ケルニッヒ徴候，ブルジンスキー徴候の感度，特異度について 297 名の髄膜炎の疑われた患者を前向きに検討した報告では，項部硬直で感度 30％，特異度 68％，ケルニッヒ徴候とブルジンスキー徴候はほとんど同一で，感度 5％，特異度 95％，でした．細胞数 1,000 μ/L 以上の高度の細菌性髄膜炎のみで検討すると，項部硬直の感度および陰性的中度は 100％でした．しかし，感染初期の髄膜炎の診断については，これら 3 つの古典的髄膜刺激徴候のいずれもが有用とは言い難い結果です．

③ 細菌性髄膜炎の診断における臨床所見の有用性

また，細菌性髄膜炎の診断における臨床所見の有用性に関する検討では，95％の髄膜炎患者に三徴のうち 2 つ以上を認め，また 99〜100％の患者に三徴のうち少なくとも 1 つを認めているという報告もあります．つまり，三徴のうちいずれも認めない場合には，実質的に細菌性髄膜炎を除外できるといえます．

細菌性以外の髄膜炎では，髄膜刺激徴候を認めなくても，発症様式や発熱，頭痛などの他の症状と検査結果を総合して，髄膜炎の可能性があるかどうかを判断する必要があるといえるでしょう（図 3）．

[問診・診察] 細菌性髄膜炎や脳炎の可能性を疑う症例とは？

上級医 B「髄膜炎を疑った場合，問診で大事な項目は何だろう？」

研修医 A「えーと，頭痛，発熱と，意識障害と…」

上級医 B「髄膜炎に特徴的な発症様式は何かな？」

研修医 A「感染症なので，急性でしょうか」

上級医 B「そうだね．問診の際には発症様式を聞くことが大事だよね．その他にも先行感染の有無なども忘れずに聴取しようね」

Comment
① 発症のしかたからみた髄膜炎

細菌性髄膜炎・脳炎の病初期の診断には問診による情報がきわめて重要です．発症様式，症状，随伴症状，先行感染の有無，基礎疾患や既往歴，渡航歴などは必ず聴取しましょう．経過としては，細菌性髄膜炎・脳炎は急激に発症することが多いです．しかし高齢者のリステリア髄膜炎では亜急性の経過で発症することもありますし，髄

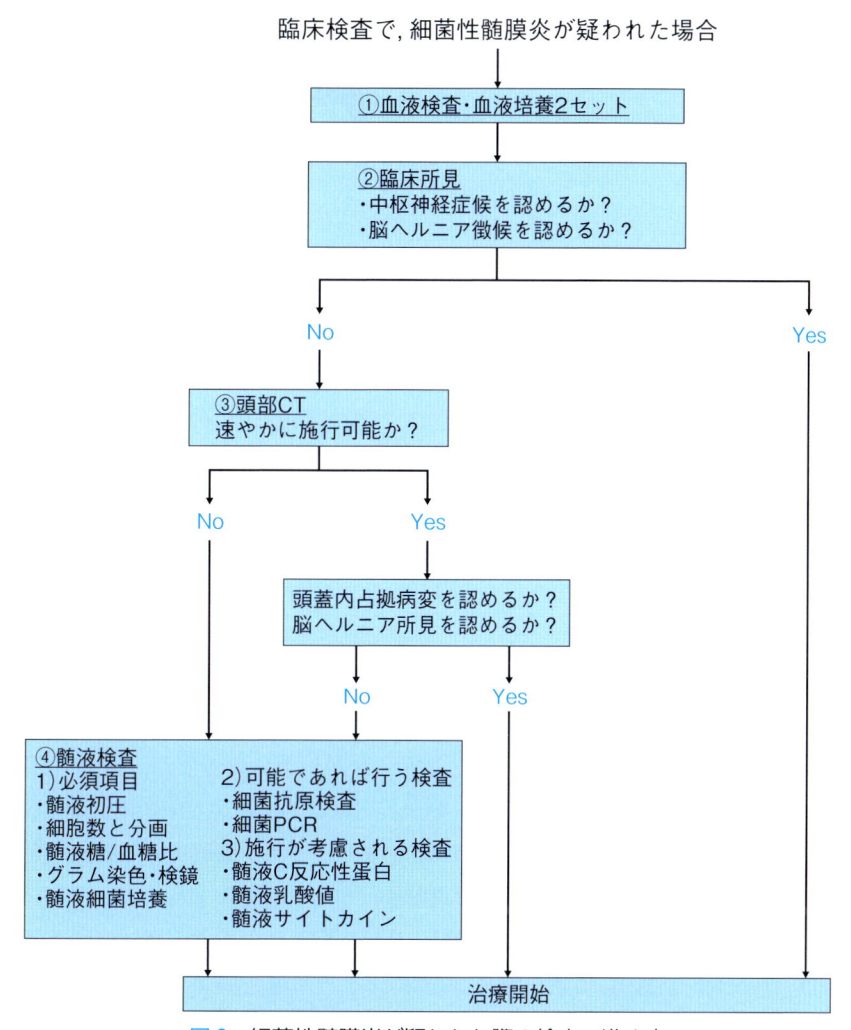

図3 細菌性髄膜炎が疑われた際の検査の進め方

臨床検査で，細菌性髄膜炎が疑われた場合

① 血液検査・血液培養2セット

② 臨床所見
・中枢神経症候を認めるか？
・脳ヘルニア徴候を認めるか？

No → ③ 頭部CT 速やかに施行可能か？
Yes → 治療開始

③ No → ④ 髄液検査へ
③ Yes → 頭蓋内占拠病変を認めるか？脳ヘルニア所見を認めるか？
　　No → ④ 髄液検査
　　Yes → 治療開始

④ 髄液検査
1) 必須項目
・髄液初圧
・細胞数と分画
・髄液糖/血糖比
・グラム染色・検鏡
・髄液細菌培養

2) 可能であれば行う検査
・細菌抗原検査
・細菌PCR

3) 施行が考慮される検査
・髄液C反応性蛋白
・髄液乳酸値
・髄液サイトカイン

（参考文献[1]より引用改変）

膜炎菌性髄膜炎では電撃的経過を示すこともあります．

また，成人では病歴聴取時によく聞き出すと，上気道感染や副鼻腔炎，中耳炎などが髄膜炎症状に先行していることもあります．耳鳴りや耳痛などの耳症状の有無を聴取したり，診察時に上気道や副鼻腔の叩打痛の有無，耳介牽引痛や外耳道の観察なども重要です．

② 症状の特徴

細菌性髄膜炎では発熱が原則的に認められ，高率に高熱を示します．ただし，高齢者やショック状態の症例では発熱を認めないこともあり注意が必要です．脳炎では意識変容や痙攣発作などの症状が加わることが多いです．

また，頭痛は自覚的な髄膜刺激症状として最も早期に出現し，頻度も高いので必ず

図4 jolt accentuation

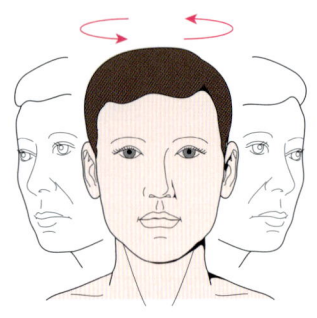

聞きましょう．性状は持続性で，部位は頭部全体（「ガンガンする」，「割れるように痛い」と訴えたり，あるいは拍動性の場合のこともある）のことが多いですが，後頭部や前頭部に限局することもあります．頭を振ったり，下を向いたり，体動によって頭痛は増強するかどうかなども聴取しましょう．このような頭痛は髄膜炎の軽快とともに消失します．また，この症状は診察にも用いられます．

③ Jolt accentuation of headache（図4）

患者に1秒間に2〜3回の早さで頭部を水平方向に回旋させたときに頭痛の増悪が見られる現象です．検討した症例数が少ないのですが，髄膜炎診断における感度は97％，特異度は60％です．髄膜炎の疑いのある患者でこの徴候を認めない場合には，髄膜炎を除外できるといわれています．逆に，髄膜炎の危険性が高い患者で本検査が陽性の場合は，脳脊髄液検査を施行するべきでしょう．

また，一般身体所見として皮疹の観察も重要です．特に髄膜炎菌性髄膜炎の際は，びまん性の紅斑状丘疹として始まり，その後急速に点状出血斑となります．

［検査］髄液検査は直ちに行うタイミングは？

上級医B「髄膜炎を疑ったら，必要な検査はどんなものがある？」

研修医A「血液検査に頭部CT…．それにやっぱり髄液検査です」

上級医B「なるほどね．ちなみに先生は細菌性髄膜炎を疑う患者に，髄液検査はどのタイミングで行う？」

研修医A「えっと，まず血液検査の結果を待って，炎症反応が高いことを確認して，それと頭部CTで異常がなければ髄液検査を行います！」

上級医B「頭部CTは何のために？」

研修医A「脳ヘルニアの徴候がないかを確かめようかと」

上級医B「頭部CTで脳ヘルニアの危険を予測することは困難とされているんだよ．それに血液検査での炎症反応は非特異的だから，それを基準に判断するのは危険だね」

Comment

① 抗菌薬投与までの時間が死亡率に関与

　細菌性髄膜炎は，本邦では年間 1,500 人程度発症するといわれていますが，死亡率は依然として 10～30％と世界的にみても高く，また重篤な後遺症を残す割合も高い疾患です．細菌性髄膜炎は neurological emergency であり，治療の遅れが予後に直結するのです．症状の進行は早く，時間単位で重症化しますので，診断がついたら速やかに治療を開始しましょう．病院到着から抗菌薬投与までの時間が死亡率と関係することが知られています．病院到着後 2 時間以内の投与で 5％，2～4 時間で 6％，6～8 時間で 45％，8～10 時間で 75％と報告されており，迅速な投与の必要性がわかります．

② CT 検査優先が治療を遅らせる

　投与の遅れは主に CT 検査を優先させるためです．CT を優先した場合の腰椎穿刺までの時間は 5.3 時間であるのに対し，CT を施行しなかった場合は 3.0 時間と報告されています．

　頭部 CT を速やかに施行できる施設であるかどうかもポイントとはなりますが，また，他にも速やかに施行できるのであれば，中枢神経症候や脳ヘルニア徴候を認めた場合は，膿瘍などの占拠性病変の検査を目的に行うことが望ましいです．60 歳以上の患者，HIV を含む免疫不全患者や免疫抑制剤投与を受けている患者，腫瘍・脳卒中などの中枢神経疾患の既往がある患者，1 週間以内に痙攣を起こした患者，意識障害，巣症状（片麻痺，眼球運動障害など）がある患者などが頭部 CT を優先させる患者として挙げられます．

　また，成人では腰椎穿刺と脳ヘルニアの因果関係を示した報告はなく，さらに，頭部 CT で脳ヘルニアの危険を予測することは困難とする報告が多いことも理解しておきましょう．CT を優先する場合にも，血液培養，抗菌薬の投与を行ってから CT を施行することが推奨されています．血液培養の陽性率は 70％前後とされています．

③ 確定診断は髄液検査

　細菌性髄膜炎の確定診断は，腰椎穿刺による髄液検査のみで可能であり髄液検査は必須です．問診・診察の時点で臨床経過，症状から細菌性髄膜炎が疑われる場合には，禁忌事項がない限り積極的に髄液検査を行い，病初期の段階で本症の診断を確定し，適切な治療を開始しましょう．髄液検査では，髄液初圧，細胞数と分画，髄液糖・髄液蛋白の測定，グラム染色と検鏡を行います．

　繰り返しになりますが，発熱，意識障害，項部硬直といった典型的な三徴がそろっているとは限りません．特に高齢者，その他糖尿病や免疫不全といった髄膜炎・脳炎の危険因子を有する患者では，症状や所見が典型的でないことも多いのです．したがって，発熱，頭痛，嘔吐，項部硬直，局所脳症状，意識障害，痙攣といった症状を呈している患者を診察する場合，常に細菌性髄膜炎・脳炎を鑑別に挙げ，否定できない時

には，禁忌でない限り積極に髄液検査を行い，診断を確定する必要があります．
　一側・または両眼の瞳孔固定・散大，除脳・除皮質肢位，チェーン-ストークス呼吸 Cheyne-Stokes respiration，固定した眼球偏位を認める場合や，簡便な方法として眼底鏡により乳頭浮腫を認めた場合は脳ヘルニアの徴候であり，腰椎穿刺の禁忌となります．穿刺は行わずに速やかに抗菌薬治療を開始します[3]．

> **髄液検査の禁忌**
> 　穿刺部位の皮膚感染
> 　出血傾向
> 　敗血症性ショック
> 　頭蓋内圧亢進
> 　頭蓋内占拠病変

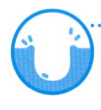

[pitfall 2] 髄液検査の前に治療を開始するのは正しい？

研修医A「先生！　39℃の発熱を認め，頭痛も高度であったようです．嘔吐も数回認めていたとのことでした．意識障害もあり JCS I-3 でした．診察でも項部硬直を認め，やはり髄膜炎が疑われます．抗菌薬の投与を開始しましょう」

上級医B「髄液検査は？」

研修医A「まだです．抗菌薬投与のあとに髄液検査ではだめですか」

上級医B「腰椎穿刺の禁忌がない限り，髄液検査を速やかに行った後に抗菌薬を投与しよう！」

Comment

　前述した通り，日本においては，日本神経学会・日本神経治療学会・日本神経感染症学会の合同による細菌性髄膜炎の診療ガイドラインで，細菌性髄膜炎の診断は髄液検査のみで可能であるとされています．細菌性髄膜炎を疑ったら速やかに髄液検査を行い，診断を確定したうえで治療を開始しましょう．投薬前に行う理由は，抗菌薬投与後では髄液のグラム染色や培養の陽性率が下がってしまうためです．
　しかし英国のガイドラインには 30 分以上腰椎穿刺が遅延することが予想される場合には抗菌薬投与を優先させるよう記載されています．治療が遅れると，患者の予後に大きく関わってしまうため，速やかに行うことが重要なのです．

[治療 1] 細菌性髄膜炎における抗生剤の選択は？

研修医A「検査科から，髄液細胞数 5000/μl との報告がありました．好中球 3750/μl

9. 脳炎, 髄膜炎

細菌性髄膜炎の臨床診断

```
塗抹について, 迅速かつ信頼性のある結果か
├─ Yes → グラム染色で菌検出
│         ├─ Yes
│         │   ├─ グラム陽性球菌
│         │   │  ・肺炎球菌
│         │   │  ・ブドウ球菌
│         │   │  ・連鎖球菌
│         │   ├─ グラム陰性球菌
│         │   │  ・髄膜炎菌
│         │   ├─ グラム陽性桿菌
│         │   │  ・リステリア菌
│         │   └─ グラム陰性桿菌
│         │      ・インフルエンザ菌
│         │      ・緑膿菌
│         │      ・大腸菌群
│         │   → 想定された菌に対する選択薬を投与する(*)
│         └─ No → ・カルバペネム系抗菌薬＋バンコマイシン(*)
│                  または
│                  ・第3・4世代セフェム系抗菌薬＋バンコマイシン(*)
└─ No → 最近の外科的手術・手技の既往
         ├─ Yes → (上記と同じ)
         └─ No
             ├─ 50歳未満 → 免疫が正常
             │              → ・カルバペネム系抗菌薬(*)
             │                 または
             │                 ・第3・4世代セフェム系抗菌薬＋バンコマイシン(*)
             └─ 50歳以上 → 慢性消耗性疾患や免疫不全状態を有する
                            → ・第3世代セフェム系抗菌薬
                               ＋バンコマイシン
                               ＋アンピシリン(*)
```

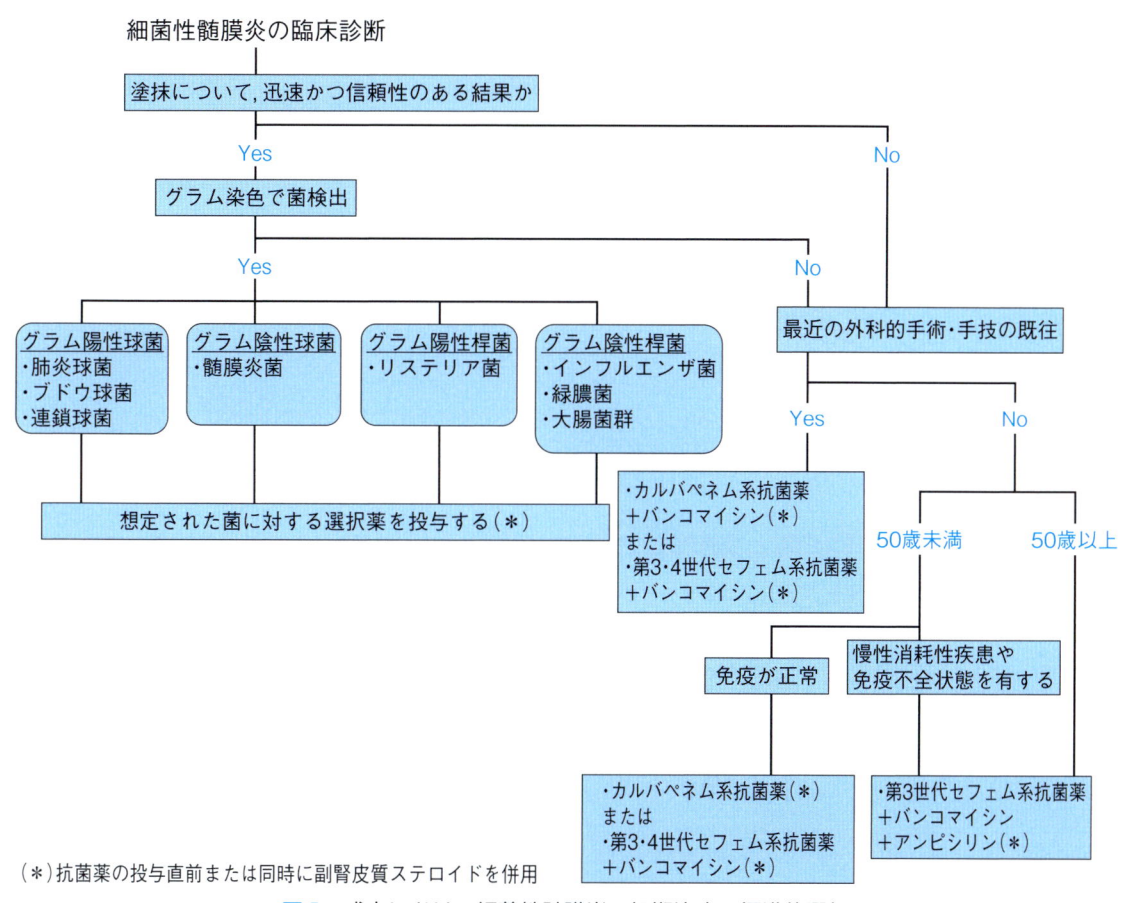

(*)抗菌薬の投与直前または同時に副腎皮質ステロイドを併用

図5 成人における細菌性髄膜炎の初期治療の標準的選択

(参考文献1) より引用改変)

と好中球優位でした」

上級医B「髄液糖は？」

研修医A「26 mg/dl です．血中の1/3以下に減少しています！」

上級医B「すぐに抗菌薬を開始しましょう！ 何を使用すればよいですか？」

研修医A「えーっと，とりあえず緊急事態の状況ですから…．広域に投与すべきだと思いますので…」

上級医B「悩んでいる暇はないんだよ！ どんな抗菌薬をどれだけの量で投与する必要があるのか覚えていないと！」

Comment

① 起因菌が固定できなくても治療開始

細菌性髄膜炎の臨床診断が得られたら，抗菌薬による治療を直ちに開始しましょう (図5)．治療開始時点では起因菌が特定できないことがほとんどですが，グラム染色で菌検出ができた場合はそれぞれに想定される菌に対する選択薬を投与します．グラ

表1 起因菌が想定された場合の抗菌薬の標準的選択

グラム染色	想定される起炎菌	治療
グラム陽性球菌	肺炎球菌（PISP や PRSP を含む）	カルバペネム系抗菌薬 または 第3世代セフェム系抗菌薬 バンコマイシン
	B 群連鎖球	第3世代セフェム系抗菌薬 またはアンピシリン
	ブドウ球菌（MRSA を含む）	バンコマイシン または カルバペネム系抗菌薬 （ただし MRSA が想定される状況の場合には，感受性結果が確定するまではバンコマイシンを選択する）
グラム陰性球菌	髄膜炎菌	第3世代セフェム系抗菌薬
グラム陽性桿菌	リステリア菌	アンピシリン
グラム陰性桿菌	インフルエンザ菌 （BLNAR, BLPAR, BLPACR を含む）	第3世代セフェム系抗菌薬 または メロペネム または両者の併用
	緑膿菌	第3・4世代セフェム系抗菌薬 または カルバペネム系抗菌薬
	大腸菌群	第3・4世代セフェム系抗菌薬 または カルバペネム系抗菌薬

（参考文献[1]より引用改変）

ム染色での菌検出ができなかった場合は，菌の培養結果を待たずに，早急に empiric に治療を開始します[4,5,6]．

成人の細菌性髄膜炎の起因菌は，肺炎球菌が最も多く，6～49 歳では 60～65%，50 歳以上では 80% を占めるとされています．次いでインフルエンザ桿菌，髄膜炎菌の順となっています．それに年齢や環境から，大腸菌やクレブシエラなどの腸内細菌，緑膿菌を含むブドウ糖非発酵菌，リステリア，B 群溶連菌，グラム陰性桿菌も起因菌となる例を考慮します．

② 初期の抗菌薬投与はガイドラインに沿って

初期の抗菌薬投与は，細菌性髄膜炎の診療ガイドラインのフローチャートを参考に行います（表1）．菌未確定時の抗菌薬選択の基準としては，① スペクトラムの広い抗菌薬であること，② 髄液移行性がよいこと，③ 髄液濃度を十分に上げる必要があるこ

表2 成人細菌性髄膜炎治療における抗菌薬の実際の投与量と投与方法

カルバペネム系抗菌薬
・パニペネム・ベタミプロン合剤（カルベニン®）：1.0 g/回 6時間ごとに静注
・メロペネム（メロペン®）：2.0 g/回 8時間ごとに静注
第3世代セフェム系抗菌薬
・セフォタキシム（セフォタックス®，クラフォラン®）：2.0 g/回 4〜6時間ごとに静注
・セフトリアキソン（ロセフィン®）：2.0 g/回 12時間ごとに静注
バンコマイシン
・バンコマイシン塩酸塩（バンコマイシン®）：500〜750 mg/回 6時間ごとに静注
アンピシリン
・アンピシリン（ビクシリン®）：2.0 g/回 4時間ごとに静注
第3・4世代セフェム系抗菌薬
・セフタジジム（モダシン®）：2.0 g/回 8時間ごとに静注
・セフォゾプラン（ファーストシン®）：2.0 g/回 6〜8時間ごとに静注

注：抗菌薬単独使用時と両者併用時において，投与量の変更はしない．

（参考文献[1]より引用改変）

と，④感染病原体に対する本質的な殺菌能が高いことが挙げられており，第3世代セファロスポリンが基本となります．高齢者や慢性疾患患者，免疫不全の患者の場合には，リステリアに抗菌力を持つアンピシリンの併用が勧められています．抗菌薬は髄液移行性が悪いため，用量は一般的に用いられるよりも大量になります（表2）．また，年齢，基礎疾患，発症状況などから起炎菌を想定し，耐性菌の本邦における動向や自施設での動向なども考慮が必要です．起炎菌が同定され抗菌薬の感受性結果が得られたら，その結果に基づき速やかに変更をします．

③ ペニシリン感受性がわかるまでは低感受性と考える

起炎菌が同定され，抗菌薬の感受性結果が得られたら，直ちにその結果を基に抗菌薬の選択を変更します．本邦ではペニシリン耐性肺炎球菌（PRSP）の頻度が増加しているとの報告があります．髄液のグラム染色でグラム陽性双球菌の時点で肺炎球菌推定とわかっても，ペニシリン感受性菌（PSSP）かペニシリン低感受性菌（PISP）かPRSPかわかるまではPRSPだと思って治療を行うことが大切です．

一方，感受性結果から投与が不要な抗菌薬は直ちに中止しましょう．特にバンコマイシンでは，バンコマイシン耐性菌（腸球菌や肺炎球菌）の出現が懸念されるので，不要の場合は直ちに投与を中止します．

［治療2］ステロイドは必要なのか？

研修医A「先生，髄液のグラム染色で，グラム陽性双球菌が検出されました」

上級医B「了解，抗菌薬投与直前にステロイドを投与しよう．デキサメタゾンを用意して！」

研修医A「ステロイドは感染症の治療に使用すると増悪するのではないかと思ってい

ました」

上級医B「確かに，ステロイドは抗炎症作用，免疫抑制作用があるから，感染症が疑われる場合には一般に使用を控えたほうがよいとされているよね．でも肺炎球菌性の細菌性髄膜炎にステロイドを使用するのは有効であると言われているんだ．投与のポイントは，抗菌薬投与直前の投与ということだよ」

Comment

① ステロイドのメカニズム

　細菌性髄膜炎の治療ではステロイドの抗炎症作用が死亡率を下げ神経後遺症を減らす可能性があります．抗菌薬の治療において，殺菌的抗菌薬は細菌の壁産物（エンドトキシン，タイコ酸，ペプチドグリカンなど）の放出を導き，これがさまざまな炎症メディエーターの産生を惹起します．その放出が疾患の増悪と転帰不良に関連するため，抗菌薬の投与直前にステロイド薬を投与すると，炎症性メディエーターの産生を抑制し，結果として血管原性脳浮腫を減少し，誘導されうる酸化窒素の産生を抑えるとされています．この髄膜炎における副腎皮質ステロイドによる炎症反応の抑制は，最終的には神経障害の後遺症率，ひいては死亡率を軽減させる可能性があるとされています．

② ステロイド投与のタイミング

　ステロイドの有用性の機序が，抗菌薬による細菌の死滅に伴うサイトカインなどの炎症性メディエーターの放出抑制に基づいていることから，すでに抗菌薬が開始されている症例には推奨されていません．特に肺炎球菌性髄膜炎の死亡率を半減させることがわかっており，抗菌薬投与と並んで重要な治療となり，最近ではステロイドの投与が一般的となっています．ただし，肺炎球菌以外の原因による髄膜炎では，現時点でステロイド投与の利益は示されておらず，起因菌が肺炎球菌ではないことが確認された場合にはステロイド投与は中止したほうがよいともされています．

　ステロイドの投与量は，成人ではデキサメタゾン 0.15 mg/kg を 6 時間ごと 2〜4 日間の投与が推奨されています．

ステロイド導入の可否について留意すべき事項
① 重篤な敗血症を基盤に発症してきている髄膜炎
② すでに抗菌薬が開始されている症例
③ 適切な抗菌薬が投与されていない細菌性髄膜炎

9. 脳炎，髄膜炎

[tips] ウイルス性髄膜炎と単なる感冒の違いを見分けるコツは？

研修医A「先生，次の患者は，30歳女性，頭痛と発熱が主訴の方です．一見感冒症状のようですが，頭痛が強いようです．項部硬直ははっきりしないのですが，髄膜炎を疑って髄液検査を行いました．髄液初圧軽度上昇，細胞数は500/μl そのうち単核球400μl/g で，髄液糖は正常でした．ウイルス性髄膜炎と考えられます」

上級医B「そうだね，ウイルス性髄膜炎と風邪の症状はよく似ているため，症状だけでは鑑別が困難な場合が多いんだよね．一般的にウイルス性髄膜炎は予後がよいとされているけど，ウイルス性脳炎には注意が必要だね」

Comment

① ウイルス性髄膜炎の症候

　髄膜炎の中で最も多いのがウイルス性髄膜炎です．そのほとんどが自然治癒する予後良好の疾患ですが，ときに集団内で流行が見られることがあり注意が必要です．ウイルス性髄膜炎は，臨床症候としては，発熱，頭痛，髄膜刺激症状などを示します．感冒症状が先行することがありますが，咳嗽や鼻水は目立たず，頭痛，発熱のみ認める場合が多く見られます．意識障害はあっても傾眠程度で軽く，一般に脳実質症状に乏しいです．症状だけでは一般の風邪症候群との鑑別が困難なため，確定診断は髄液検査で行います．全経過は2～3週間程度で予後は良いとされています．

② 細菌性髄膜炎との鑑別点

　細菌性髄膜炎との鑑別点としては，細菌性髄膜炎の細胞数が多核球優位で1,000/mm^{3}以上を認めることが多いのに対し，ウイルス性髄膜炎はリンパ球優位で500/mm^{3}以下であることがほとんどです．しかし，ウイルス性髄膜炎の初期では，髄液検査で多核球優位になることがあるので注意しましょう．ほかには，髄液中の糖がウイルス性髄膜炎ではほとんど低下しないことや，髄液中蛋白の上昇も細菌性と比較すると軽度であることなどがあります．意識清明で，髄液グラム染色が陰性，髄液糖に低下がなく，髄液蛋白の上昇が軽度であればウイルス性髄膜炎と診断し経過観察を行うことが可能です．一つでも細菌性髄膜炎を否定できない項目があれば抗菌薬の投与を開始し，必要に応じて髄液検査を繰り返すことが大切です．また，髄液乳酸値や髄液CRP，髄液プロカルシトニンなども鑑別の参考として用いることも可能です．

③ ウイルス性髄膜炎の病因と治療

　ウイルス性髄膜炎の病因は，85%がエンテロウイルスによるといわれていますが，その中でもエコーウイルスによるものの頻度が高いです．エコーウイルスでは大きな流行となることが多く，次にコクサッキーBウイルスも多いです．次いでムンプスウイルス，単純ヘルペスウイルス，麻疹ウイルス，水痘・単純疱疹ウイルスの順ですが，

実際の臨床では同定不能の場合が少なくありません．特異的治療法はないのですが，予後は良好ですので，ウイルス性髄膜炎と確定診断が可能な場合には，特に治療を行わず安静だけで経過をみます．

［知識］ヘルペス脳炎はまず疑うことが必要です

研修医A「35歳の男性なのですが，2日前から頭痛と発熱があって，昨日朝に救急外来を受診しました．髄液検査でウイルス性髄膜炎と診断されて入院したのですが，昨夜にわけのわからないことを言い出して，すごく騒いだんです．暴れてしまって全然手がつけられなくなってしまいました」

上級医B「急に意識が変容してしまったってことだね」

研修医A「そうなんです．昨朝に診察した時には意識は普通だったんですが…．若いですけどせん妄を起こしたのでしょうか？」

上級医B「それはどうかな？ 本当にウイルス性髄膜炎でよかったのかい？ 脳炎の可能性はどうかな？」

研修医A「あっ…．確かに脳炎ならば意識の障害が出てもおかしくないですよね」

上級医B「そうだね．特にヘルペスウイルスによる脳炎だったら，すぐに治療が必要だよ！ 髄液でPCRを提出してみてよ！ それにアシクロビルの投与を検討しようよ！」

Comment

① 単純ヘルペス脳炎の疫学

ウィルス性脳炎のなかでも単純ヘルペス脳炎は早期診断と早期治療により比較的良好な転帰となる疾患として認識されていますが，治療がなされても致死率は成人でも約10％あり，未治療では死亡率が60〜70％と高率で，3分の1は後遺症を残すと言われる疾患です．また，単純ヘルペス脳炎は日本における脳炎全体の20％と推定されており，頻度の高い疾患です．単純ヘルペス脳炎が疑われた際は，適切な早期治療が重要となります．

単純ヘルペス脳炎の95％が1型の単純ヘルペス(HSV-1)によって生じ，約70〜80％は再活性化で起こるとされています．成人においては各年齢でみられますが，50〜60歳に発症のピークを認めます．症状としては，頭痛，発熱を高頻度に認めます．しかし発症直後は発熱の目立たない症例もあり注意が必要です．側頭葉や眼窩回などが選択的に障害されやすいため，急性の意識障害や，幻覚・妄想，人格変化や錯乱などの意識の変容を認めることも多くあります．痙攣や失語症，運動麻痺や感覚障害など症状は多彩です．

② 単純ヘルペス脳炎の診断

診断は，
① 急性，ときに亜急性の脳炎を示唆する症状・症候を呈すること
② 頭部 CT/MRI，脳波，髄液検査などの結果
③ 髄液でヘルペスウイルスに関する polymerase chain reaction（PCR），抗体測定，ウイルス分離

などから成っています．①② から単純ヘルペスを疑う症例を'疑い例'，③ のウイルス学的に確定診断された症例を'確定例'としています．画像検査では通常，側頭葉（特に内側面と島回が好発部位です），前頭葉などに異常信号や浮腫の所見を検出し，造影剤使用で増強効果を示します．頭部 CT では局在性異常を約 50～80％の症例で認め一般的には発症 5～6 日以降で明らかとなります．頭部 MRI では通常 CT よりも早期から検出可能であることや，側頭部の骨アーチファクトがないことなどから MRI のある施設では CT より優先して検討することも多くあります．髄液腔と接する側頭葉内側などの病変は，T2 強調画像よりも FLAIR 画像のほうが病巣の同定に優れています．

脳波は発症早期からほぼ全例で異常を認めます．両側性または片側性の突発波を認め，またヘルペス脳炎に比較的特徴的な所見とされる periodic lateralized epileptiform discharges（PLEDs）は約 30％の症例で認めます．治療により脳波異常も改善を認めます．

髄液検査では，他のウイルス性髄膜炎と同様に圧上昇，リンパ球優位の細胞増多，軽度の蛋白上昇などを認めます．前述のように，発症初期には多核球優位となったり，細胞数が増加していない症例や蛋白濃度が正常の症例もあり注意が必要です．確定診断には，抗ウイルス薬開始前の髄液を用いた PCR 法による HSV-DNA 検出が用いられます．PCR 陽性率は，発症から 24～48 時間以内と発症 10～14 日以降，さらにアシクロビル投与 1 週間以降で低くなり，偽陽性を呈する可能性があるため陰性であっても必ずしも否定はできません．

③ 単純ヘルペス脳炎の治療

治療は抗ヘルペスウイルス薬の早期投与を行います．ヘルペス脳炎'疑い例'の段階で開始します．アシクロビルを 1 回あたり 10 mg/kg，1 日 3 回で 14 日間投与し，アシクロビル不応例にはビダラビンの使用が勧められます．ビダラビンは 15 mg/kg，1 日 1 回 10～14 日間投与を行います．

後遺症としては，記憶障害，見当識障害，症候性てんかんなどがあります．一般的に予後良好とされるウイルス性脳炎でも，特に単純ヘルペス脳炎は未だ予後不良例も存在する脳炎です．臨床症状と検査から必ず鑑別に挙げ治療を検討しなければいけない疾患といえます．

病診連携のポイント

- 頭痛，発熱，意識障害など髄膜炎・脳炎が疑われた際は，専門機関への迅速な転送をお願いします．
- 細菌性髄膜炎では高率に髄膜刺激徴候が認められますが，ウイルス性髄膜炎では診察のみでの鑑別は困難な場合も少なくありません．診断には髄液検査が必要となりますので，専門機関への紹介をお願いします．
- 細菌性髄膜炎の場合，抗菌薬投与前の髄液検査が原則とされていますが，転送までに2時間以上を要する場合はプロトコールに沿って抗菌薬の投与の検討をお願いします．

参考文献

1) 細菌性髄膜炎の診療ガイドライン作成委員会：細菌性髄膜炎の診療ガイドライン．神経治療 2007；24（1）
2) Michael TF, van de Bek D：Emergency diagnosis and treatment of adultmeningitis. Lancet Infect Dis 2007；**7**：191-200
3) Hasbun R, Abrahams J, et al：Computed tomography of herniation：when should we first perform CT? J Neurol 2002；**249**：129-137
4) Peoulx N, et al：Delays in the administration of antibiotics are associated with mortality from adult acute bacterial meningitis. QJM 2005；**98**：291-298
5) Earlymanagement of suspected bacterial meningococcal septicemia in immunocompetent adults. www.britishinfectionsociety.org
6) Allan RT, et al：Practice guidelines for the management of bacterial meningitis. CID 2004；**39**：1267-1284
7) 日本神経感染症学会：単純ヘルペス脳炎診療ガイドライン．中山書店，2005

（関根　真悠）

10 パーキンソン病/パーキンソニズム

「パーキンソン病って他のパーキンソニズムとどう違うのですか」
―パーキンソン病の臨床的特徴を復習しよう―

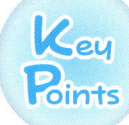

Key Points

① パーキンソン病 Parkinson's disease ではさまざまな合併症により救急外来を受診するため，詳細な全身診察が重要です．
② パーキンソン病と他のパーキンソニズムの鑑別では早期からの平衡機能障害の有無が重要です．
③ パーキンソン病患者の発熱では悪性症候群の可能性も考えましょう．

一般外来における診療アプローチ

［はじめに］パーキンソン病の臨床を復習する

研修医A「最近，右足に力が入らず歩きにくくなったという70歳の女性です．かかりつけの先生に相談したところ脳梗塞かもしれないので当院で検査をするように言われて来院されました」

上級医B「それでは一緒に診察しようか．（患者を診察しながら）下肢の筋力低下はないようですね．少し歩いてみていただけますか？　うーん，全体的に動作がゆっくりで歩幅も小さいですね．それに歩くときに右腕をあまり振らないし，右手の震えが目立つようになりますね」

家族C「そうなんです．前はもっとスタスタと歩いていたんですが最近は何をやるにしても動作が鈍いようだし，顔つきもなんだかボーっとしていて活気がないというか．先生，やっぱり脳梗塞なんでしょうか」

上級医A「いえ，どうやらこれはパーキンソン病かもしれませんね」

Comment
① パーキンソン病の症状と重症度

パーキンソン病の診断には病歴と症候が重要であり，典型的には左右差のある安静

表1 Hoehn & Yahr の重症度分類（文献[1]より引用）

Ⅰ度	一側性障害で体の片側だけの振戦，固縮を示す．軽症例．
Ⅱ度	両側性の障害で，姿勢の変化がかなり明確となり，振戦，固縮，寡動〜無動とも両側にあるため日常生活がやや不便である．
Ⅲ度	明らかな歩行障害が見られ，方向転換の不安定など体のバランスの障害がある．日常生活動作障害もかなり進み，突進現象もはっきりと見られる．
Ⅳ度	起立や歩行など日常生活動作の低下が著しく，労働能力は失われる．
Ⅴ度	完全な廃疾状態で，介助による車椅子移動または寝たきりとなる．

時振戦で発症し，筋強剛，寡動，小刻み歩行，姿勢反射障害が出現します．パーキンソン病の重症度分類として Hoehn & Yahr の分類が汎用されています（表1）．簡単に言うとⅠ度は症状が片側にとどまるもの，Ⅱ度は両側性の障害，Ⅲ度で平衡機能障害が出現し，Ⅳ度では自力歩行が不可能で，Ⅴ度は車椅子移動や寝たきり状態と言えます．

② 振戦のみかた

　振戦は患者の手のひらを膝の上に乗せて力を抜いた状態で確認してください．5〜7 Hz 程度の安静時振戦が主に手指に見られます．姿勢保持や随意運動をさせたりすると振戦は減弱または消失し，暗算などの精神的緊張や歩行時に増強することが特徴です．振戦の診察では鑑別疾患として本態性振戦が重要ですが，本態性振戦の場合は両上肢を水平挙上した際の姿勢時振戦が出現し，安静時には振戦が軽減または消失することが特徴的です．しかし本態性振戦でも安静時振戦を呈する例やパーキンソン病でも姿勢時振戦を呈する例があり鑑別が困難な場合もありますが，その際は両上肢を水平挙上させ姿勢時振戦が出現するまでの時間に注意してください．本態性振戦では姿勢保持後すぐに振戦が出現するのに対し，パーキンソン病では姿勢を保持してから約10秒程度の潜時の後に安静時振戦と類似した振戦が出現します．これを re-emergent tremor と呼びパーキンソン病に特徴的な症状とされています．

③ 筋強剛の見かた

　筋強剛について上肢では手首の屈曲・伸展，前腕の回内・回外，肘関節の屈曲・伸展を他動的に行って抵抗を見てください．下肢の筋強剛は膝関節や足関節の屈曲・伸展で確認します．手首の筋強剛を見る際に腕木信号現象（signpost phenomenon）を確認するのも有用です（図1）．患者に両肘を机の上に置いて前腕を直立させ手首を屈曲させてできるだけ手首の力を抜くように指示します．通常では手首と前腕の角度は約90°になりますが，筋強剛がある場合は角度が大きくなり鉄道の信号機のように見えることから名づけられました．

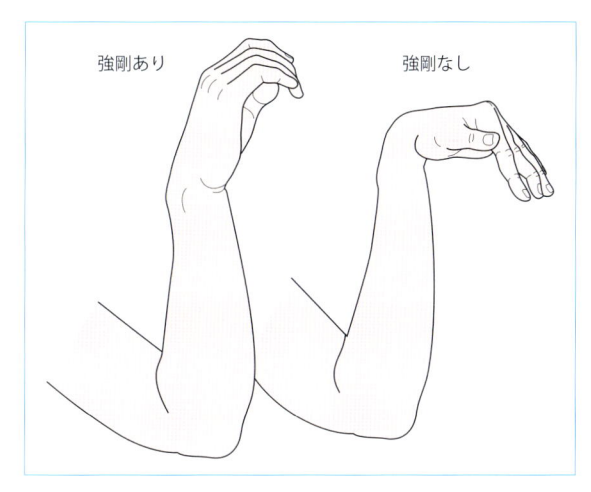

図1 腕木信号現象（signpost phenomenon）
前腕を机の上に垂直に立てて，手首の力を抜かせると，強剛のない左側の手首はほぼ直角に屈曲するが，強剛のある右側の手首は屈曲の程度が少ない．
（岩田誠：神経症候学を学ぶ人のために．医学書院．1994, p156 より改変引用）

④ 寡動のみかた

寡動については随意運動が全般的に遅くなりますが，指タップをさせて確認します．片手ずつ親指と人差し指をできるだけ大きく，速くタップしてもらい大きさと速度をチェックしますが，パーキンソン病では指タップの大きさが小さく，速度も遅くなります．また顔面筋に寡動が生じた場合は表情が少なくなり仮面様顔貌（masked face）を呈します．歩行は開始に時間がかかり，すり足で歩幅も小さくなります．姿勢は前かがみで腕を振らずに歩くのが特徴的です．歩き始めると前傾姿勢が強くなりだんだん歩幅が小さくなって止まりにくくなり，加速歩行（festination）と呼ばれます．

⑤ 姿勢反射障害のみかた

姿勢反射障害の有無は後方突進現象（口絵参照）で確認します．患者に両足を開いて立ってもらい「これから後ろに引っ張りますが転ばないように足を出して踏ん張ってください」と指示をしてから患者の両肩を持って，患者が足を一歩踏み出す程度の力で引っ張ります．姿勢反射障害がある場合は3歩以上足を踏み出すか，足がまったく出せず後ろに倒れてしまいます．進行期のパーキンソン病では易転倒性のため骨折や頭部外傷などの合併症を生じやすくなるため，姿勢反射障害の有無をチェックすることが重要です．

⑥ 確定診断

上記の症状が緩徐に出現し左右差が見られる場合はパーキンソン病の可能性が高いですが，確定診断のためには血液検査や頭部MRI，MIBG心筋シンチグラフィで他の疾患を鑑別することが重要です．頭部MRIでは特異的な異常所見はありませんが，脳血管性パーキンソニズムや多系統萎縮症などを鑑別するために有用です．MIBGはノルアドレナリンの生理的アナログでありMIBG心筋シンチグラフィにより心臓交感神経の障害を判定することができます．パーキンソン病では80〜90％の患者で心臓の

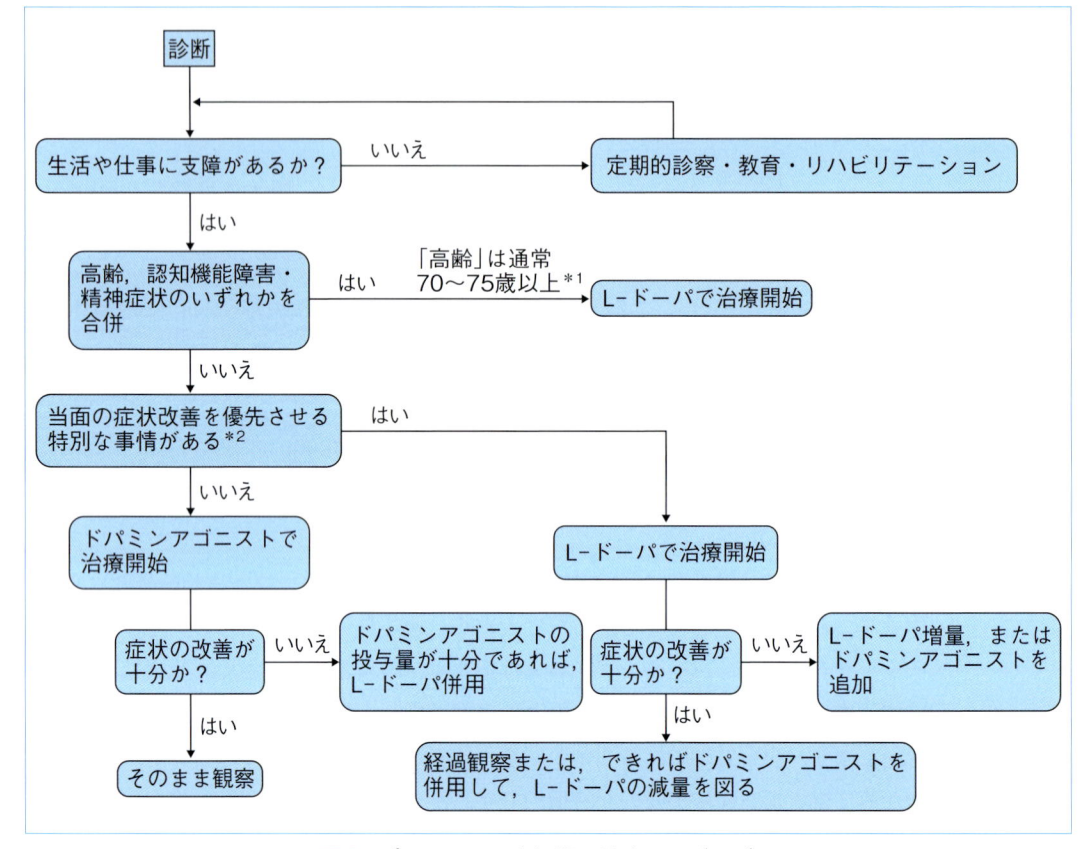

図2 パーキンソン病初期の治療アルゴリズム
(日本神経学会監修：パーキンソン病治療ガイドライン2011, p77より引用)

MIBG集積が低下しますが，多系統委縮症や進行性核上性麻痺などのパーキンソン症候群ではMIBG集積が良好であることから両者の鑑別に有用です．ただしYahr I～II度の軽症例ではMIBG集積が正常のことがあり，またレビー小体型認知症でもMIBG集積が低下するため結果の解釈には注意が必要です．

2014年からはドパミントラスポーターを可視化するイオフルバン（ダットスキャン®）によるSPECT検査も保険適応となり，診断に用いられています．

⑦ 薬物療法

パーキンソン病と診断した場合，運動障害により生活や仕事に支障があればL-ドーパまたはドパミンアゴニストで治療を開始します（図2）．L-ドーパのほうが運動症状の改善効果に優れますが数年の内にWearing-Offやジスキネジアなどの運動合併症が起きるリスクが高いため，70歳以下で認知症の無い患者の場合はドパミンアゴニストで治療を開始することが推奨されています．L-ドーパを使用する場合は150～300 mg/分3から開始します．ドパミンアゴニストは非麦角系であるビ・シフロール®，レキップ®から開始されることが多く，それぞれ0.25 mg/分2, 0.75 mg/分3と少量か

ら開始し漸増します．

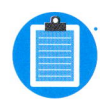

救急外来における診療アプローチ

[Key point] パーキンソン病患者に起こりやすい合併症とは？

研修医A「75歳男性，自宅で動けなくなっているところをヘルパーさんに発見されました．パーキンソン病で10年前から当院に通院している方で，以前から歩行状態は悪かったようです．筋強剛は強いですが，手足は上げることができます．動けなくなったのは病状の進行が原因だと思うので，神経内科にコンサルトしようと思います」

上級医B「もちろんその可能性もあるけど，パーキンソン病の患者はいろいろな合併症を起こすからね．たとえば最近転びやすくなっていたことはないかな？」

研修医A「転倒ですか？　本人はなんだかボーっとしていてあまり会話できないので病歴はくわしく聴取できていません．一人暮らしなので状況もよくわかりませんし」

上級医B「ボーッとしている？　パーキンソン病だけで会話ができないほどボーッとすることはあまりないのではないかなぁ．もう一度付き添いの方に話を聞いてみようよ．それと全身の診察，神経所見も注意してとってみようね」

（付き添いのヘルパーに話を聞いたところ，最近は転びやすくなっており1週間ほど前にもトイレでよろけて頭を打っていたようでした．上級医が診察したところ軽度の意識障害，右片麻痺を認めたため頭部CTを施行し，慢性硬膜下血腫と診断しました）

Comment

前述したようにパーキンソン病では運動障害が前景に立つため，無動，筋強剛の増悪による体動困難や振戦，ジスキネジアの悪化による歩行障害などが原因となり救急搬送されることが多いのです．ジスキネジアとは一般的にL-ドーパ血中濃度が高いときに出現する不随意運動で顔面，舌，頸部，四肢，体幹などが不規則にクネクネと動き，他人から見ると落ち着きなくじっとしていられないような印象を受ける動きです．このように運動障害の増悪による体動困難が見られる場合は抗パーキンソン病薬の調整が必要ですので，速やかに神経内科に相談してください．

一方で進行期のパーキンソン病では運動症状以外のさまざまな合併症を起こすことが知られています．Temlettら[2]の報告によれば入院加療された761名のパーキンソン病患者のうち運動症状の増悪が原因で入院となったのは15％で，39％は転倒，骨折，肺炎，せん妄，血圧低下による失神が原因であり，22％は循環器疾患，消化器疾患が原因でした．このように進行期のパーキンソン病ではむしろ非運動症状が原因で救急

表2 救急外来で遭遇しうるパーキンソン病の非運動症状

1. 自律神経障害
    起立性低血圧による失神，転倒
    消化器疾患（便秘，イレウス）
2. 精神症状
    幻覚，妄想による不穏状態
3. 循環器疾患（心臓弁膜症による心不全）
4. 悪性症候群
5. その他（誤嚥性肺炎，転倒による骨折や硬膜下血腫など）

搬送されたり入院したりする場合が多いため，それぞれの病態と対応について理解しておくことが重要です．運動症状以外が原因となる救急病態について表にまとめましたので，くわしく述べていくことにしましょう（表2）．

① 起立性低血圧，失神

進行期パーキンソン病では自律神経機能障害を伴うことが多く，加えて抗パーキンソン病薬の副作用として起立性低血圧が出現することもあるため，パーキンソン病患者では起立性低血圧が起こりやすいといえます．立ちくらみやめまいだけではなく，起立性低血圧から失神に至り，骨折，頭部外傷を起こす場合もあるので適切に対処する必要があります．なお発症早期から起立性低血圧を認める場合は後に述べるように多系統萎縮症など，他のパーキンソニズムを呈する疾患を疑ってください．

治療としてまずは非薬物療法を試みるべきでしょう．弾性ストッキングの着用や，急な姿勢変化を避ける，水分摂取の励行，1日8g以上の塩分摂取などの生活指導が有効です．非薬物療法で効果が乏しい場合は薬物療法を考慮しますが，まずは半減期の短いメドドリン（メトリジン®）4 mg/分2を試してみてください．その他の薬物としてはフルドロコルチゾン（フロリネフ®），ドロキシドパ（ドプス®）が用いられます．

② 消化器疾患

パーキンソン病では早期から消化管運動障害による便秘が問題となります．運動，水分摂取の励行，緩下剤投与などで対処しますが，ときにはイレウスを起こすこともあり注意が必要です．麻痺性イレウスの治療について図に示します（図3）．イレウスの治療時には消化管運動障害の改善，および悪性症候群の予防のためL-DOPAの経静脈投与を行ってください．投与量は内服中のL-DOPA 100 mgにつきL-ドーパ50 mg（ドパストン®静注用）を1日量として，3回に分割し1回量を1〜3時間で点滴静注するのが目安です[5]．

③ 精神症状

進行期パーキンソン病ではうつ症状，アパシー（無気力状態），幻覚，妄想といった

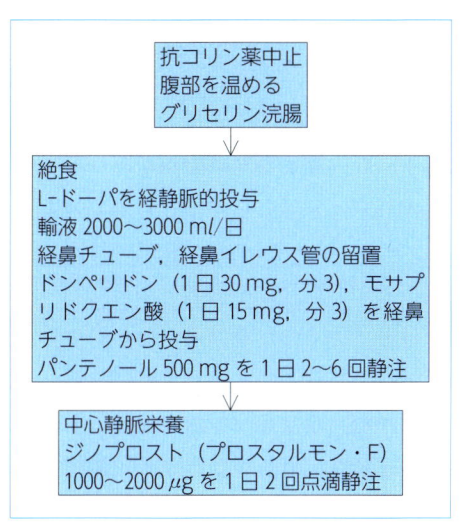

```
       ┌─────────────────┐
       │ 抗コリン薬中止  │
       │ 腹部を温める    │
       │ グリセリン浣腸  │
       └────────┬────────┘
                │
┌───────────────▼──────────────────┐
│ 絶食                             │
│ L-ドーパを経静脈的投与           │
│ 輸液 2000〜3000 ml/日            │
│ 経鼻チューブ，経鼻イレウス管の留置│
│ ドンペリドン（1日 30 mg，分 3），モサプ│
│ リドクエン酸（1日 15 mg，分 3）を経鼻│
│ チューブから投与                 │
│ パンテノール 500 mg を 1 日 2〜6 回静注│
└───────────────┬──────────────────┘
                │
       ┌────────▼──────────────────┐
       │ 中心静脈栄養              │
       │ ジノプロスト（プロスタルモン・F）│
       │ 1000〜2000 μg を 1 日 2 回点滴静注│
       └───────────────────────────┘
```

図 3　麻痺性イレウスの治療（文献[4]より引用）

精神症状を合併することがあります．特に幻覚，妄想は抗パーキンソン病薬の副作用として出現している場合があり，その際は抗パーキンソン病薬の減量，中止が必要です．また抗精神病薬を使用する際はパーキンソン病の運動障害が増悪しにくい非定型抗精神病薬（セロクエル®など）が第一選択となりますので，パーキンソン病患者の幻覚，妄想の治療は神経内科，心療科と連携をとって行う必要があります．

④ 循環器疾患

麦角系と呼ばれるドパミン受容体アゴニスト（ペルマックス®，カバサール®）の長期使用により心臓弁膜症発症のリスクが増大することが知られています[6]．現在これらの薬剤は第一選択では使用しませんが，以前より麦角系アゴニストを継続使用している例や，非麦角系ドパミン受容体アゴニスト（ビ・シフロール®，レキップ®）が副作用で使用できず麦角系アゴニストを服用している例では心臓弁膜症，心不全のチェックのため心臓超音波検査を行ってください．

⑤ 悪性症候群

悪性症候群については後述します．

⑥ その他

特に Yahr Ⅲ度以上では平衡機能障害のため転倒しやすくなっています．転倒のエピソードがあれば骨折や硬膜下血腫を疑い診察してください．また運動症状として嚥下障害を合併していることが多く，誤嚥性肺炎にも注意が必要です．その他，尿路感染症などの感染症を契機に運動症状が悪化し救急搬送されることも多いです．

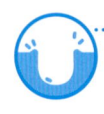

[pitfall] パーキンソン病と他のパーキンソニズムとの違いとは？

研修医A「35歳男性の方で1週間くらい前から急に歩きにくくなったそうです．診察すると右手に筋固縮と姿勢時振戦があります．パーキンソン病だと思うので，後日神経内科の外来に来てもらおうと考えています」

上級医B「うーん．パーキンソン病にしては発症年齢が若いし，経過も急だね．パーキンソン病以外でも筋強剛や振戦といったパーキンソン症状をきたす疾患はいろいろあるんだけど，いくつか挙げられるかい？」

研修医A「パーキンソニズムですよね？　えーっと，多系統委縮症や進行性核上性麻痺とかですかね．ウィルソン病 Wilson disease もそうでしたっけ？」

上級医B「神経変性疾患もそうだけど，薬剤性パーキンソニズムを忘れてはいけないよ．最近，抗精神病薬や吐き気止めが処方されていないかチェックしてみよう．まれに急性期脳梗塞で片側性のパーキンソニズム症状が出現する例があるから，頭部CTやMRIも必要かもしれないね」

Comment
① 症状からの見分けかた

　パーキンソン病で認められないが振戦，筋固縮，寡動，歩行障害などの症状をきたす疾患を総称し，パーキンソニズム Parkinson's syndrome といいます（表3）．パーキンソン病と他のパーキンソニズムを鑑別するうえで歩行障害のパターンが重要です．パーキンソン病では小刻み，すり足歩行となりますが，合併症がない限り Hoehn & Yahr のⅢ度くらいまでは歩行のスタンスが横に広がることはなく，継ぎ足歩行も数

表3　パーキンソニズム（文献1）より改変引用）

1. 変性疾患
    - パーキンソン病
    - 多系統委縮症
    - 進行性核上性麻痺
    - 皮質基底核変性症
    - びまん性レビー小体病
    - 進行期のアルツハイマー病
    - 前頭側頭型認知症
    - ハンチントン病 Hanntington's disease
    - ウィルソン病 Wilson's disease
2. 非変性疾患
    - 脳血管性パーキンソニズム
    - 薬剤性パーキンソニズム
    - 正常圧水頭症
    - マンガン中毒，一酸化炭素中毒
    - 感染性パーキンソニズム（脳炎後遺症，神経梅毒，CJD）
    - 脳腫瘍（前頭葉に多い）
    - 頭部外傷後遺症

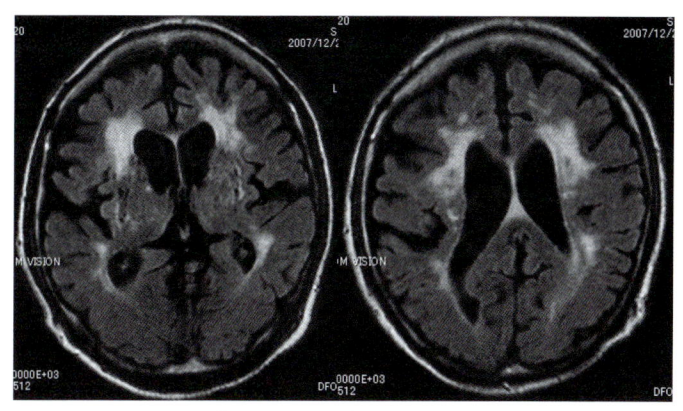

図4 脳血管性パーキンソニズムの頭部MRI（FLAIR画像）
両側基底核，側脳室周囲の白質に多発性ラクナ梗塞，虚血性病変を認める．

メートルくらいはできることが多いとされています．一方，パーキンソン病以外のパーキンソニズムでは早期から平衡機能障害が出現し倒れやすくなるため起立，歩行時に足の横幅を大きくとる傾向があります（wide based gait）．Bloemらの報告では[3]36例のパーキンソン病患者と49例の他のパーキンソニズム患者（多系統萎縮症，脳血管性パーキンソニズム，進行性核上性麻痺を含む）に10歩の継ぎ足歩行をしてもらった結果，パーキンソン病では36例中33例が正確にできたのに対し他のパーキンソニズム群では正確にできたのは49例中9例であり，両者の鑑別における本テストの感度は82％，特異度は92％とのことです．例外として薬剤性パーキンソニズムでは高度の障害とならない限り平衡機能障害は出現しませんが，この場合は原因薬剤の服用歴や亜急性に進行する経過が鑑別点になると思います．

次にパーキンソニズムをきたす疾患について臨床的特徴とパーキンソン病との鑑別点を述べます．

② 脳血管性パーキンソニズム

症状は下肢主体に対称性で，小刻み歩行，wide based gaitとなります．安静時振戦はほとんど認めません．頭部MRIで両側基底核，側脳室周囲の白質に多発性ラクナ梗塞や虚血性病変を認めます（図4）．L-ドーパの効果は乏しいです．

③ 薬剤性パーキンソニズム

パーキンソニズムの中では比較的頻度が高い病態です．ドパミン遮断作用のある抗精神病薬，制吐薬が原因で起こることが多いですが，その他さまざまな薬剤が原因となります（表4）．症状に左右差がなく，亜急性に進行し，安静時振戦よりは姿勢時振戦が目立つのが特徴です．原因薬剤の減量，中止により症状は消失します．

表4 薬剤性パーキンソニズムの原因となる薬剤（文献4)より改変）

ドパミン受容体遮断効果をもつ薬物
1. 抗精神病薬
   クロルプロマジン（コントミン®），レボメプロマジン（ヒルナミン®），セレネース（ハロペリドール®），スルピリド（ドグマチール®），チアプリド（グラマリール®），リスペリドン（リスパダール®）
2. 消化器用薬
   メトクロプラミド（プリンペラン®），ドンペリドン（ナウゼリン®）

ドパミン受容体遮断効果はないが，パーキンソニズムの報告がある薬物
1. 降圧薬
   メチルドパ（アルドメット®），アムロジピン（アムロジン®）
2. 抗不整脈薬
   アミオダロン（アンカロン®），アプリンジン（アスペノン®）
3. 抗うつ薬
   イミプラミン（トフラニール®），パロキセチン（パキシル®）
4. 抗潰瘍薬
   シメチジン（タガメット®），ファモチジン（ガスター®）など

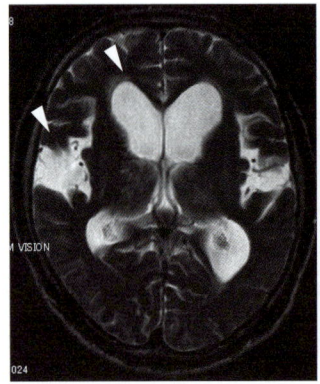

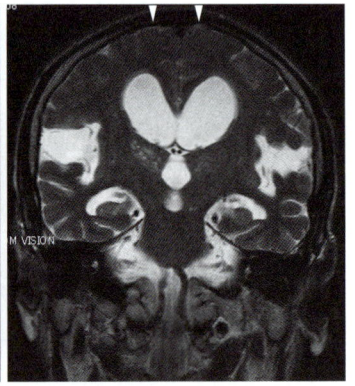

側脳室，シルビウス裂の拡大　　　高位円蓋部脳溝の狭小化

図5 正常圧水頭症の頭部MRI（T2強調画像）

④ 正常圧水頭症

歩行障害，認知機能低下，尿失禁が3徴です．歩行障害は小刻みで wide based gait を呈し，さらに足の挙上が低下します（magnet gait）．頭部 MRI では側脳室やシルビウス裂の拡大，高位円蓋部脳溝狭小化を認めます（図5）．シャント手術により症状の改善が見込めますので，見逃さないようにしましょう．

⑤ 多系統萎縮症

線条体黒質変性症，オリーブ橋小脳萎縮症，シャイ・ドレーガー症候群 Shy-Drager syndrome を合わせて多系統萎縮症と呼びます．これらの疾患はパーキンソン症状に加え，比較的早期から錐体路徴候（四肢の腱反射亢進，病的反射陽性），小脳性運動失調，自律神経症状を伴うのが特徴です．頭部 MRI T2 強調画像で被殻外側の高信号や小脳，橋の萎縮（cross sign）を認めます（図6）．

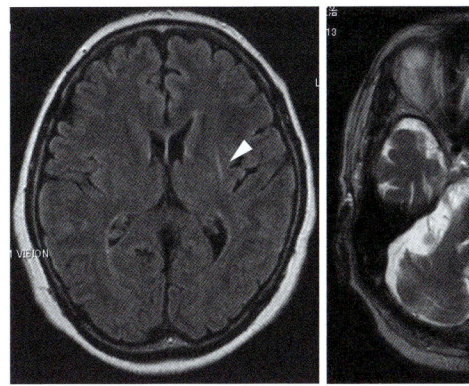

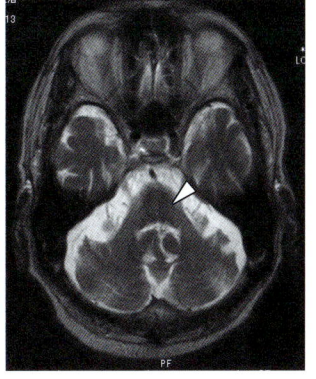

線条体黒質変性症での被殻外側の　オリーブ橋小脳萎縮症での
高信号（FLAIR 画像）　　　　　　Cross sign（T2 強調画像）

図 6　多系統萎縮症の頭部 MRI

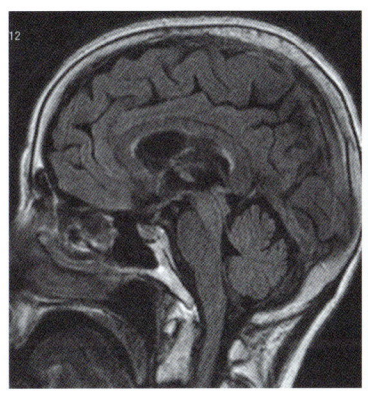

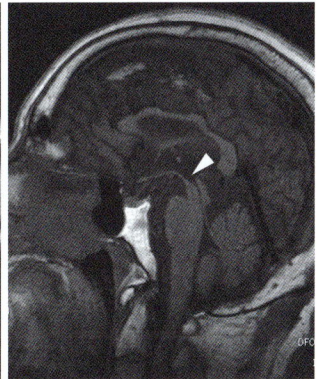

正常（T1 強調画像）　　　進行性核上性麻痺（FLAIR 画像）

図 7　進行性核上性麻痺での humming bird sign

⑥ 進行性核上性麻痺

　症状は左右対称性で，垂直性眼球運動障害，後方への易転倒性を伴います．認知症を伴いますが，アルツハイマー病と比較すると見当識障害，記銘力障害が軽度であり人格変化，意欲の低下が目立つことから前頭葉認知症と呼ばれます．頭部 MRI の正中矢状断像で中脳被蓋部の萎縮を認めることが特徴で，humming bird sign と呼ばれます（図 7）．

⑦ 皮質基底核変性症

　片側に強い固縮が生じるのが特徴です．また大脳皮質症状として失行，失語，他人の手徴候（自分の意思とは関係なく手足が動く）を伴います．頭部 MRI は初期には正常ですが，進行とともに非対称性の前頭葉，頭頂葉萎縮を認めます．脳血流 SPECT でも大脳皮質の集積低下が出現します．

⑧ その他

一酸化炭素中毒，マンガン中毒，ウィルソン病などでもパーキンソン症状が出現します．まれにですが，基底核の脳梗塞が原因でパーキンソン症状を呈した例が報告されています[7]．パーキンソン症状が急性〜亜急性に進行している場合は頭部CT，MRIでの評価を行うようにしてください．

[知識] パーキンソン病と悪性症候群

研修医A「70歳女性で，6年前にパーキンソン病を発症されて通院中の方ですが，今朝から歩きにくくなったとのことで受診されました．5日ほど前から吐き気，下痢が出現しており食事もあまり食べていなかったようです．診察上は発熱と筋固縮があり，血液検査では白血球増多とCKが軽度上昇しています．急性腸炎ですかね？脱水もあるようなので輸液をして帰宅させようと思うのですが？」

上級医B「悪性症候群の可能性についてはどう思う？」

研修医A「悪性症候群ですか？ 熱は37℃くらいでそんなに高くないですよ．抗精神病薬も服用していないようですし，可能性は低いんじゃないでしょうか」

上級医B「食事をあまり食べていなかったということは，抗パーキンソン病薬も中止していたかもしれないね．初期には発熱が目立たないこともあるし，経過観察入院も視野に入れてもう一度診察してみよう」

（改めて患者に確認すると，食事をあまり食べていなかったため抗パーキンソン病薬も内服していなかったとのことでした．抗パーキンソン病薬の中断に伴う悪性症候群の可能性も考慮し，念のため入院管理となりました．抗パーキンソン病薬の再開，輸液，クーリングを行い，翌日の血液検査ではCK 1000 U/Lと上昇しました．その後は幸いなことに意識障害や筋固縮の増悪はなく，CKも正常範囲内となったため退院となりました）．

Comment

悪性症候群は高熱，意識障害，筋強剛，発汗，脱水症状が急激に発症する病態で致死率が10〜20％と高く[8]，早期に適切な治療を行う必要があります．脳内のドパミン受容体の働きが急激に低下することにより発症すると考えられており[9]，パーキンソン病患者の場合は抗パーキンソン病薬の減量，中断や精神症状に対してドパミン遮断薬（抗精神病薬）が投与された場合に起こります．また感染症の合併や，食事，水分摂取の低下による脱水状態も誘発因子とされています．

① 悪性症候群の診断基準

診断基準はいくつかありますが，Levensonによるものが頻用されています（表5）．発熱については大部分の症例で38℃を超え，時には41℃を超えるほどの高体温とな

表5　悪性症候群の診断基準（文献[10]より引用）

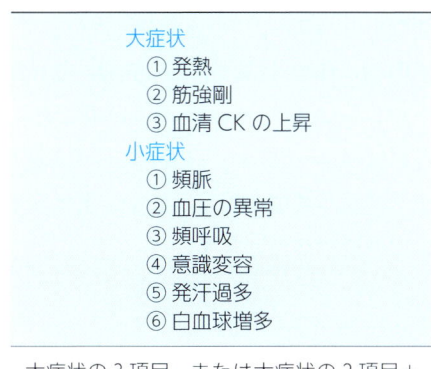

大症状
① 発熱
② 筋強剛
③ 血清CKの上昇

小症状
① 頻脈
② 血圧の異常
③ 頻呼吸
④ 意識変容
⑤ 発汗過多
⑥ 白血球増多

大症状の3項目，または大症状の2項目＋小症状の4項目を満たせば確定診断

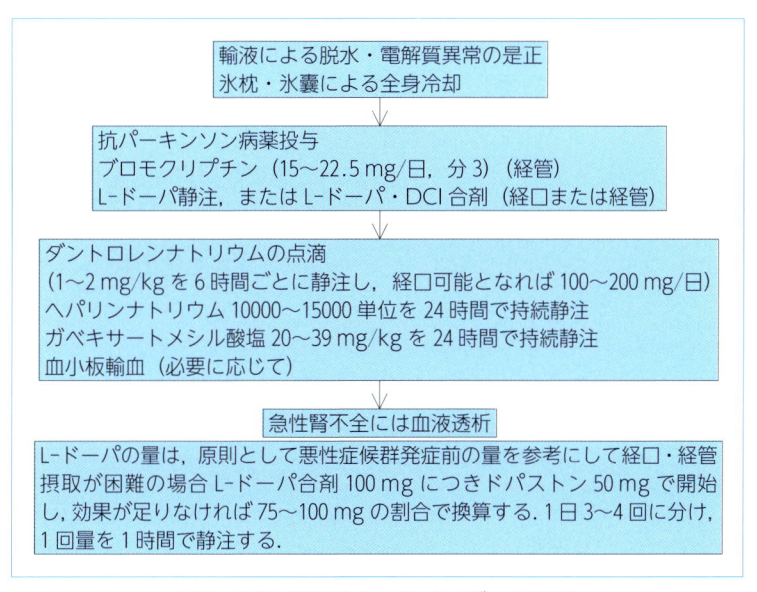

輸液による脱水・電解質異常の是正
氷枕・氷嚢による全身冷却
↓
抗パーキンソン病薬投与
ブロモクリプチン（15〜22.5 mg/日，分3）（経管）
L-ドーパ静注，またはL-ドーパ・DCI合剤（経口または経管）
↓
ダントロレンナトリウムの点滴
（1〜2 mg/kgを6時間ごとに静注し，経口可能となれば100〜200 mg/日）
ヘパリンナトリウム10000〜15000単位を24時間で持続静注
ガベキサートメシル酸塩20〜39 mg/kgを24時間で持続静注
血小板輸血（必要に応じて）
↓
急性腎不全には血液透析
↓
L-ドーパの量は，原則として悪性症候群発症前の量を参考にして経口・経管摂取が困難の場合L-ドーパ合剤100 mgにつきドパストン50 mgで開始し，効果が足りなければ75〜100 mgの割合で換算する．1日3〜4回に分け，1回量を1時間で静注する．

図8　悪性症候群の治療（文献[4]より引用）

りますが，筋強剛や精神症状の出現よりも10時間程度遅れて出現することがあるため注意が必要です．CKは一般的に1000 U/Lを超えるほど上昇し，AST，ALT，LDHの上昇やミオグロビン尿も伴います．画像検査や髄液検査では異常を認めないことが多いですが，脳炎などの器質的疾患の除外のために頭部CT，MRI，腰椎穿刺を行う必要があります．合併症としては横紋筋融解による腎不全，DICが予後に影響するため重要であり，後遺症として末梢神経障害や小脳性運動失調が残存する場合もあります[11]．

② 悪性症候群の治療

　悪性症候群の治療の基本はまず早期診断を行い，十分な補液による脱水の是正，全身の冷却，原因薬剤の中止あるいは抗パーキンソン病薬服薬中止が原因の場合は服薬

を再開することです（図8）．抗パーキンソン病薬の内服が困難な場合はイレウスの治療と同じ要領でドパストン®の点滴静注を行ってください．中等度〜重度の症例（中等度以上の筋固縮，体温38度以上，心拍数100/分以上）ではダントロレンを投与します．ダントロレンは1〜2 mg/kgを6時間ごとに2日間を目安として点滴静注し，経口可能になれば100〜200 mg/日投与に変更します．DICを合併した場合はヘパリン，ガベキサートメシル酸塩を投与します．またミオグロビン尿による急性腎不全を合併した場合は血液透析を行います．

病診連携のポイント

- パーキンソン病の患者は手の震えや歩行障害を訴えて受診することが多いですが，なかには手足の脱力やしびれを主訴とする場合もあります．高齢者の診察ではパーキンソン病の可能性も念頭におき手指の振戦や筋固縮の有無をチェックしてください．
- 進行期のパーキンソン病患者は様ざまな合併症を起こします．運動症状の増悪で受診された際でも硬膜下血腫や骨折，感染症の可能性を考え診察にあたってください．
- パーキンソン病の鑑別として頻度と治療可能な疾患という観点から，薬剤性パーキンソニズムが重要です．パーキンソン症状を見た場合にはまず薬剤服用歴をチェックしてください．

参考文献

1) 山本光利：パーキンソン病診断ハンドブック．ライフ・サイエンス，2001
2) Temlett JA, et al：Reasons for admission to hospital for Parkinson's disease. Intern Med J 2006；**36**：524-526
3) Abdo WF, et al：Ten steps to identify atypical parkinsonism. J Neurol Neurosurg Psychiatry 2006；**77**：1367-1369
4) 日本神経学会, 監修, 日本神経学会「パーキンソン病治療ガイドライン」作成小委員会編：パーキンソン病治療ガイドライン．医学書院，2011
5) 水野美邦：並存疾患をもつ外科患者の薬物療法，Parkinson病．臨床外科 2002；**47**：156-157
6) Rasmussen VG, et al：Heart valve disease associated with treatment with ergot-derived dopamine agonists：a clinical and echocardiographic study of patients with parkinson's disease. J Intern Med 2008；**263**：90-98
7) Vaamonde J, et al：Subacute hemicorporal parkinsonism in 5 patients with infarcts of the basal ganglia. J Neural Transm 2007；**114**：1463-1467
8) Silva RR, et al：Neuroleptic malignant syndrome in children and adolescents. J Am Acad Child Adolesc Psychiatry 1999；**38**：187-194
9) Strawn JR, et al：Neuroleptic malignant syndrome. Am J Psychiatry 2007；**164**：870-876
10) Levenson JL：Neuroleptic malignant syndrome. Am J Psychiatry 1985；**142**：1137-1145
11) 吉井文均，他：眼振，複視の遷延したsyndrome malingの1例．臨床神経1982；**22**：385-393

（温井　孝昌）

11

認知症

「この症例はMRIで脳萎縮があるので，アルツハイマーですよね！」
―認知症はアルツハイマーだけではありません―

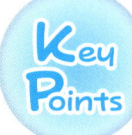

Key Points

① 認知症の診断には問診が何より大切です．患者本人の情報のみでは病状の把握は困難であるため，家族からの問診を十分に行いましょう．
② 認知症の鑑別にはていねいな診察も重要です．神経心理検査や画像検査なども参考にしながら，診断を一歩ずつ進めて行きましょう．
③ アルツハイマー病 Alzheimer's disease の臨床的特徴を把握しておきましょう．MRIで海馬が萎縮している＝アルツハイマー病ではありません．
④ レビー小体型認知症 dementia with Lewy bodies は比較的多い病気であることを認識しましょう．幻視や変動する認知機能障害などの特徴をおさえましょう．
⑤ 「MRIで脳梗塞があるから脳血管性認知症です」という考え方は間違いです．脳血管性認知症の特徴を把握しましょう．
⑥ コリンエステラーゼ阻害薬はアルツハイマー病，レビー小体型認知症，脳血管性認知症のいずれにも有効ですが，その利点と欠点を十分に認識して使用しましょう．
⑦ 周辺症状にはどのように対処すべきかの要点をおさえておきましょう．
⑧ 認知症の治療には「患者の家族のケア」も含まれています．家族に対するアドバイスも重要です．

一般外来におけるアプローチ

［実践］認知症と診断するために必要なプロセスは？

研修医A「いま診察している患者なのですが，85歳の男性で，妻と長男がもの忘れを心配して連れてきました．本人はもの忘れに対する自覚はあまりなさそうですが，家族によると2年前から仕事上のミスが目立ってきたようで，その頃から自発性が

落ちた感じがあったようです．はじめ近所の心療科と神経内科にかかり，頭部MRIで海馬が萎縮していたのでアルツハイマー病と診断されてドネペジル（donepezil）がはじまったとのことでした．でも改善が今ひとつなので，今日当院に来たというところです」

上級医B「ふーん．それで先生の見立てはどうなの？　アルツハイマー病でよさそう？」

研修医A「いや～，正直よくわからないのですが，海馬も萎縮しているっていうし，それならアルツハイマー病でよいのではないかと思います」

上級医B「ほんとに？　だれでも高齢になれば海馬はある程度萎縮するものだよ．MRI所見だけでアルツハイマー病って決めつけてよいのかな？　アルツハイマー病以外の認知症は考えなくてよいの？」

研修医A「他の認知症って言っても…．脳血管性認知症とかですか？　でも結局MRIで区別するしかないんじゃないですか？」

上級医B「そんなことはないよ．アルツハイマー病にしても脳血管性認知症にしてもレビー小体型認知症にしても，症状や診察所見だけでいろいろ鑑別できることが多いんだよ！」

Comment

外来で頭部MRIを検査すると，「先生！私の脳は小さくなっていませんか？」と心配そうに聞いてくる患者は少なくありません．一般的にかなり浸透している誤解ではないかと思うのですが，「MRIで萎縮がある」＝「認知症である（特にアルツハイマー病）」と思われていることが多いようです．

① 問診・診察のポイント

実際の認知症の診断に最も重要なことは患者の症状を把握することにほかなりません．MRIだけでは認知症の診断ができないことは言うまでもないことであり，MRIをはじめとする画像診断はあくまでも補助診断のツールにすぎません．

まずは問診をていねいに行うことが必要です．現病歴，既往歴，家族歴，内服薬などについて詳細に聞き出しましょう．患者本人はわからないことが多いですから，同行している家族などからの聴取がきわめて重要です．**患者一人で来院している場合には，次の外来の際には家族にも来てもらうように依頼しましょう．可能であれば患者本人と同行者は違う部屋で問診をとることが理想です．**患者本人の前で家族がもの忘れの話をすることは，患者本人にとってはきわめて傷つくことです．このようなことが起こらないために，細心の注意を行う必要があります．

現病歴を聴取する際には，いつ頃からどのような症状が出現してきていたのか（些細なもの忘れや性格変化なども参考になります），社会生活のうえでどのようなことに困ってきているのか，症状は進行性であるのか，幻覚や妄想などはないか，などを

聞き出しましょう．

　診察では一般身体所見はもちろんですが，神経学的診察も十分に行いましょう．レビー小体型認知症であれば錐体外路症状が出現することも多いので，診察を忘れないように心掛けましょう．脳血管性認知症であれば，麻痺や感覚障害，構音障害などが認められることが多いと思われます．

② 神経心理検査

　次に神経心理検査を行います．神経心理検査の中でも最も汎用されているのは長谷川式簡易知能評価スケール（HDS-R）と Minimental State Examination（MMSE）でしょう．この2つは認知症のスクリーニング検査であり，両方とも30点満点ですが，HDS-Rは20点以下，MMSEは23点以下で認知症を疑うのが一般的です．しかし，この2つはあくまでもスクリーニング検査であり，HDS-RやMMSEが高得点であっても認知症は否定できないことに注意しなければなりません．

　HDS-RやMMSEの他には前頭葉機能を検出するFrontal Assessment Battery（FAB），軽度認知障害を検出することに優れるとされるMontreal Cognitive Assessment（MoCA），アルツハイマー病の治療効果を評価することを目的としたAlzheimer's Disease Assessment Scale（ADAS）などがありますが，これらを一般外来で行うことは相当の時間をとられてしまうことから，神経心理士や言語聴覚士に依頼することもあります．

　これらの評価を行った後に，認知症の疑いが強いと判断されれば画像検査や血液検査などを行うこととなります．これらの検査から，いわゆるtreatable dementiaを除外することがまず必要であり，そのような疾患が隠れていないことを見逃さないように精査を進めて行きます．

③ 画像診断

　画像診断としては，脳の形態を評価するための頭部MRI/CT，脳機能を評価するためのSPECTやPETがあります．MRIに関しては近年VSRAD（Voxel-based Specific Regional Analysis System for Alzheimer's Disease）という海馬周辺の萎縮度を数値化することによってアルツハイマー病の診断を補助するツールもあり，臨床で応用されています．SPECTやPETはどの施設でも行えるものではありませんが，形態画像であるMRI/CTと機能画像であるSPECT/PETを組み合わせることで，正確な診断に近づくことが可能となります．

［知識1］アルツハイマー病の特徴は？

研修医A「さきほどの患者なのですが，もう一度家族に話を聞いてきました」
上級医B「どんな感じだった？」

研修医A「今も現役で小さな会社の社長をしているとのことでしたが，2年前頃から取引先の相手の名前を忘れたり，大事な取引先との約束を忘れてしまったりしたことがあったようです．もともと几帳面な人だったようですが，書類を置き忘れたり，事務所の水を出しっぱなしにすることもあったようでした．2年前に比べると，少しそのような症状が目立ってきたような感じを家族ももっているようでした」

上級医B「なるほどね．2年前からの進行性の症状なんだね．診察所見はどうだった？」

研修医A「バイタルサインは問題ないですし，一般身体所見もはっきりとした異常はないように思いました．神経学的にも脳神経系は大丈夫でしたし，麻痺や感覚障害もないように思いました」

上級医B「記憶とか認知機能に関してはどう？」

研修医A「はい．長谷川式は18点で，MMSEは20点でした．カットオフ値は下回っていると思いますので，認知症と考えてもよいかなと思います」

上級医B「そうだね．確か前医ではアルツハイマー病って言われていたんだよね．こちらでも検査をしてみて，診断が合っているかどうか検討してみよう」

Comment

アルツハイマー病は近年増加してきている認知症であり，本邦においても脳血管性認知症を上回ってきたという結果が多く報告されています．

① 病理

アルツハイマー病の病理学的特徴としては，① 広範な神経細胞の脱落，② 細胞外に沈着する老人斑，③ 細胞内に蓄積する神経原線維変化が挙げられます．老人斑の主要成分としてはアミロイドβ蛋白（Aβ）が同定されており，特にAβ42の沈着の増加がアルツハイマー病の発症に重要であると考えられています．このようなアルツハイマー病発症に関する仮説はアミロイド仮説と呼ばれています．神経原線維変化の主要成分はタウ蛋白と呼ばれるもので，アミロイド仮説によると，Aβの脳内への沈着がタウ蛋白の異常リン酸化を引き起こすことで神経原線維変化が形成され，最終的に神経細胞死に至ると考えられています．

② 症状

初期症状としては，人の名前を忘れる，何度も同じことを聞く，日付があいまいになる，約束を忘れる，置き忘れなどの忘れ物が多くなる，などが挙げられます．性格変化（怒りっぽくなる，興味がなくなる，だらしなくなるなど）や仕事上のミス，普段行っていた家事でのミスなど注意や遂行機能の異常も認められることがあります．

記憶障害に関しては，即時記憶（1分以内程度）は比較的良好なのですが，近時記憶（数分〜数カ月程度）の障害が強いことが特徴です．遠隔記憶（数カ月以上）も初期には保たれていることが多いですが，症状が進行すると障害も強くなり，近いほうから

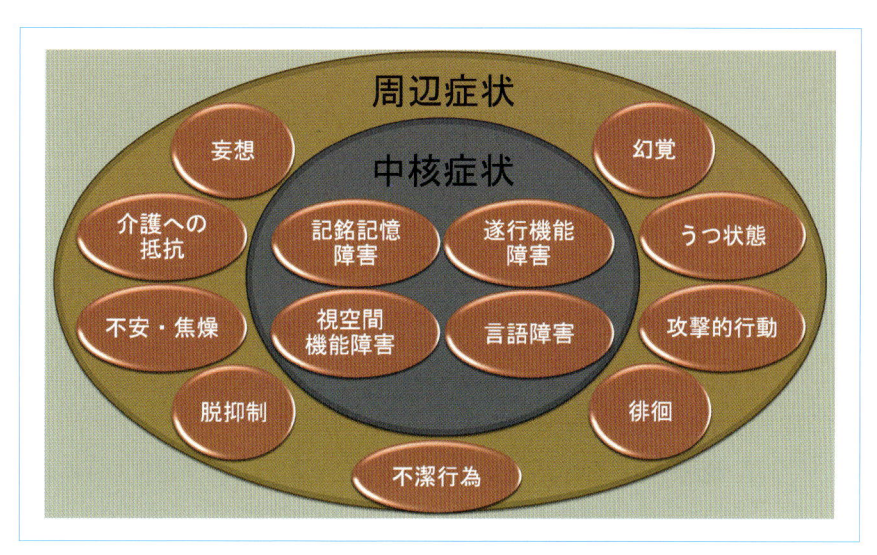

図1 認知症の中核症状と周辺症状

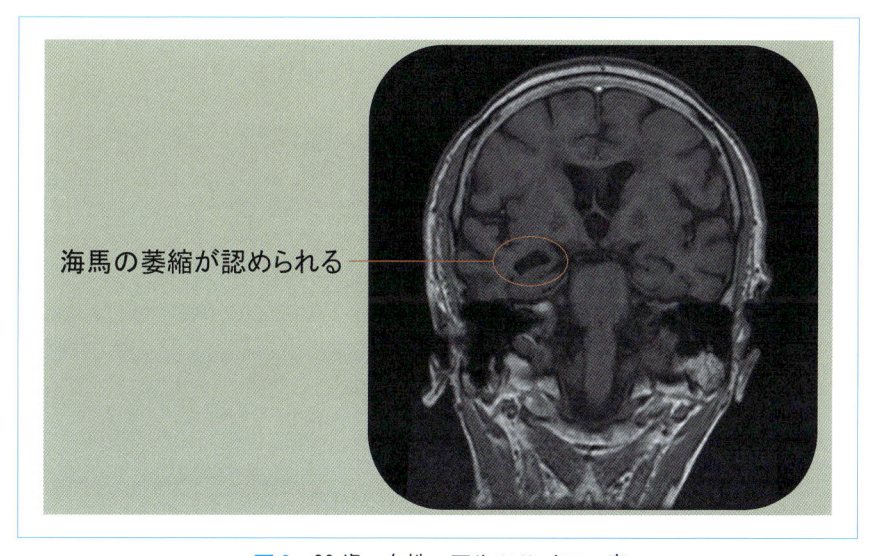

図2 80歳 女性 アルツハイマー病
2年前から約束を忘れてしまう，人の名前が出てこない
1年前から趣味の料理をしない，外出を面倒くさがる
HDS-R 20/30点，MMSE 22/30点

の遠隔記憶が先に障害されます．

　症状が進むと，失語（言語障害）や失行，失認（視空間機能障害）といった高次機能障害も出現します．すなわち失語の症状として，読字や書字ができなくなってきたり，代名詞の多い会話になったりします．失行の症状としては日用品が使えなくなったり，着衣も一人ではできなくなってきます．失認の症状としては，視空間の失認症状として遠近感の障害が出現したり，相貌失認や空間無視が出現することもあります．

また，遂行機能の障害も重要であり，物事を計画的に行うことができなくなることから，家事や仕事などにおける障害として現れる場合があります．

以上のような症状を認知症の中核症状と呼びますが，症状の進行とともに周辺症状といわれる行動や心理の障害が出現します．これを BPSD（Behavioral and Psychological Symptoms of Dementia）と呼びます（図1）．BPSD に関しては後述します．

③ 検査

形態画像としての MRI では海馬の萎縮が認められます（図2）が，前述したように VSRAD のような統計処理画像を用いることで海馬周囲の萎縮度を客観的に数値化し評価することが可能となっています．

機能画像としての SPECT や PET においては，後部帯状回や楔前部，頭頂側頭連合野における血流低下が認められます．SPECT においても eZIS や 3D-SSP といった統計処理画像を得られるツールが開発されており，臨床応用が可能となっています．

またアルツハイマー病では，脳脊髄液中の Aβ の低下，総タウ蛋白の上昇，リン酸化タウ蛋白の上昇が認められると報告されており，補助診断としての有用性が注目されていますが，実際には外来での脳脊髄液検査は困難なことも多いため，適応は慎重に選ぶ必要があります．

---

one point advice

アルツハイマー病で比較的有名な徴候として「取り繕い反応」が挙げられます．例を挙げると，

「朝ご飯は何を食べましたか？」
⇒「ごはんです．おかずは…」と同行している家族を振り返り，「昨日の夜の残りをいただきました」
「今日の日付を教えていただけますか？」
⇒「今日はカレンダーを見てこなかったから．昔から日付には興味がなくて…」
「最近気になるニュースはありますか？」
⇒「最近は新聞もテレビも面白くないからよくわかりません」

上記のような具合に取り繕ったり，同行者の家族を振り返るような反応が多く見られることがあります．このような状況はアルツハイマー病を疑う手がかりとなります．

［知識2］レビー小体型認知症の特徴は？

研修医 A「75歳の男性なのですが，1年前からのもの忘れを主訴に家族に連れられて

来院されました．元はしっかりされていた方のようですが，人の名前を忘れたり，ものを置き忘れたりすることが目立ってきていたようです．ただ，しっかりしているときはしっかりしていて，いつもと変わらないようにしているときも多いようです」

上級医 B「もの忘れの他に家族が気づいた症状とかはないのかな？」

研修医 A「実は少し気が滅入っているような感じがあると家族は言っていました．それと家族が一番気にしていたのは，幻覚のような症状を訴えることがあって，誰もいない部屋の中に小さな子供が見えると言い張っていたことがあったみたいです」

上級医 B「なるほどね．それは診断に大事な手がかりになりそうな話だよね」

研修医 A「アルツハイマー病でも幻覚は見えてもよいとは思うのですが…」

上級医 B「うーん，でもそんなに初期からアルツハイマー病の患者に幻覚は起こるかな？」

研修医 A「そうですよね…」

Comment

レビー小体型認知症 Dementia with Lewy Bodies（DLB）は，近年アルツハイマー病や脳血管性認知症とともに 3 大認知症の一つと言われています．今後もレビー小体型認知症は増加していくことが予想されています．

① 病理

レビー小体型認知症においては，その名の通りレビー小体が中枢神経系に多数出現し，それにより神経細胞の脱落が引き起こされます．レビー小体を構成する成分としては α シヌクレインが中心と言われています．

同じくレビー小体が中脳黒質などを中心に出現する病気がパーキンソン病 Parkinson disease です．レビー小体が大脳皮質に広範に出現すると，認知機能障害を主体とする症状が認められ，レビー小体型認知症と言われます．このようなことから，パーキンソン病とレビー小体型認知症を合わせてレビー小体病と称することもあります．パーキンソン病の中にも認知症を伴う患者は多く認められ，「認知症を伴うパーキンソン病」と言われています．パーキンソン症状を発現した後，1 年以内に認知症を発症した場合や，パーキンソン症状が発現する前から認知症が認められていた場合には「レビー小体型認知症」と診断し，パーキンソン症状が発現して 1 年以上経過してから認知症が発現した場合には「認知症を伴うパーキンソン病」と診断するという「1 year rule」というものがありましたが，近年はこの 2 つは同義の病気であるという概念が高まっており，このルールは否定されてきています．

② 症状

レビー小体型認知症の症状は以下の通りです．

a）認知障害

　進行性の記憶障害を認めますが，病初期にはあまり記憶障害が目立たないことが多く注意が必要な点です．また，認知機能の変動が認められる点が重要であり，調子のよいときには障害がほとんど目立たないのに対して，全く話が通じないようなときもあるという変動を認めます．数分から数時間の日内変動を示す場合もありますし，数日〜数週にかけての変動を示す場合もあります．このため，日中傾眠傾向となったり，覚醒時に一過性の混乱を認めることもあります．

b）精神症状

　レビー小体型認知症では約70％の症例で幻覚が出現します．幻覚の中でも幻視の頻度が高く，具体的な内容の幻視であることが多く認められます．小さい子供や虫，小動物などが見えることが多いです．

　抑うつ症状も初期から認められることが多いと言われており，抑うつ症状の頻度はアルツハイマー病より有意に高いと報告されています．

　また，妄想も認められることが多く，なかでも誤認妄想が出現します．すなわち，「家族が他人とすりかわってしまった」というような替え玉妄想や，「知らない人が自宅に上がりこんでいる」という「幻の同居人」というような妄想があります．

c）パーキンソニズム

　安静時振戦は目立ちませんが，無動・寡動や筋強剛は高率に認められます．パーキンソン病と比して左右差が乏しい特徴があります．

d）レム睡眠行動異常症

　レム睡眠時には通常筋緊張が抑制されるのですが，この抑制が欠如してしまい，夢の内容と一致して大声を上げたり暴れたりするなどの症状が出現します．

e）自律神経症状

　パーキンソン病と比べ頻度は高く，起立性低血圧や便秘，神経因性膀胱などが出現します．起立性低血圧は失神の原因ともなり転倒を引き起こすので注意が必要です．

f）抗精神病薬に対する過敏性

　レビー小体型認知症の患者では，抗精神病薬に対して過敏反応を示し，パーキンソニズムの悪化や意識障害をきたすことがあります．

③ 検査

　頭部MRIでは明らかな異常は認めないことが多く，海馬を中心とした内側側頭葉の萎縮も目立ちません．

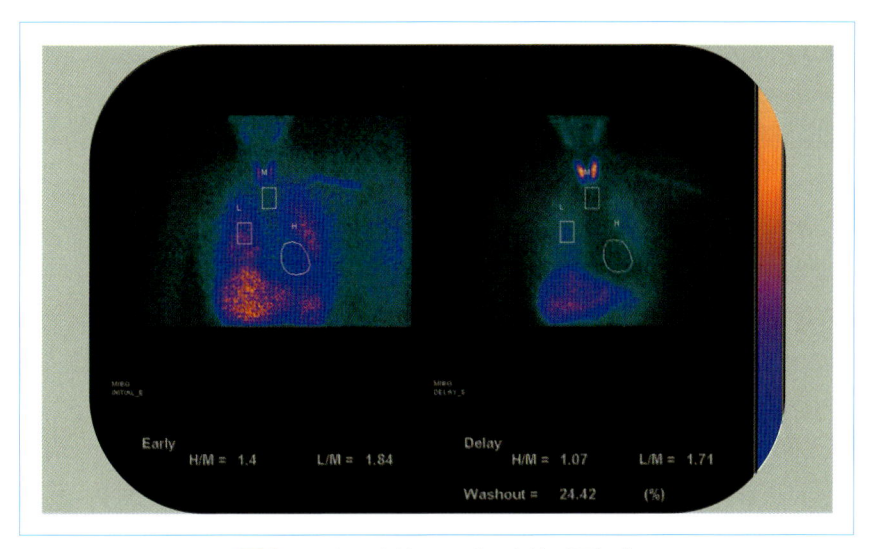

図3　72歳　女性　レビー小体型認知症
MIBG心筋シンチグラフィーでは，心筋をとり囲む領域（H：heart）と上縦隔（M：mediastinum）に関心領域を置き，MIBGの取り込みの比率H/M比を算出する．パーキンソン病やレビー小体型認知症ではH/M比の低下が認められる．前期相（early）より後期相（delay）の方がH/M比は低くなりやすい．

　脳機能画像としては，SPECTで後頭葉の血流低下が認められることが多いと報告されています．

　また，2014年よりドパミントランスポーターを使用したSPECTが可能となっており，これを用いることで基底核における集積低下が認められれば，レビー小体型認知症を示唆します．

　本邦ではMIBG心筋シンチグラフィーがよく行われています．パーキンソン病やレビー小体型認知症の患者では，MIBGの心筋への取り込み低下が認められるため，これを診断の一助とすることがあります（図3）．

[知識3] 脳血管性認知症の特徴は？

研修医A「82歳の男性なのですが，1年前に脳梗塞で入院して右側の不全麻痺が残ったみたいです．退院して数カ月してからもの忘れが目立つようになってきて，最近は何をするにも意欲的ではなくなってきたとのことです」

上級医B「脳梗塞を発症した後に出現した認知機能障害ということなんだね．ということは脳梗塞が原因の認知症ってことでよいのかな？」

研修医A「いわゆる脳血管性認知症なのかなって思うのですが，でもたった1回の脳梗塞で認知症になっちゃうのでしょうか？」

上級医B「なかなか鋭いところを突くね．脳血管性認知症について勉強してみようか」

Comment

脳血管性認知症は，その名の通りに脳血管障害に関連して生じる認知症のことです．臨床像に加えて画像所見も重要であり，画像から認知症を裏づけるような所見が認められることが必要です．

① 分類

脳血管性認知症は下記の通りに分類すると理解しやすくなります．

a) 皮質性血管性認知症

大脳皮質を含む広範な領域に多発性の梗塞が認められることで発症します．
アテローム血栓性梗塞や心原性脳塞栓症が原因となります．

b) 皮質下性血管性認知症

小血管病変に基づく認知症であり，多発性ラクナ梗塞 multiple lacunar state によるものや，大脳白質にびまん性の白質病変が生じるビンスワンガー病 Binswanger's disease が含まれます．

c) 戦略的部位の単一病変による血管性認知症

高次脳機能に直結する視床や前脳基底部，角回，帯状回などの単一の血管病変で生じる認知症です．

d) 低灌流性血管性認知症

主幹動脈の高度狭窄や閉塞などで大脳の循環不全が生じて発症する認知症です．ショックなどによる血圧低下や心停止によっても発症し得ます．主幹動脈の境界域である，いわゆる分水嶺に障害が出現することが多いとされます．

e) 脳出血性血管性認知症

脳出血の中でも，視床出血や前頭葉皮質下出血で生じることが多く見られます．

② 症状

比較的急性な発症で，段階的に進行することが特徴です．
記憶障害も生じますが，遂行機能障害が前面に出現する場合も多く，意欲の低下も伴うことが多く認められます．
神経学的診察を行うと，麻痺や感覚障害，仮性球麻痺や深部腱反射の左右差などが認められることが多く，神経学的診察を詳細に行う必要があります．

表1 コリンエステラーゼ阻害薬の比較

	ドネペジル	ガランタミン	リバスチグミン
商品名	アリセプト	レミニール	リバスタッチパッチ イクセロンパッチ
作用機序	AChE 阻害作用*	AChE 阻害作用 ニコチン受容体刺激作用	AChE 阻害作用 BuChE 阻害作用**
適応	軽度〜高度	軽度・中等度	軽度・中等度
投与方法	1日1回　内服	1日2回　内服	1日1回　貼付
投与量	3 mg/日　2週間 5 mg/日　維持量 (4週間以上経過後) 10 mg/日　最大量	8 mg/日　4週間 16 mg/日　維持量 (4週間以上経過後) 24 mg/日　最大量	4.5 mg/日　4週間 9.0 mg/日　4週間 13.5 mg/日　4週間 18.0 mg/日　維持量

＊AChE：アセチルコリンエステラーゼ
＊＊BuChE：ブチルコリンエステラーゼ

③ 検査

形態画像としての MRI や CT で脳血管病変を証明することが必要となります．SPECT などの機能画像も有用ではあり，梗塞部周辺の血流低下が認められますが，脳血管性認知症に特異的な所見というものはありません．

［治療］認知症の治療はどうするか？

研修医 A「認知症の治療はあまり効果のあるものはないと聞いているんですけど，実際にはどうするのですか？」

上級医 B「確かに根本を治療できる薬は今のところないんだよね．現状としてはコリンエステラーゼ阻害薬や NMDA 受容体拮抗薬を中心とした治療になるけど，あとは患者個々に応じて考えていく必要があるよね」

研修医 A「妄想が強かったりとか，暴れたりして介護に抵抗したりするときにはどうするのですか？」

上級医 B「そこが難しいところなんだ．認知症の治療は中核症状と BPSD の両方を考えて対処して行かなければならないんだよ．特に BPSD の治療は難渋することも多いんだよね」

Comment

認知症の治療の基本はコリンエステラーゼ阻害薬と NMDA 受容体拮抗薬です．これらの薬剤は認知機能の進行抑制に有効とされていますが，BPSD の改善にも有効な場合があります．

① コリンエステラーゼ阻害薬の臨床薬理

　コリンエステラーゼ阻害薬はドネペジル，ガランタミン，リバスチグミンの3種類が使用可能（表1）であり，ドネペジルは軽度〜高度のアルツハイマー病に，ガランタミンとリバスチグミンは軽度〜中等度のアルツハイマー病に認可されています．いずれの薬剤も腸管のコリン作動性神経細胞に対するコリンエステラーゼ阻害作用により，腸管の蠕動運動を誘発させることで，下痢や悪心・嘔吐，食欲不振などの消化器症状を引き起こします．このため，コリンエステラーゼ阻害薬は少量から開始し漸増します．

　前述した通りコリンエステラーゼ阻害薬の主眼は認知機能の進行抑制ですが，BPSDに対しての効果として，ドネペジルはアパシーや抑うつに，ガランタミンは興奮や不安に，リバスチグミンはアパシーや不安などに対する有効性も示されています．

② NMDA受容体拮抗薬の臨床薬理

　NMDA受容体拮抗薬はメマンチンが認可されており，中等度〜高度のアルツハイマー病に適応となっています．メマンチンによって認知機能の進行抑制が示されておりますが，興奮や攻撃性などのBPSDに対する効果も示されています．

③ 各疾患と薬剤の使い方

　アルツハイマー病においては早期からのコリンエステラーゼ阻害薬の投与が望まれ，中等度〜高度に進行したところでメマンチンの使用を考慮します．

　脳血管性認知症においてもコリンエステラーゼ阻害薬の有効性は報告されています．その背景としては，脳血管性認知症とアルツハイマー病はオーバーラップしていることが少なくなく，いわゆる混合型認知症を呈していることもあるからです．メマンチンも脳血管性認知症に有効であるという報告はあり，その使用も考慮されるところです．

　レビー小体型認知症に対してもコリンエステラーゼ阻害薬は有効と報告されています．レビー小体型認知症ではアセチルコリン系神経細胞の脱落やマイネルト基底核（アセチルコリンの起始核）の脱落が強いことがこの背景にあります．注意しなければならないことは，コリンエステラーゼ阻害薬に対して過敏性を呈する患者が存在することから，通常の開始量の半量程度から開始を考慮する場合もあります．維持量に関しても，患者の状態を見ながら決定するほうが望ましいでしょう．メマンチンに関してはBPSDに対して有効性を示している報告もあり，患者の状況に応じて使用を考慮してもよいでしょう．

　また，前頭側頭型認知症に関しては，現状ではコリンエステラーゼ阻害薬もメマンチンも投与したほうがよいという結果は得られておりません．

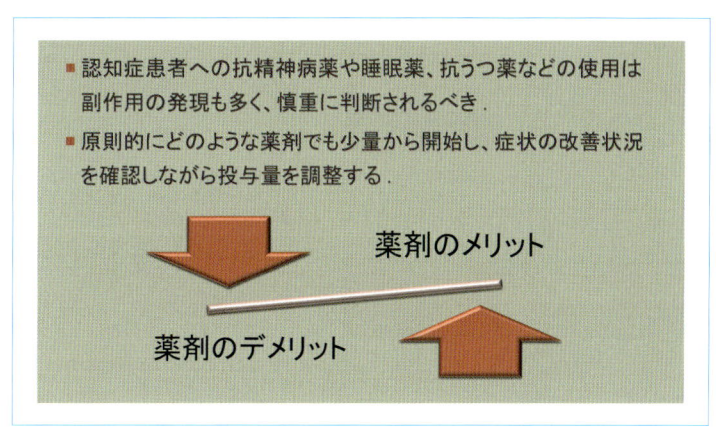

図4 BPSDへの対応は？

[参考] BPSDにはどのように対処するか？

研修医A「80歳の女性なのですが，アルツハイマー病で4年間治療を受けていて，認知機能はかなり悪化しています．ここのところ徘徊や暴言がひどくなって，夜も全然寝ないそうです．家族が困って受診してきました」

上級医B「BPSDの悪化ということだね．BPSDの対処はなかなか困難なんだよね．先生だったらどうする？」

研修医A「とりあえず落ち着かせたほうが良いかと思うのですが…」

上級医B「具体的には？」

研修医A「よく病棟でせん妄になっている患者にハロペリドールの点滴とかリスペリドンを服用させたりとかしているのですが．家で点滴は難しいですからリスペリドンの処方でよいですかね」

上級医B「安易にリスペリドンという選択は感心しないね…．非定型とはいえ抗精神病薬は副作用が強いんだよ．家族とも相談してよく考えてみよう！」

Comment
① 抗精神病薬は少量で，短期に

　BPSDの対応は非常に困難なことがあります．以前はハロペリドールやチアプリドなどの定型抗精神病薬がよく使用されており，最近はリスペリドンやオランザピン，クエチアピンなどの非定型抗精神病薬が使用されることが多くなっています．これらの薬剤がわりと安易に処方されていることを多く見かけますが，定型抗精神病薬は錐体外路症状の副作用が多いため，その使用は可能な限り避けるほうがよいでしょう．非定型抗精神病薬は錐体外路症状の副作用は少ないですが，プラセボ群との比較において死亡率が高率であるという結果が出ており，その使用には十分注意しなければなりません．もし使用する場合にも，できるだけ少量で短期にとどめる努力が必要です．

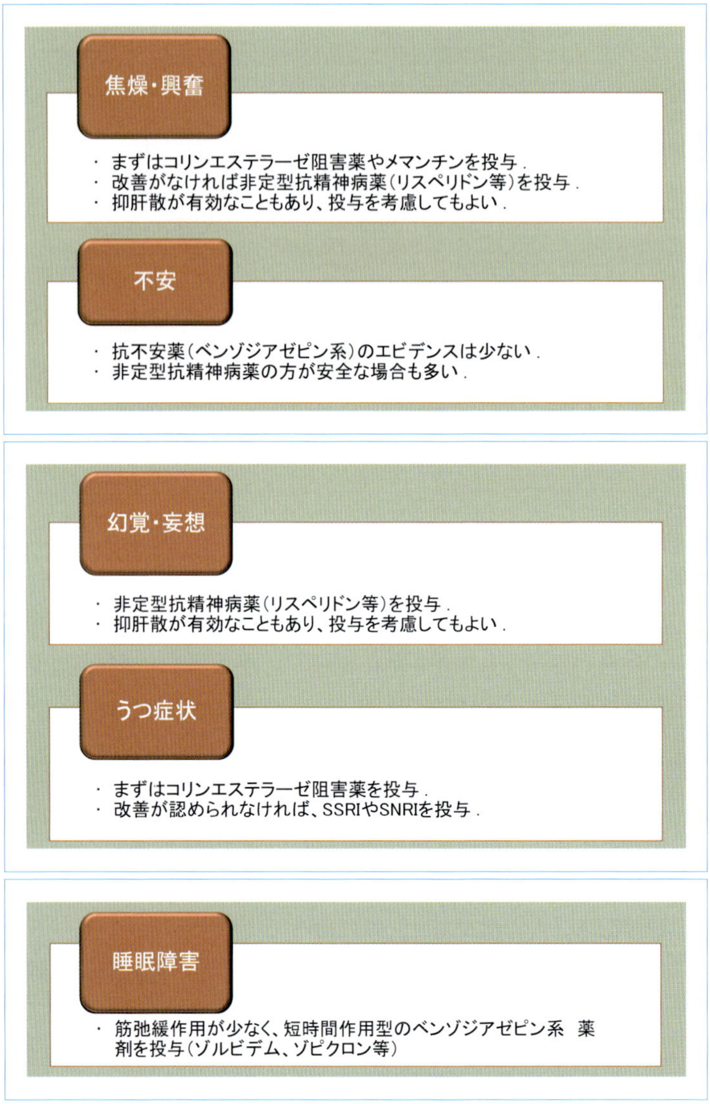

III. 代表的神経疾患の外来アプローチ

焦燥・興奮
- まずはコリンエステラーゼ阻害薬やメマンチンを投与．
- 改善がなければ非定型抗精神病薬（リスペリドン等）を投与．
- 抑肝散が有効なこともあり、投与を考慮してもよい．

不安
- 抗不安薬（ベンゾジアゼピン系）のエビデンスは少ない．
- 非定型抗精神病薬の方が安全な場合も多い．

幻覚・妄想
- 非定型抗精神病薬（リスペリドン等）を投与．
- 抑肝散が有効なこともあり、投与を考慮してもよい．

うつ症状
- まずはコリンエステラーゼ阻害薬を投与．
- 改善が認められなければ、SSRIやSNRIを投与．

睡眠障害
- 筋弛緩作用が少なく、短時間作用型のベンゾジアゼピン系 薬剤を投与（ゾルビデム、ゾピクロン等）

図5 BPSD 実際の治療 1

また，クエチアピンとオランザピンは糖尿病には禁忌であることも注意しましょう．

② BPSD 対策は非薬物療法で

　BPSDの対策としては，まず非薬物療法を考えなければなりません．非薬物療法としては，患者のBPSDの原因を明らかにすることが重要で，どのような時間帯や場所で，どのようなことをきっかけに症状が出現しているかを調べ，介入が可能なことがらがあれば改善をするようにします．幻覚や妄想に対しては，患者の言うことに対して受容的態度で臨むことを心掛けます．不安や焦燥，あるいはうつ症状を認めている患者に対しては，本人を不安な状況におかないことが先決であり，患者に対して否定

したり怒ったりすることは避けましょう．しかし，実際には非薬物療法のみでは改善が得られないことも多く，その際には薬物療法を考慮します（図 4，5）．

③ ケアの主体は家族

　認知症患者をケアする主体は基本的には家族です．認知症患者を毎日介護することによる肉体的・精神的負担は非常に強いものがあります．認知症患者を診療する場合には，患者本人の尊厳を保つように治療を進めることはもちろんですが，患者家族の負担をどのようにすれば軽減できるかということも考えながら診療を進めて行きましょう．

病診連携のポイント

- 認知症患者の最初の診断や治療方針の決定は専門医療機関で行わせていただき，その後の治療はかかりつけ医の先生方と専門医療機関が連携をとって行うことが望ましいと思われます．
- 症状が増悪した際，特に BPSD の増悪の際には専門医療機関での治療が望ましいと思われますのでご紹介ください．
- 認知症の患者のケアには介護保険を主体としたさまざまなサービスの利用が望ましいと思われます．また，家族へのアドバイスも適宜必要となることが多く，必要がある際には専門医療機関をご紹介ください．

（荒川　千晶）

12 顔面神経麻痺

「朝から右の顔面が麻痺しているそうです．やっぱり脳卒中ですかね？」
—ER にも忘れた頃にやってくる神経疾患—

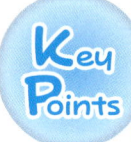

Key Points

① 顔面神経には運動性神経と知覚性・分泌性神経が混在しているため，顔面神経の障害では麻痺以外のさまざまな症状を呈することがあります．
② 中枢性顔面神経麻痺と末梢性顔面神経麻痺の鑑別には，上顔面筋の左右差が最も有用ですが，詳細な問診と full neurological examination は必須です．
③ 末梢性顔面神経麻痺を呈する疾患は Bell 麻痺だけではありません．ラムゼイ・ハント症候群 Ramsay Hunt syndrome をはじめとする他疾患の可能性も常に考えましょう．
④ ベル麻痺 Bell's palsy の治療に確立されたエビデンスはありませんが，副腎皮質ステロイドの使用が推奨されています．

[知識] 顔面神経の解剖

研修医 A「58 歳の男性で，高血圧と糖尿病を他院で治療されています．今朝歯磨きをしている際に，右の口角から水がこぼれることに気づいたそうです．鏡を見てみたら，右の眼も閉じにくいことに気づいています．診察上は右顔面の麻痺があるのですが，上下肢は特に問題なさそうです．右顔面神経麻痺だと思います！」

上級医 B「なるほどね…．右顔面のみの麻痺なんだね．話を聞いていると顔面神経麻痺でよさそうだけど，聴覚とか味覚とかは聞いてみた？」

研修医 A「聴覚と味覚ですか？？？ 聴覚っていうことは聴神経の問題もあるのかってことですか？ 味覚っていうのは…」

上級医 B「あれ？ 先生は顔面神経の働きや解剖についてはあまり勉強してないかい？ 顔面神経麻痺の患者を診るにあたっては，顔面神経についての復習が大事だね」

Comment

顔面神経麻痺について考えるには，まずその解剖を知る必要があります．

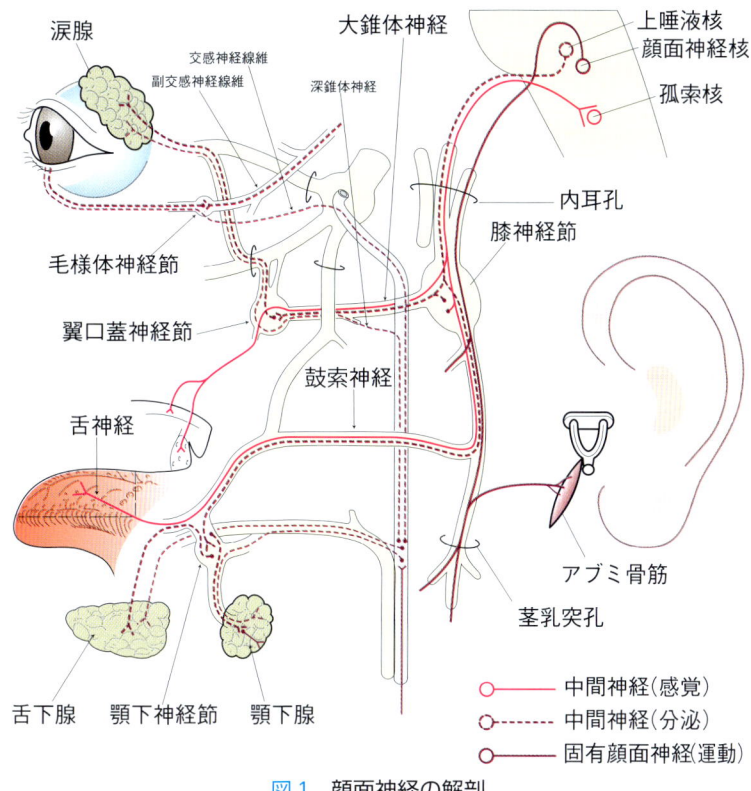

図1　顔面神経の解剖

　顔面神経の詳しい解剖については成書に譲りますが，顔面神経は運動性の固有顔面神経と知覚性および分泌性（副交感性）の中間神経から構成されます．中間神経は独立した神経膜鞘で囲まれており，固有顔面神経と接してはいるものの一緒にはなっていません．

　重要なことは，顔面神経はさまざまに分岐することによって，顔面筋の支配のみならず他にもいくつかの機能を司っていることです．

　例を挙げますと，アブミ骨筋への神経分岐があることから，顔面神経の障害で聴覚過敏が出現することがあります．

　知覚神経の末梢は鼓索神経を形成することから，その障害によって舌前2/3の味覚障害を引き起こすことがあります．

　また分泌性神経の末梢である大錐体神経は涙腺や鼻腔・口腔粘膜の粘液腺に分布するため，その障害で分泌が低下することがあります．

　このように顔面神経の麻痺では，単なる麻痺のみならずさまざまな症状が起きることが解剖学的にも予想されるのです（図1）．

[診断] 中枢性顔面神経麻痺と末梢性顔面神経麻痺の見分け方

研修医 A「聴覚や味覚に関して聞きましたが，右の聴覚が少し過敏になっているかもしれないと言っていました．味覚は問題ないようです」

上級医 B「ありがとう．さて，先生の見立てではこの患者の顔面神経麻痺の原因はどう推測する？」

研修医 A「まず末梢性か中枢性かってことですよね．多分末梢性顔面神経麻痺の感じがするのですが，高血圧や糖尿病のリスクもあるので脳卒中も鑑別したほうがいいかなと思います．」

上級医 B「顔面の麻痺はどんな感じなの？ 上顔面筋と下顔面筋に分けるとどちらの麻痺が目立つかな？」

研修医 A「上顔面筋と下顔面筋…．上顔面筋っていうのは眼の周囲のことですか？ 下顔面筋は口の周囲…？」

上級医 B「末梢性と中枢性の顔面神経麻痺の見分け方のポイントは勉強したかい？ だいたいの場合ではよく診察すれば鑑別できるんだけどね」

研修医 A「確か額のしわ寄せができないのが末梢性とか…．そんな感じだと思うのですが」

上級医 B「そうだね．それが一つの重要なポイントだね．もう少し詳しく勉強してみようか」

Comment

顔面神経麻痺は比較的救急外来でよく遭遇する病態です．しかし，その大半は脳卒中などに伴う中枢性顔面神経麻痺であり，それに比べれば末梢性顔面神経麻痺の症例に救急外来で出会う確率は少ないと言えます．

それだけに顔面神経麻痺の症例を見ると，どうしても中枢性の可能性を念頭においてしまい，オーバートリアージになりがちなことは否めない事実と思われます．

しかし，実際顔面神経麻痺が中枢性か末梢性かは，問診および身体診察によってほとんどの症例で鑑別が可能です．顔面神経麻痺の症例に対して，全例頭部CTや頭部MRIを行おうとする研修医をよく見かけますが，まずは問診および身体診察でできるだけの鑑別を行う努力をしましょう．

中枢性顔面神経麻痺を疑うべきポイント

① 問診

① 脳卒中のリスクである高血圧，糖尿病，脂質異常症，喫煙，心房細動等のうち，1つもしくは複数を有している．
② 脳卒中の既往がある．

③ 自覚症状として，たとえ軽微だとしても顔面以外の症状を有している（手足のしびれ，麻痺，構音障害など）．

② 診察
① 下顔面筋の麻痺に比して，上顔面筋の麻痺は軽度である．麻痺側の額のしわ寄せが可能である．眼輪筋の麻痺も軽いことが多い．
② 上下肢の麻痺や感覚障害等の，顔面麻痺以外の神経学的所見が存在している．

末梢性顔面神経麻痺を疑うべき問診・診察のポイント

① 問診
① 麻痺側の聴覚が過敏になっている．
② 味覚が変わった．
③ 耳介周囲が痛い．もしくは耳介周囲に皮疹がある．

② 診察
① 上顔面筋と下顔面筋が等しく障害されることが多い．このため，麻痺側で額のしわ寄せが困難である．眼輪筋の麻痺も強いことが多い．
② 顔面麻痺以外の神経学的異常所見が全く認められない．

Comment

　末梢性顔面神経麻痺の特徴として，アブミ骨筋麻痺が生じることにより麻痺側の聴覚が過敏となることがあります．また，中間神経の障害により，舌前2/3の味覚障害を生じることもあります．このような点は問診のポイントの一つとなります．

　診察上最も鑑別しやすいポイントは，上顔面筋の麻痺の程度を診ることで間違いありません（図2）．額のしわ寄せの左右差はなかなかわかりづらいこともあるのですが，微妙であっても差があるのかないのかを判断するようにしましょう．口角下垂や鼻唇溝の消失（図3）は中枢性でも末梢性でも同様に出現するため，この所見での鑑別は困難です．

　とはいっても実際の臨床現場では，問診と診察で鑑別が困難な症例が時おり存在することもあります．いずれにしても重要なことは，ていねいな問診を心がけることと，神経学的診察も full neurological examination を心がけるということです．

　多分ベル麻痺 Bell's palsy だと思うけど，額のしわ寄せの左右差が微妙であり，なおかつ高齢で動脈硬化の危険因子もいくつか有していて…というような症例に対して，どうしても問診と神経学的診察で鑑別が困難なときには画像検索を行いましょう．

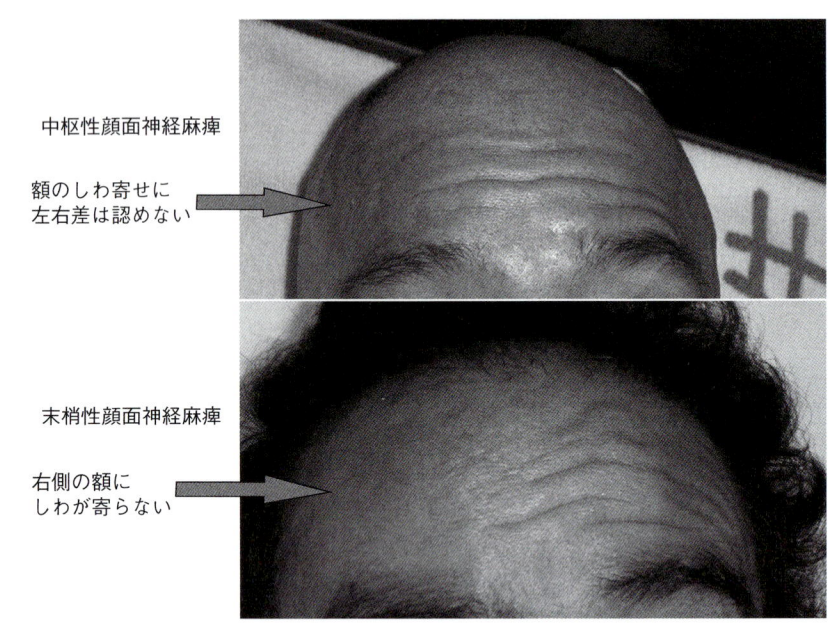

Ⅲ．代表的神経疾患の外来アプローチ

図2 上顔面筋の麻痺の程度で鑑別する

中枢性顔面神経麻痺
額のしわ寄せに左右差は認めない

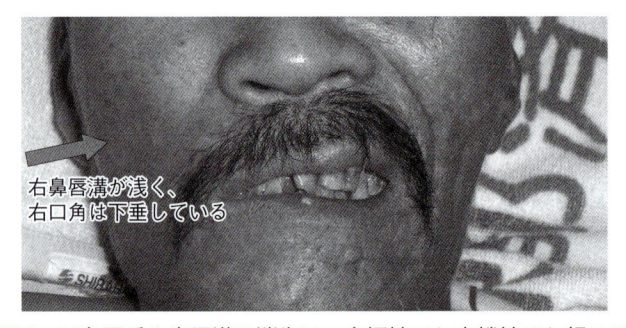

末梢性顔面神経麻痺
右側の額にしわが寄らない

図3 口角下垂や鼻唇溝の消失は，中枢性でも末梢性でも起こる

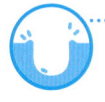

右鼻唇溝が浅く，右口角は下垂している

[pitfall] 末梢性顔面神経麻痺＝ベル麻痺ではありません．
ラムゼイ・ハント症候群とは？

研修医A「38歳の男性なのですが，昨日の朝から右顔面の麻痺が認められたとのことで来院されています．確かに右顔面の麻痺がありますが，額のしわ寄せが右側ではできておらず，末梢性顔面神経麻痺だと思います．ですのでステロイドを処方して帰宅にしようかと思います」

上級医B「なるほど．確かに末梢性顔面神経麻痺でよさそうだけど…．なんでステロイドを投与しようと考えているの？」

研修医A「えっ！？ なんでかと言われても…．ベル麻痺にはステロイドの投与が基本かと思いますし，それとも投与しないほうがよいのですか？」

上級医 B「そういうことではなくてね．まず本当にベル麻痺でよいのかなと思ってね．他の病気の可能性はないのかい？」

研修医 A「末梢性顔面神経麻痺といえばベル麻痺のことだと思っていましたけど．他の可能性があるのですか？」

上級医 B「うーん，いろいろあるのだけどね．ちなみにこの症例は耳に皮疹が出ていたりはしないよね？」

研修医 A「皮疹ですか？ 耳の周りはあまり見なかったので…．ちょっと待って下さい．…………（患者を見に行く）…………先生！右耳の周りに皮疹がありました！でも皮疹があるということは…．どういうことなのですか？」

上級医 B「ふぅ….ちょっと調べてみてください」

Comment
① ベル麻痺 Bell palsy

　顔面神経麻痺の症例を見たときに，中枢性の顔面神経麻痺が考えにくい状況であればそれで一安心してしまう人も多いのではないでしょうか．「中枢性でなければベル麻痺の頻度が一番高いし，今日のところはステロイドを処方して外来フォローアップで…」このような考えをしている人はいませんでしょうか．

　確かに末梢性顔面神経麻痺の大半はベル麻痺かもしれません．しかし，ベル麻痺以外にも末梢性顔面神経麻痺を呈する疾患は少ないながらもあるのです．その可能性を片隅に覚えておけば，正確な診断・治療が可能になります．

② ラムゼイ・ハント症候群 Ramsay Hunt syndrome

　比較的有名な疾患としてラムゼイ・ハント症候群があります．これはぜひ覚えておいていただきたい疾患です．

　ラムゼイ・ハント症候群は末梢性顔面神経麻痺を呈する疾患としては，ベル麻痺の次に多い疾患ですが，ベル麻痺よりも後遺症が強く残りやすく，早期からの抗ウイルス薬の治療が必要な疾患でありますので，最初の診断が重要となります．ベル麻痺の自然治癒率が 70％ であるのに対し，ラムゼイ・ハント症候群の自然治癒率は約 30％ といわれており，適切な治療を施しても寛解率は 60％ 程度に過ぎません．

　ラムゼイ・ハント症候群は顔面神経の膝神経節に潜伏していた帯状疱疹ウイルスの再活性化によって発症する疾患です．

　顔面神経麻痺，耳介の皮疹，聴神経症状（難聴，めまいなど）を3主徴としますが，3主徴が揃うことは決して多くはなく，3主徴の出現する順番にも決まったものはありません．ラムゼイ・ハント症候群の症例の 14％ では皮疹よりも前に顔面神経麻痺が認められたという報告もあります．

　時間的にも数日の間に症状が揃ってくることが多いとされますが，1〜2週間の経過で揃ってくることもあります．

顔面神経麻痺の前に，耳介の皮疹や聴神経症状が出現している症例ではラムゼイ・ハント症候群は疑いやすいのですが，もしそのような症状がないとしても，どうしてもラムゼイ・ハント症候群は否定できないのです．絶対にベル麻痺に違いないと感じても，ラムゼイ・ハント症候群の可能性を常に疑ってかかることが必要となります．

また，ラムゼイ・ハント症候群では耳痛や舌や眼の違和感が先行したり，あるいは同時に認められることもあります．耳痛に代表されるこのような先行症状を訴える症例の場合には，十分にラムゼイ・ハント症候群を考慮してください．

また，帯状疱疹による皮疹が口腔内や舌に出現することもありますので，口腔内の診察も十分に行って下さい．口腔内や舌の皮疹も基本的には一側性であり，このような皮疹の出現は診断に有用となります．

③ その他の顔面神経麻痺を呈する疾患

ラムゼイ・ハント症候群の他にも，顔面神経麻痺を呈する疾患は存在します（表1）．外傷，腫瘍，感染症，膠原病などさまざまな疾患により顔面神経麻痺を生じる可能性があることを念頭に置いておく必要があります．

ただし，これらの疾患では顔面神経麻痺の単独症状で来院することは少ないと思われます．

a) サルコイドーシス sarcoidosis

サルコイドーシスでは咳嗽や喀痰などの呼吸器症状や，眼のかすみなどの眼症状，耳介にとどまらない全身の皮疹などが出現します．神経障害も多発脳神経麻痺を呈す

表1

VZV感染	ラムゼイ・ハント症候群
外傷	顔面・頭部外傷
腫瘍	脳腫瘍（特に小脳橋角部）
感染症	ライム病
	内耳・乳様突起付近の感染症
膠原病	シェーグレン症候群
代謝疾患	糖尿病
	アミロイドーシス
末梢神経疾患	ギランバレー症候群
肉芽腫性疾患	サルコイドーシス
脳幹病変	多発性硬化症など

ることが多く，その中でも顔面神経麻痺は高頻度に認められます．四肢の末梢神経障害も多発性単神経炎の形式で出現することが多いです．ブドウ膜炎，耳下腺炎，発熱，顔面神経麻痺を呈するサルコイドーシスをヘールフォルト症候群 Hearfordt's syndrome と呼びます．

b) シェーグレン症候群 Sjögren syndrome

シェーグレン症候群では眼や口腔の乾燥が有名ですが，関節痛なども伴うことが多いとされます．

c) ライム病 Lyme dissease

ライム病では病初期（第1期）には無痛性の遊走性紅斑やインフルエンザ様症状（発熱，頭痛，全身倦怠感など）が出現し，筋肉痛，関節痛などを認めることが多いです．神経系の症状が出現するのは，それらの症状が数週間～数ヶ月かけて消退した後の第2期であり，髄膜炎や脳神経炎，根神経炎などを起こします．脳神経炎の症状の一つとして顔面神経麻痺が表れます．

d) アミロイドーシス Amyloidosis

アミロイドーシスは，アミロイドの沈着する臓器がどこかによって症状がさまざまですが，顔面神経以外の末梢神経や自律神経を障害することも多く，四肢のしびれや麻痺，排尿障害，便秘，起立性低血圧などを起こします．心臓や腎臓へアミロイドが沈着すれば，心不全やネフローゼ（Nephrotic）症候群，腎不全などを合併します．

e) ギランバレー症候群 Guillain-Barré syndrome

ギランバレー症候群は，典型的には下肢の感覚障害や麻痺からはじまり，しだいに上行してくる経過を辿ります．しかし，障害部位や進展の経過は千差万別のことも多く，まずは疑ってみることが必要となります．診察所見では，運動障害・感覚障害の他に，深部腱反射が減弱・消失します．先行感染の有無もチェックしましょう．

上述した中でも，サルコイドーシスやライム病，ギランバレー症候群では両側性の顔面神経麻痺を生じることが多いことも特徴です．

また，脳幹病変の中で，核性もしくは核下性の障害を呈するものに関しては末梢性顔面神経麻痺を生じます．多発性硬化症が原因としては多く，他の脳幹症状の有無に注意する必要があります．

［治療］顔面神経麻痺に使用する薬剤は？

研修医A「54歳の男性で，昨日の朝より右顔面麻痺が出現したため来院されました．診察上は右顔面の末梢性顔面神経麻痺に矛盾しない所見です．耳介の皮疹なども認

められず，現時点ではベル麻痺が一番考えやすいかと思います」

上級医 B「わかりました．確かにベル麻痺の可能性が高そうな症例だね．先生は治療をどうするつもりかな？」

研修医 A「ベル麻痺の治療ではステロイドがよく使用されている印象があるのですが…」

上級医 B「確かによく使われているかもね．でもちゃんとしたエビデンスはあるのかな？」

研修医 A「えっと…，よく使用されているのですから，それなりのエビデンスはあるのではないかと…」

上級医 B「実はね，あまり明確なエビデンスはないんだよ．エビデンスははっきりしなくても使われていることが多いのは事実だけどね．ステロイド以外は使用しないの？　例えば抗ウイルス薬とか？」

研修医 A「抗ウイルス薬って…．何のウイルスに対する薬のことですか？　ベル麻痺って感染症なんですか？」

上級医 B「ベル麻痺にはヘルペスウイルスの関連が示唆されているんだよ．その辺もちゃんと勉強してみよう！」

Comment

ベル麻痺の治療

ベル麻痺は 70％以上の症例において，治療の介入がなくても自然に完全寛解する疾患であることから，その治療に関するエビデンスで確立されたものは存在しません．

ステロイドについては，従来よりベル麻痺に最も使用されてきた薬物です．それに加えて抗ウイルス薬を投与するかどうかが論点となることが多いと思われます．

ベル麻痺の原因として Herpes simplex virus（HSV）-1 が示唆される報告があることや，ベル麻痺の一部に皮疹を伴わないラムゼイ・ハント症候群が存在する可能性があるという報告が，ベル麻痺に対する抗ウイルス薬の使用を考慮する基盤となっています．

① ステロイド

ステロイドの投与により，顔面麻痺が有意に改善され，寛解率も高まるという報告がある一方で，その有効性を示していない報告もあります．しかし 2 つの大きな Randomized Controlled Trial（RCT）にてステロイドの投与に関する有効性が示されていることから，現実的にはステロイドの投与が推奨されていることが多く，できるだけ早期からの投与が望まれています．

その投与方法に関しても，点滴による大量投与がよいか内服による治療がよいかの結論は出ていません．副作用や入院の必要性などの観点から考えれば，実際の現場で

は内服薬を選択されるケースが大半ではないかと思われます．

　内服量や漸減の方法にも一定した見解があるわけではありませんが，発症後 3 日以内（遅くとも 10 日以内）に，predonisolone 1 mg/kg/日もしくは 60 mg/日を開始し 5〜7 日間投与した後，1 週間で漸減中止する方法が推奨されています．軽症〜中等症の症例では predonisolone 0.5 mg/kg/日もしくは 30 mg/日を 5〜7 日間投与し，その後 1 週間で漸減中止する方法も推奨されています．

　ただしステロイドの投与により血糖の上昇などをきたすこともあるため，糖尿病を合併している症例ではステロイドは使用しにくいと思われます．また糖尿病合併のベル麻痺症例は回復が通常よりも不良なことが多いため，可能であれば治療の介入を考えたいところですが，ステロイドの投与による血糖値の上昇を考慮すると，糖尿病のコントロールが不良な症例にはステロイドの使用は積極的には推奨できないと考えます．

② 抗ウイルス薬

　抗ウイルス薬の使用に関しても明らかなエビデンスは認められていません．抗ウイルス薬単独でのベル麻痺に対する有効性は否定的な結果が多くの研究で示されています．

　問題はステロイドと抗ウイルス薬の併用に関してなのですが，この点に関しての意見も一致した見解はありません．ステロイドの有効性を示した前述の 2 つの RCT では，抗ウイルス薬をステロイドに追加しても，ステロイド単独での治療に比して更なる有効性は認めないとしています．

　その一方でステロイドに抗ウイルス薬を併用することで，ベル麻痺の寛解率が上がったという報告も散見されます．

　以上をまとめると，抗ウイルス薬単独での治療は有効ではないということは異論がなさそうですが，ステロイドと抗ウイルス薬の併用に関しても，通常では積極的に推奨されることはないと思われます．

　ただし中等症以上のベル麻痺の症例に対してであれば，ステロイドと抗ウイルス薬の併用を行うこともよいかもしれません．中等症以上の症例では皮疹の出現よりも顔面神経麻痺が先行したラムゼイ・ハント症候群が含まれている可能性もあり，これも中等症以上の症例で併用療法を考慮してよい理由です．

　もし使用する際には，抗ウイルス薬としては，アシクロビル 1,000〜2,000 mg/日もしくはバラシクロビル 1,000 mg/日を 5〜7 日間投与することが望まれます．

③ メコバラミン

　メコバラミンをステロイドと併用させた際に，ステロイドの単独療法よりも早期回復が有意に認められたという報告がありますが，これはメコバラミンを筋注した研究の報告であり，メコバラミン内服投与にて有効性を確認した報告はありません．

消化管吸収能に問題がない症例であれば，筋注と内服は同等に有効と考えられるため，メコバラミンの内服（1,500 μg/日）は，症状の寛解が得られるまでか，発症後8週間までの投与が推奨されています．

上記のような治療により，ベル麻痺は約95％が寛解するといわれています．しかし，ベル麻痺の症例でもしばらく時間が経過した後に，神経の異所性再生を原因として，顔面の病的共同運動（synkinesis）を生じることがあります．また食事をすると涙がでてしまうようなcrocodile tearsというような現象も認めることがあります．

ラムゼイ・ハント症候群の治療

ラムゼイ・ハント症候群はベル麻痺に比して後遺症を残す可能性が高い疾患であるため，発症早期からの積極的な治療介入が必要となります．帯状疱疹ウイルスの再活性化による疾患ですので，帯状疱疹ウイルスの増殖を防ぐために抗ウイルス薬の投与は必須です．アシクロビル4,000 mg/日もしくはバラシクロビル3,000 mg/日の投与を開始します．

それとともに神経変性の予防にはステロイドの併用を行う必要があります．ベル麻痺と同様にステロイドの内服量に一定した見解はありませんが，実際の投与方法としては，predonisolone 1 mg/kg/日もしくは60 mg/日を開始し，その後漸減していく方法が多いかと思われます．

病診連携のポイント

- 顔面神経麻痺が中枢性か末梢性かの見分けには，上顔面筋の左右差が有用です．問診上の聴覚過敏や味覚障害も参考となります．
- 顔面神経麻痺の患者を診察する際には，耳の観察をお願いします．また耳痛の有無も問診してください．ラムゼイ・ハント症候群が疑われるようであれば，早めに専門病院へご紹介ください．
- 糖尿病を有している患者ではステロイドを使用しにくいと思います．その際にも専門病院へご紹介ください．
- 両側性の顔面神経麻痺の患者ではギランバレー症候群やサルコイドーシスなどの疾患が潜んでいる場合があります．専門病院へご紹介ください．
- もし抗ウイルス薬を使用される場合には，必ず腎機能のチェックをお願いいたします．腎機能障害患者に通常使用量の抗ウイルス薬を投与すると，高率に中毒となります．

参考文献

1）厚東篤生, 他：脳卒中ビジュアルテキスト. 第3版, 医学書院, 2008
2）Linda Wilson-Pauwels et al（高倉公朋監訳）：ビジュアルテキスト脳神経. 医学書院, 2004
3）豊倉康夫総編集：神経内科学書. 第2版, 朝倉書店, 2004
4）日本神経治療学会治療指針作成委員会：標準的神経治療：Bell麻痺. 日本臨床　2008
5）Engstrom M et al：Prednizolone and valaciclovir in Bell's palsy：a randomized, double-blind, placebo-controlled, multicentre trial. Lancet Neurol 2008；**7**：993
6）Sullivan FM et al. Early treatment with prednisolone or acyclovir in Bell's palsy. N Engl J Med 2007；**357**：1598
7）Murakami S et al：Rapid diagnosis of varicella zoster virus infection in acute facial palsy. Neurology 1998；**51**：1202-1205
8）Holland NJ, Weiner GM：Recent developments in Bell's palsy. BMJ 2004；**329**：553-557
9）Hato N et al：Efficacy of early teratment of Bell's palsy with oral acyclovir and prednisolone. Otol Neurotol 2003；**24**：948-951
10）日本神経治療学会治療指針作成委員会（村上信吾, 他）：特発性顔面神経麻痺（Bell麻痺）. 日本臨床　2008

（荒川　千晶）

13 絞扼性末梢神経障害

「起きたら右手が動かないそうです．wake-up strok ですね！」
―病歴と診察で絞扼性末梢神経障害は診断できます―

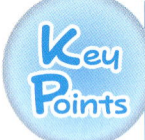

Key Points
① 痺れ・痛みを主訴に受診する患者は日常診療で比較的多くみられます．
② 他疾患と鑑別するために神経障害の分布の状態を評価しましょう．
③ 絞扼性末梢神経障害を疑う病歴の有無を確認しましょう．
④ 整形外科へのコンサルトのタイミングは遅れないようにしましょう．

［はじめに］絞扼性末梢神経障害とは？

研修医A「50歳男性です．電車の中で急に左手が動かなくなって改善しないため独歩で来院されました」

上級医B「それだけだと良くわからないね．他に何か情報はないかな？」

研修医A「血管障害のリスクファクターはありませんでした．電車の中で寝ていて眼が覚めたら症状が出ていたそうです．睡眠時発症の脳梗塞でしょうか」

上級医B「うーん，左手だけなの？　左足は？」

研修医A「歩けていましたし，左足は大丈夫でしたけれども…」

上級医B「左手だけね…．脳梗塞の可能性がないとは言わないけど，ちょっとね…．左手は全体的に動かせないのかな？」

研修医A「いや，手首が動かしづらそうですが，上腕は挙上できていました」

上級医B「やっぱりね．先生は上肢の末梢神経障害ってどういう症状になるか知ってるかな？」

Comment

　末梢神経はその走行中に，解剖学的な潜在的絞扼部位があります．そのため運動による機械的ストレス・形態的な変化に伴う圧迫などで，末梢神経障害が生じやすくなっています．本項ではその代表的な疾患の特徴とその他の疾患の鑑別などを述べていきます．

末梢神経障害の分類

まず末梢神経障害の分類について述べます．

① 単ニューロパチー

単一の末梢神経が障害されるため，その支配領域に一致した運動・感覚神経障害がみられます．原因としては，本項に該当する絞扼性末梢神経障害が多くみられます．

② 多発ニューロパチー

四肢の遠位に従って障害が強くなるもので，いわゆる glove & stocking type（図1）を示します．

③ 多発単ニューロパチー

①が多発したもので，②と比較すると非対称性であるのが特徴ですが，進行して重症化してくると神経学的所見上②と区別がつきにくくなります．

つまり，これらを病歴・診察などにより評価し①であることを確認することが絞扼性末梢神経障害の診断の近道になります．患者の訴えが一側であっても，症状の程度の差があると実際は②・③のこともあります（表1）．病歴・診察で確認しましょう．

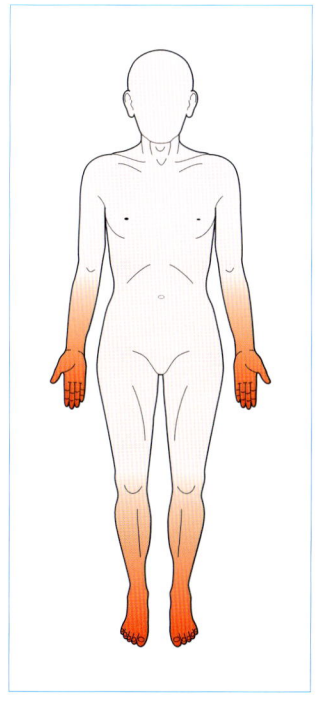

図1　glove & stocking type

表1 多発ニューロパチーの鑑別診断（DANG THERAPIST）

D：DM（diabetes mellitus）
A：alcoholic
N：neutritional（ビタミンB1，ナイアシン，B6，B12）
G：Guillain-Barré syndrome（ギランバレー症候群）
T：toxic（鉛，水銀，タリウム，ヒ素，ビンブラスチン，サリドマイド，ヘキサン，アクリル，有機リンなど）
HE：hereditary（Charcot-Marie-Tooth disease, Dejerine-Sottas disease, Refsum disease）
R：renal（尿毒症）
P：porphyria（ポルフィリン症）
I：infection（ジフテリア，単核球症，らい病，ウイルス疾患など）
S：systemic：（膠原病，サルコイドーシスなど）
T：tumor

絞扼性末梢神経障害とは

　上述したように，いくつかの末梢神経は，その走行中に靱帯・筋起始部の膜性構造物で形成された線維性・骨性などのトンネルを通過します．絞扼性末梢神経障害とはこれらの部位で圧迫を受けて起こる単神経障害を指します．障害が生じると，それぞれの神経支配領域の症状が出現します．

　診断は病歴・診察所見・検査（電気生理学的検査・画像診断）を合わせて判断します．

① 病歴

a）発症時の状況

　発症時の状況確認は診断において非常に重要となります．事故や転倒があった場合には，どの方向からどのくらいの外力が加わったかは重要な情報です．睡眠時の発症であるならば，どのくらいの時間，どのような姿勢で寝ていたのかを確認しましょう．

b）運動麻痺や感覚障害の有無，分布や程度の確認

　「しびれ」と言っても異常感覚・感覚過敏・感覚低下などがあり，さらには運動麻痺を「しびれ」と訴えることもあるので注意が必要です．疼痛があるならば，自発性・誘発性の有無を確認しましょう．また分布も障害局在診断に重要です．たとえば，はじめの訴えは一側上肢であっても，患者に詳しく聞いてみると，実は反対側にごく軽度な症状があったりすることもあるので，必ず詳細に聴取しましょう．症状の持続時間や時間経過，体位による症状の変化も聴取する必要があります．

　麻痺は「〜の力が入らない」と訴えてくることもありますが．「字が書けない」「箸がうまく使えない」などのような具体的な症状であることもあります．また下肢の場合は歩行障害として来院することもあります．また鑑別のため膀胱直腸障害について

も聴取しておきましょう．念のため，構音障害・失語・視野障害などの中枢神経の障害を疑わせるような病歴の有無もチェックしておいたほうが良いでしょう．その他には発熱の有無・既往歴も診断の助けになることもあります．

必ずしも典型的な症状とは限りません．診察・検査所見なども含め評価しましょう．

② 検査

a) 胸部 X-P・体部 CT

特に既往歴がなくても診察でリンパ節が触知されたり，総合的に**悪性疾患**が疑われる場合は胸部 X-P を行い，必要に応じて体部 CT を追加すると良いでしょう．

b) 頭部 CT・MRI

脳血管障害が疑われる場合，特に視床の病変の場合は口唇周囲と上肢下肢の末梢神経障害様の分布が見られることがあり，その場合頭部 CT もしくは MRI は必須です．

c) 頸椎単純 X-P

脊柱管狭窄・椎間狭小化・骨棘形成・椎間孔狭窄などの所見，さらに動態撮影により不安定性の確認をします．神経根症はある程度確認できますが，年齢とともにその狭窄所見が一般に見られることも多く，問題となっている神経症状との関連性を十分に検討する必要があります．

d) 頸椎 MRI

骨・椎間板などの形態・信号変化が見られます．また脊髄とそれらの解剖学的関係や，脊髄内信号変化も確認できます．

e) 頸椎 CT

後縦靱帯骨化症（OPLL）などの鑑別に有用です．

f) 神経伝導速度

障害された絞扼部位の近位側・遠位側で刺激して測定します．神経伝導速度の低下・誘発電位の振幅減少が見られます．

g) 針筋電図

障害部位に一致した神経根の髄節に対応する筋に異常所見が見られます．

h) 末梢血管造影・末梢血管エコー，MRA，CTA

鎖骨下動脈の閉塞は特に胸郭出口症候群で認められます．ともに上肢の可動による動態評価も行えます．

Ⅲ. 代表的神経疾患の外来アプローチ

絞扼性末梢神経障害を診断するコツは

① 橈骨神経麻痺

橈骨神経は上腕の中央部にある神経溝で圧迫を受けやすい神経です（図2）．こちらで障害を受けると，手関節の背屈・手指の伸展が障害され，いわゆる下垂手をきたします（図3）．指の屈曲や内外転の動き（正中神経・尺骨神経支配）も悪くなることがあります．感覚障害は母指，示指，中指の背側と手背から前腕の母指側に認められます．

a）原因

原因はほとんどが上記のように上腕での圧迫で，腕枕で生じることが多いことから，別名ハネムーン症候群やサタデーナイト症候群ともいわれています．その他に骨折など外傷性の原因でも発症します．圧迫部位でのティネル徴候 Tinel's sign（末梢神経の断裂部や変性部を叩打すると，その神経支配領域に痛みやしびれが放散する）も診断の一助となります．

橈骨神経が肘関節の屈側で障害を受けることもあり，その場合は橈骨神経から分枝した後骨間神経が障害されます．この際には下垂指を呈し，手指の伸展ができなくなりますが，手関節の背屈は可能です．また，後骨間神経麻痺では感覚障害が認められ

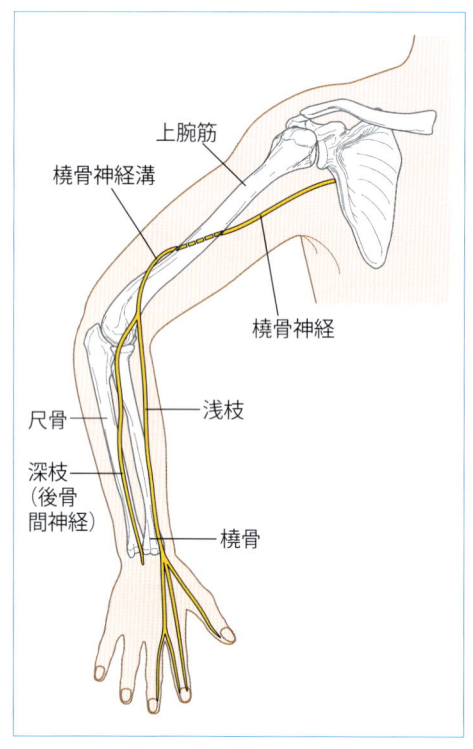

図2　橈骨神経の解剖　　　　図3　下垂手

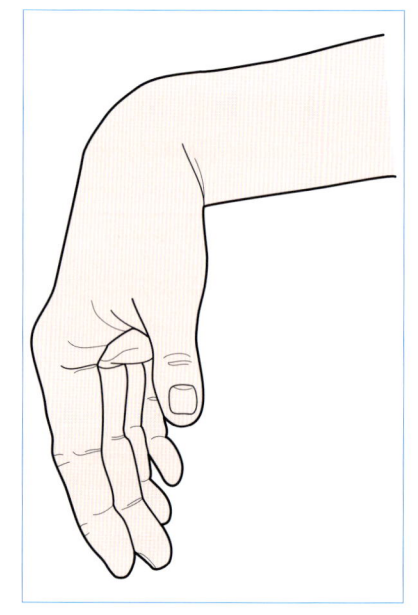

表2　上肢の痛み，しびれの鑑別疾患（文献[1]引用改変）

1．頸椎変性疾患（圧迫性）
2．非圧迫性頸椎疾患
　　1）感染
　　2）炎症性
　　3）腫瘍
3．その他の神経障害
　　1）頭蓋内疾患（脳血管障害，脳腫瘍など）
　　2）脊髄空洞症
　　3）多発性硬化症
　　4）胸郭出口症候群
　　5）腕神経叢障害
　　6）帯状疱疹
　　7）末梢単神経障害
4．骨・関節系の障害
　　1）肩関節：腱板損傷・腱炎・関節包炎
　　2）肘関節：内・外上顆炎
　　3）手関節・手：腱鞘炎
5．筋・結合織障害
　　1）Myofascial pain syndrome
6．血管障害

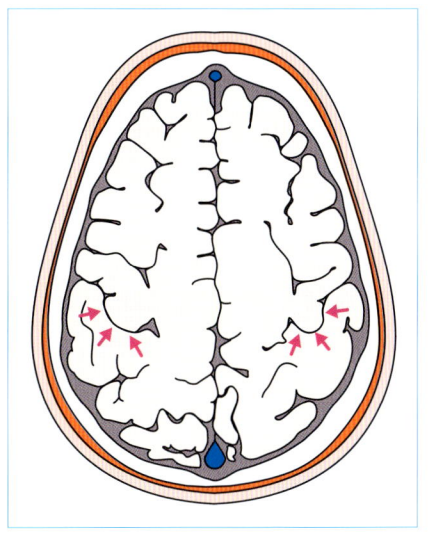

図4　precentral knob

ないことが特徴です．こちらの原因としてはガングリオンなどの腫瘤性病変や神経炎，骨折などが挙げられます．

b）診断

上肢の末梢神経障害の鑑別疾患を表2に挙げました[1]．

特に鑑別にはC6・C7の神経根症が挙げられます．麻痺の観察や感覚障害の部位などから鑑別を行いますが，鑑別が困難なこともあります．またその他の鑑別に，precentral knob（図4）の小梗塞が挙げられます．橈骨神経麻痺に特徴的な感覚障害があれば橈骨神経麻痺である可能性が高くなりますが，念のため頭部MRIが必要になることもあります．

c）治療

治療としては，症状が軽度の場合はビタミンB12などで保存的に治療します．明らかに骨折・腫瘤があるものは手術となります．

② 尺骨神経麻痺

尺骨神経は肘関節部位で尺骨神経溝からOsborne靱帯の下を走行します．この部位を肘部管と言います（図5）．尺骨神経はこの肘部管で圧迫を受けやすく，肘部管症候群をきたします．

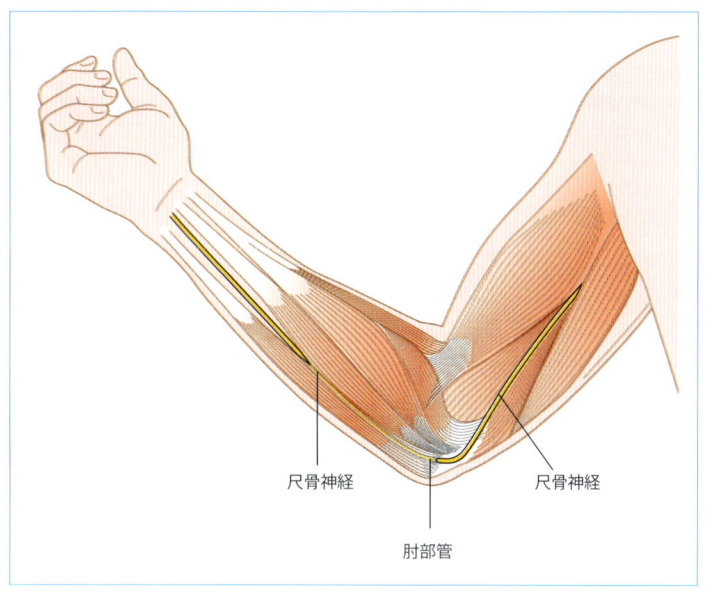

図5 肘部管の解剖

a）原因

原因としては，肘上部では肘関節などの骨折後に生じる外反変形が挙げられます，神経障害を引き起こすことがあります．変形性関節症に伴う骨棘形成やガングリオンなども原因となります．また小児期の上腕骨骨折により遅発性の尺骨神経障害が生じることもあります．

b）診断

症状としては尺骨神経支配領域の運動・感覚障害が見られます．初期の症状は図のように（図6）尺側（小指・冠指）の痺れを認めます．やがて骨間筋・小指球筋・母指内転筋の萎縮や筋力低下が認められ，「箸が持ちにくい」などの訴えも見られます．フロマン徴候 Froment sign（図7）（両手の第1・2指で紙をつまませて紙を引っ張ると患側第1指の指節間関節が屈曲し紙を保持しようとする徴候）や肘部管に一致したティネル徴候が陽性となります．ティネル徴候は正常でも見られることがあるので左右比較して評価しましょう．また，神経伝導速度検査を行うと肘部管を挟んで伝導速度の遅延が認められます．

肘部管での尺骨神経障害の中には上腕や肩への放散痛が見られるものもあり，C8神経根症との鑑別が困難なことがあります．その他胸郭出口症候群も鑑別に挙がります．

c）治療

治療は，症状が軽度であれば肘関節を少し伸展した夜間肢位固定・ビタミンB12・

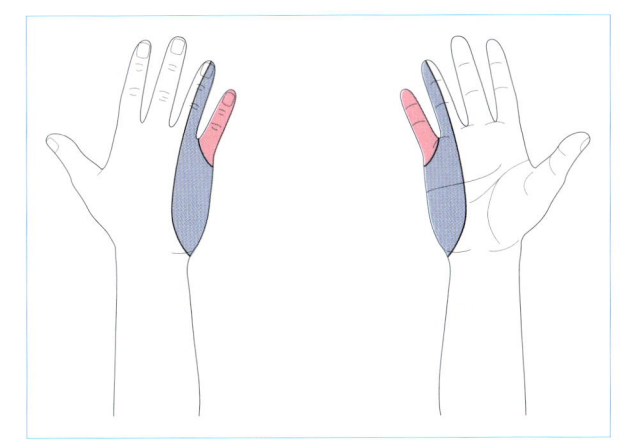

図6　尺骨神経知覚障害範囲

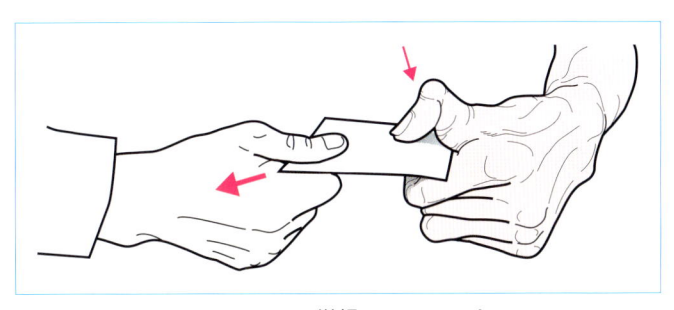

図7　フロマン徴候 Froment sign

消炎鎮痛剤などで保存的に治療します．手術時期を逃さないように，整形外科へコンサルトしましょう．

③ 正中神経麻痺

　正中神経は手関節で手根管と呼ばれるトンネルの中を通過します．このトンネル内で圧迫を受け，正中神経障害を生じる病態が手根管症候群です．

a）原因

　周産期の女性や更年期の女性に多く見られることが特徴ですが，手を使いすぎる人にもよく見られます．骨折などの外傷や腫瘍などによる圧迫も原因となります．また，透析患者に多く見られることも特徴です．
　症状としては示指および中指のしびれが生じ，このしびれは徐々に母指や環指の母指側に広がります．環指の小指側は含まれないことが診断の助けとなることがあります．このしびれは起床時に多いという特徴があります．

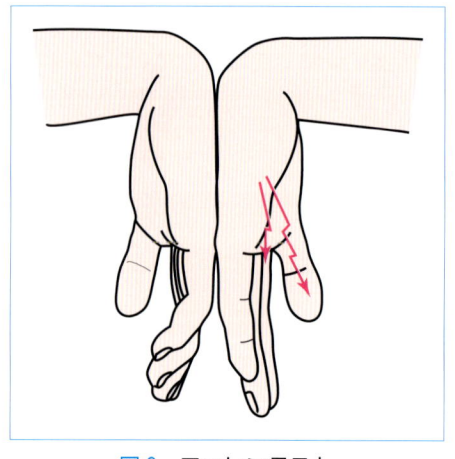

図8 ファレンテスト

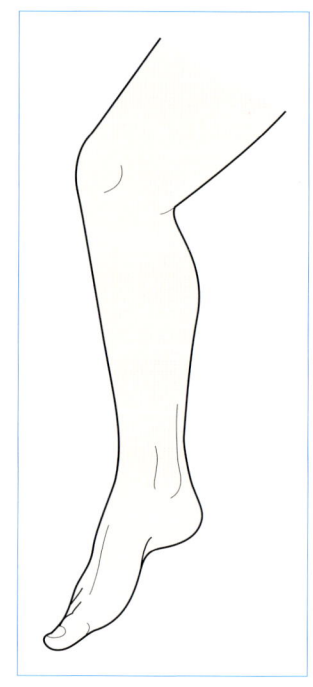

図9 下垂足

b）診断

症状が進行すると，母指球が萎縮し，ものをつまみにくくなるなどの症状も出現します．

手関節でのティネル徴候が認められることも多く，またファレンテスト Phalen test（図8）（手関節を直角に曲げて，両手背を合わせ保持し，1分以内にしびれや痛みが増悪するかどうかを観察する）も有用です．神経伝導速度検査を行うと，手根管を挟んで伝導速度の遅延を認めます．

c）治療

治療としては，局所の安静を保ち，ビタミンB12や消炎鎮痛剤などで保存的に治療します．症状が強く，母指球の萎縮も出現しているような症例では手術も適応となりますので整形外科へのコンサルトが必要です．

④ 腓骨神経麻痺

腓骨神経は膝関節の後方で坐骨神経から分岐して，その後膝の外側にある腓骨頭を回るように走行します．この部位は圧迫を受けやすいため腓骨神経麻痺が生じます．

a）原因

原因としては，腓骨頭を圧迫するような姿勢を続けたり，腫瘍や外傷，骨折などによって圧迫を受けることで発症します．

b）診断

症状としては下垂足（図9）が認められ，足関節と足趾が背屈できなくなります．感覚障害も認められ，その分布としては下腿の外側から足背および第5趾を除いた足趾背側に出現します．腓骨頭周囲でのティネル徴候も診断には有用です．神経伝導速度検査を行うことで，圧迫部位を推定することも可能です．

c）治療

治療は，症状が軽度であれば圧迫の回避を行い，ビタミンB12・消炎鎮痛剤などで保存的に治療します．骨折や腫瘍によるものでは早期の手術が必要ですので整形外科へのコンサルトが必要です．

⑤ 脛骨神経麻痺

脛骨神経は足根管のトンネル内で内側・外側足底神経と内側踵骨枝に分岐します．（図10）．

a）原因

踵骨・距骨骨折や足関節靱帯損傷などによる外傷後の腫脹，ガングリオンや脂肪腫のような軟部腫瘍，後足部の外反や足部の回内変形による脛骨神経の伸張ストレスなど多彩な原因で脛骨神経は障害を受けます．

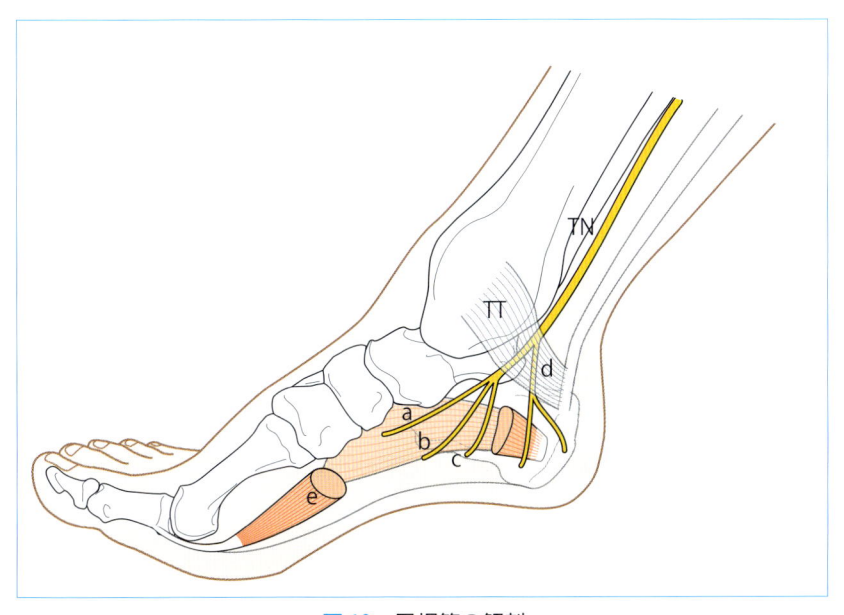

図10　足根管の解剖
TN：脛骨神経，TT：足根管
a：内側足底神経，b：外側足底神経
c：外側足底神経第1枝，d：内側踵骨枝
e：母趾外転筋

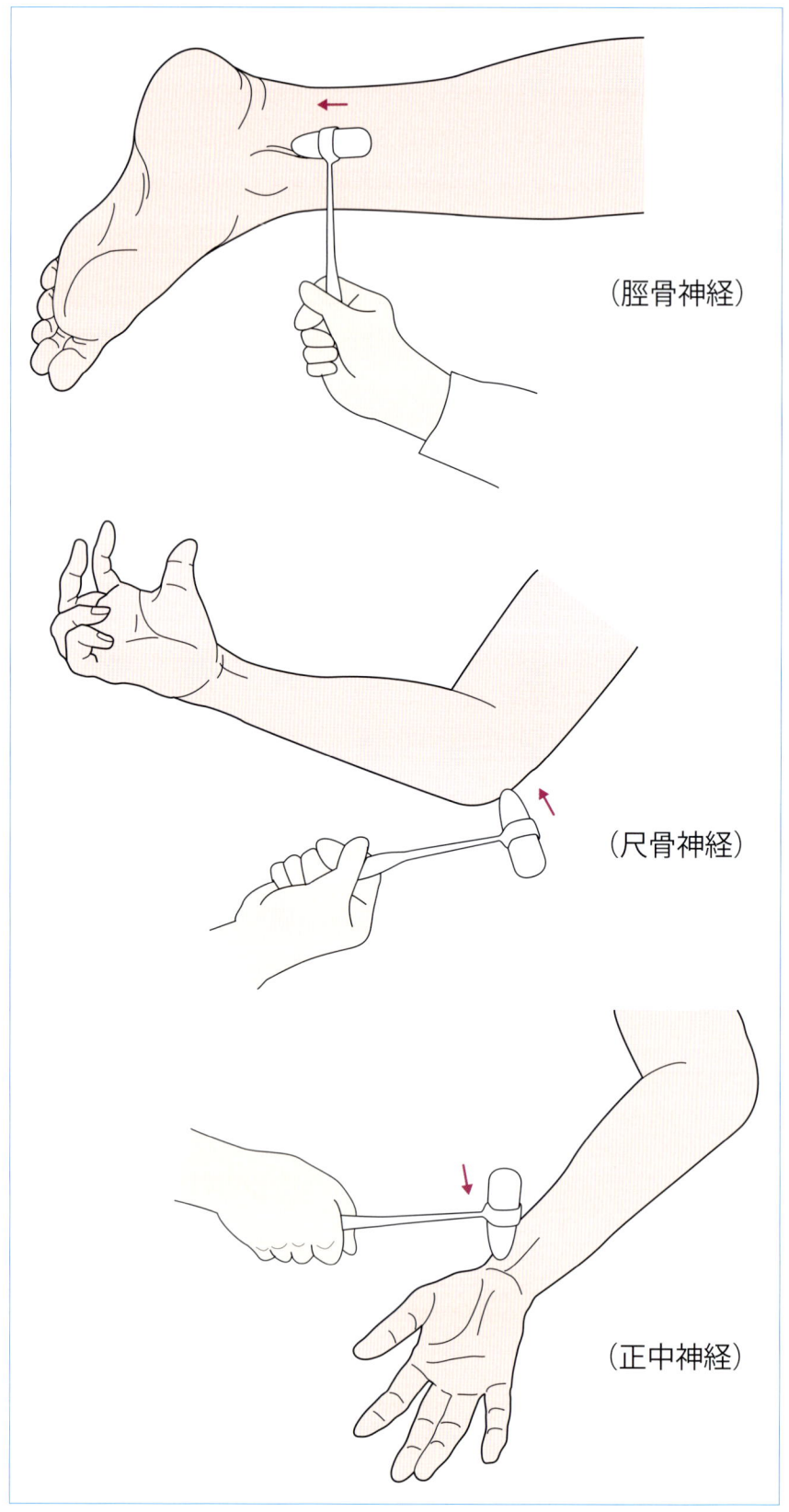

Ⅲ．代表的神経疾患の外来アプローチ

（脛骨神経）

（尺骨神経）

（正中神経）

図11 ティネル徴候
圧迫された脛骨神経を軽く叩くとその神経支配領域に痛みやしびれが放散する．

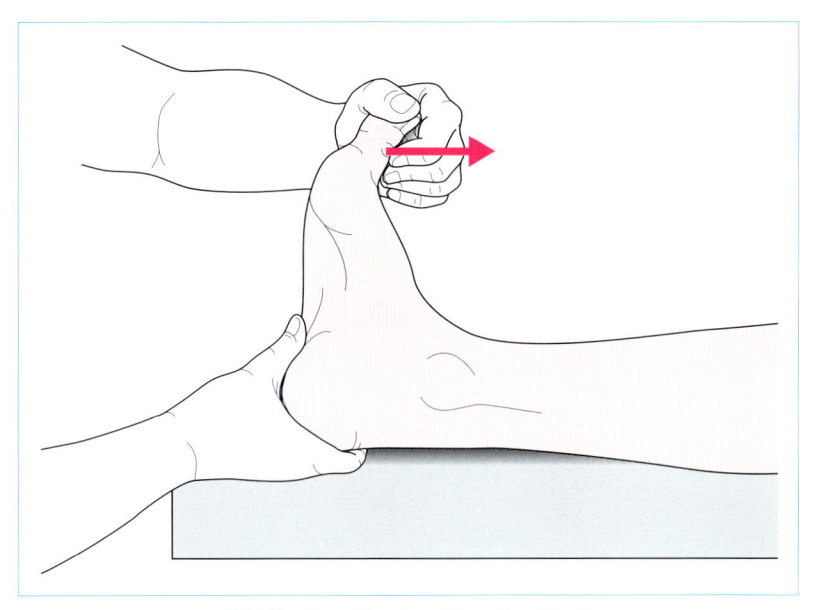

図 12　Dorsiflexion Eversion Test

b）診断

　症状としては，足趾・足底部のしびれ感や疼痛が認められます．疼痛は軽度のものから針で刺されるような痛み，灼熱痛までさまざまです．これらは歩行や長時間立位をとることにより増悪し，安静により軽減することが多いという特徴があります．また日中ではなく夜間の安静時に強くなるものもあります．

　診断は，まず立位での足趾変形・筋萎縮・関節可動制限の有無などを見ます．また神経の走行に沿った腫瘤や圧痛もチェックします．足根管部分の腫脹やティネル徴候も認められることが多くチェックしましょう（図11）．また Dorsiflexion Eversion Test（足関節を背屈・足趾を MTP 関節で背屈させ保持すると，痛みやしびれが出現する）も有用です（図12）．踵骨内側の知覚枝は，屈筋支帯の手前で分岐するため，知覚は保たれていることが多いです．

　外傷・骨関節変形例では，単純 X-P や CT で骨隆起などの所見が得られます．ガングリオンの診断には超音波や MRI を用いて診断します．

c）治療

　治療は保存的療法として局所安静・消炎鎮痛剤・ビタミン B12 投与などがあります．また足根管内への局所麻酔とステロイド剤のブロック注射，装具を用いることもあります．占拠性病変による神経圧迫例や保存的療法が無効な症例では手術が適応となります．

病診連携のポイント

- 絞扼性末梢神経障害は典型的な症状であれば診断は難しくないことも多いのですが，神経根症や脳疾患などとの鑑別が困難な場合もあります．診断に迷った場合には専門病院への紹介をお願いします．
- 絞扼性末梢神経障害は症状が強ければ手術療法を早めに行ったほうがよいこともあります．絞扼性末梢神経障害が強く疑われる症例であれば，直接整形外科への紹介も考慮してください．

文献
1) 花山 耕：特集痛みとしびれのサイエンス―基礎と臨床痛み，しびれの評価と診断，上肢の痛みとしびれの診断の進め方．脊椎脊髄 2011；24（5）：375-378．

（小林 洋和）

編集後記

　CTやMRIを容易に行うことができる時代になって，多くの患者が恩恵を受けていることは事実だと思います．しかし，「CTやMRIで異常がないから大丈夫」と安易に診断され，実は画像だけでは診断できない病気が隠れているようなことも経験されます．

　一般内科領域においても当然と思いますが，特に神経内科領域の病気には問診や診察で診断の手がかりを得られることが少なくありません．あくまでも検査は補助手段であり，問診や診察が基本であることは疑いないところだと思います．

　本書の編集で最も大事にしたところは，問診や診察でどこまで診断に切り込めるかという点です．日頃若い先生と診療している際に感じる「問診や診察で不足している点」を「会話形式の文章」で浮き彫りにしてみました．しかし，脳卒中やてんかん重積など一刻を争う患者を目の前にして，時間をかけて問診や診察をすることはできません．このような事態の際にも効率よく問診や診察が行えるように執筆したつもりです．

　本書においては，筋疾患などの遭遇することの少ない病気は外しております．本書は若い先生や開業医の先生方を主な読者と考え執筆しているため，珍しい病気ではなく，遭遇することの多いcommon diseaseに対しての内容となっております．神経内科の出版物としては偏りがあることをお許し頂ければと思います．

　本書が読者の皆様にとって，少しでもお役に立つものでしたら望外の喜びです．

2014年6月

　　　　　　　　　　　　　東京都済生会中央病院　総合診療内科/神経内科

　　　　　　　　　　　　　　　　　　　　　　　　荒川　千晶

索　引

【欧文】

1 year rule　289
3D-SSP　288
3DCT　213
αシヌクレイン　289
Aβ　286
ABCD²スコア　185
acute cerebrovascular syndrome　184
ADAS　285
ADEM　241
AIDS 脳症　81
AIUEO TIPS　114
Alzheimer's Disease Assessment Scale　285
amaurosis fugax　182
anteropulsion　92
Asterixis　72
ataxic gait　94
AVM　197
Babinski's reflex　110,111
BAD　174
Behavioral and Psychological Symptoms of Dementia　288
benign paroxysmal positional vertigo　40
Bielshowsky head-tilt test　141
BPPV　40
BPSD　288
bridging vein　78
Brudzinski sign　255
Brugada syndrome　129
Campylobacter jejuni　247
cervical vertigo　38
Chaddock's reflex　110
Charcot-Marie-Tooth 病　93

cheiro-oral syndrome　49,58
Chvostek's sign　68
CJD　81
CKD　171
Creutzfeld Jakob 病　73
crocodile tears　308
Cushing 潰瘍　202
Dementia with Lewy Bodies　289
dementia, treatable　78,285
diffusion weighted image　182
diffusion-perfusion mismatch　164
DIHS　234
diplopia　135
Dix-Hallpike test　41,44
DLB　289
Dorsiflexion Eversion test　321
drug-induced hypersensitivity syndrome　234
DSA　213
DWI　182
encephalopathy, Wernicke's　80,104
equivocal　110
Evans index　79
extension　110
eZIS　288
FAB　84,285
FFP　202
Fisher's syndrome　37,252
Froment sign　317
Frontal Assessment Battery　285
gait
　—, ataxic　94
　—, hemiplegic　93
　—, magnetic　90,278

　—, parkinsonian　94
　—, spastic　93
　—, steppage　93
　—, waddling　93
　—, wide based　277
GBS　247
Glasgow Coma Scale（GCS）　103
Guillain-Barré syndrome　3,60,247,305
HDS-R　84,86,285
headache, medication-overuse　33
hemiplegic gait　93
Hoehn & Yahr の分類　270
Holter 心電図　129
Hoover's sign　98
HSV-1　266
HTLV-1 関連脊髄症　93
humming bird sign　279
Hunt and Kosnik 分類　210,211,214
Huntington's disease　73
IgG Index　241
IVIg　251
Japan Coma Scale（JCS）　103
Jolt accentuation of headache　257
Kernig sign　255
L-ドーパ　272
Lacunar syndrome　58
Lambert Eaton myasthenic syndrome　144
Lasegue sign　248
long tract sign　96
magnetic gait　90,278
Medial Longitudinal syndrome　136
medication-overuse headache　33

324

Ménière's disease　40
Merci リトリーバーシステム　163
MIBG 心筋シンチグラフィ　271, 291
Minimental State Examination　84, 85, 285
minor leak　208
MLF 症候群　136, 143
MMSE　84, 85, 285
MoCA　285
MOH　33
Montreal Cognitive Assessment　285
MRI　288
MS キャビン　242
Munchausen syndrome　99
National Institute of Health Stroke Scale　150
National Institute of Neurological Disorders and Stroke　167
neuromyelitis optica　240
NIHSS　150
NINDS　167
NMDA 受容体拮抗薬　293, 294
NMO　240
NMO spectrum disorder　240
One-and-a-half 症候群　143
optic spinal MS　240
OSMS　240
parkinsonian gait　94
Parkinson's disease　12
periodic synchronous discharge　81
PET　288
Phalen test　318
PICA　44
pinpoint pupil　106
PLEDs　267
precentral knob　315
Pregabalin　63

PSD　81
PT-INR　176
pure sensory stroke　58
re-emergent tremor　270
reflex, Babinski's　110, 111
reflex, Chaddock's　110
retropulsion　92
rum fit　70
sarcoidosis　138
SCU　150
seizure　66
Shy-Drager syndrome　278
sign
　―, Brudzinski's　255
　―, Chvostek's　68
　―, Froment　317
　―, Hoover's　98
　―, humming bird　279
　―, Kernig's　255
　―, Lasegue's　248
　―, long tract　96
SIRS　72
situational syncope　131
SJS　234
spastic gait　93
SPECT　288
STA-MCA　213
steppage gait　93
Stevens-Johnson syndrome　234
stroke care unit　150
syncopal seizure（convulsive syncope）　130
syncope
　―, situational　131
　―, vasovagal　131
syndrome
　―, acute cerebrovascular　184
　―, Brugada　129
　―, cheiro-oral　49, 58
　―, drug-induced hypersensitivity　234

　―, Fisher's　252
　―, Guillain-Barré　3, 60, 247, 305
　―, Lacunar　58
　―, Lambert Eaton myasthenic　144
　―, Medial Longitudinal　136
　―, Münchausen　99
　―, Shy-Drager　278
　―, Stevens-Johnson　234
　―, Trousseau's　68, 171
　―, Wallenberg　45, 53
t-PA　149
tap test　79
TEN　234
test
　―, Bielshowsky head-tilt　141
　―, Dix-Hallpike　41, 44
　―, Dorsiflexion Eversion　321
　―, Phalen　318
　―, tap　79
TIA　179
tilt テスト　129
tissue plasminogen activator　149
TOAST　167
Todd's paralysis　113
toxic epidermal necrolysis　234
transient ischemic attacks　179
treatable dementia　78, 285
tremor, re-emergent　270
Trial of Org 10172 in Acute Stroke Treatment　167
triple H 療法　216
Trousseau's syndrome　68, 171
UCAS Japan　217
Uhthoff 現象　239

vasovagal syncope　131
vertigo, benign paroxysmal positional　40
vertigo, cervical　38
Voxel-based Specific Regional Analysis System for Alzheimer's Disease　285
VSRAD　285, 288
waddling gait　93
Wearing-Off　272
Wernicke's encephalopathy　80, 104
WFNS 分類　210, 211
wide based gait　277

【あ】

悪性症候群　280
アシクロビル　267, 307, 308
アスピリン　175
アセトアミノフェン　25
アミロイド β 蛋白　286
アミロイドアンギオパチー　200
アミロイドーシス　305
アミロイド仮説　286
アルガトロバン　173
アルコール離脱時　70
アルツハイマー病　286, 294
安静時振戦　269, 270
一過性黒内障　180, 182
一過性全健忘　87
一過性脳虚血発作　179
易疲労性　144
インターフェロン　242
インフルエンザ桿菌　261
ウイルス性髄膜炎　264, 266
ウートフ現象　239
ウェルニッケ脳症　80, 104
ウェルニッケ・マン肢位　93
うつ状態　203
うつ病　81, 98
ウロキナーゼ　163

運動失調性歩行　94
運動麻痺　181
エルゴタミン製剤　25
塩酸ファスジル　216
塩酸ロメリジン　25
延髄外側症候群　34, 53
オザグレルナトリウム　216
オランザピン　295
オリーブ橋小脳萎縮症　278
オリゴクローナルバンド　241

【か】

改訂　長谷川式簡易知能評価スケール　84, 86
外転神経　138
外転神経麻痺　141
回転性めまい　37
開頭クリッピング　213, 215
開頭血腫除去術　203
海綿状血管腫　197
解離性運動障害　98
解離性障害　116
架橋静脈　78
拡散強調画像　182
核上性麻痺，進行性　12, 279
確定診断　200
下垂指　314
下垂手　61, 314
下垂足　61, 319
家族性痙性対麻痺　93
加速歩行　271
滑車神経　138
滑車神経麻痺　141
寡動　270, 271
仮面様顔貌　271
ガランタミン　294
カルバゾクロム　202
カルバマゼピン　31, 234
簡易血糖測定　104
簡易血糖測定器　102
感覚障害　181
眼球突出　138

眼瞼下垂　138
眼振　40
　―，純回旋性　40
　―，垂直性　40
　―，水平回旋混合性　40
　―，注視方向性　40
間代発作　224
ガンマグロブリン大量療法　63
顔面神経麻痺，中枢性　300
顔面神経麻痺，末梢性　301
キサントクロミー　210
急性ジストニア反応　73
急性症候性発作　67
急性脱髄性白質脳炎　241
急性緑内障　29
強直間代発作　224
強直発作　224
共同偏視　106
虚偽性障害　99
局在関連性てんかん　221
ギランバレー症候群　3, 60, 247, 305
起立性低血圧　129, 131, 274, 290
筋強剛　270
筋ジストロフィー　93
緊張型頭痛　20
筋痛症，多発，リウマチ性　29
筋無力症，重症　138, 144
クエチアピン　296
クボステック徴候　68
くも膜下出血　31, 207, 208
　―，微小な　208
グリセロール　212
クロイツフェルト・ヤコブ病　73, 81
クロピドグレル　175
群発頭痛　26
脛骨神経麻痺　320
痙性対麻痺，家族性　93
痙性歩行　93
頸性めまい　38

索 引

頸動脈海綿静脈洞瘻 138
頸動脈洞症候群 131
鶏歩 93
痙攣 66,203
血液浄化療法 252
血管迷走神経性失神 131
血漿交換療法 242
欠神発作 224
結膜充血 138
ケルニッヒ徴候 255
言語障害 287
幻視 290
腱反射 56
コイル塞栓 215
抗アクアポリン4抗体 240
抗うつ薬 63
構音障害 181
後下小脳動脈 44
抗凝固薬 173
高血圧性脳出血 192
抗血小板薬 173
高血糖性昏睡 102
後骨間神経 314
高次機能障害 287
甲状腺眼症 138,144
甲状腺機能低下症 77,80
抗てんかん薬 63
抗糖脂質抗体 247,250
後頭神経痛 30
項部硬直 110,209,255
後方突進現象 92,271
硬膜下血腫,慢性 78,90,117
小刻み歩行 270
誤認妄想 290
コリンエステラーゼ阻害薬 293
昏睡,高血糖性 102

【さ】

細菌性髄膜炎 256
サルコイドーシス 138,304
三叉神経痛 30

ジアゼパム 229
シェーグレン症候群 305
試験
　─,tilt 129
　─,膝立て 110
　─,まぶた持ち上げ 108
　─,ロンベルグ 91
　─,腕落下 108,116
磁石歩行 90
視床梗塞 58
視神経脊髄炎 240
ジスキネジア 272,273
ジストニア反応,急性 73
姿勢反射障害 270,271
失語 287
失行 287
失語症 181
失神 119,120,274,290
　─,血管迷走神経性 131
　─,状況 131
　─,神経調節性 131,220
　─,心原性 125,131
　─,反射性 131
失認 287
シャイ・ドレーガー症候群 278
尺骨神経麻痺 315
シャルコー・マリー・トゥース病 93
周期性同期性放電 81
重症筋無力症 138,144
周辺症状 288
手根管症候群 318
純回旋性眼振 40
状況失神 131
症候群
　─,MLF 136,143
　─,One-and-a-half 143
　─,悪性 280
　─,延髄外側 34,53
　─,ギランバレー 3,60,247,305
　─,頸動脈洞 131

　─,シェーグレン 305
　─,シャイ・ドレーガー 278
　─,手根管 318
　─,スティーブンジョンソン 234
　─,全身性炎症反応 72
　─,肘部管 315
　─,手口 49,58
　─,トールソー 68,171
　─,内側縦束 136,143
　─,フィッシャー 252
　─,ブルガタ 129
　─,ホルネル 138
　─,ミュンヒハウゼン 99
　─,薬剤性過敏性 234
　─,ラクナ 58
　─,ラムゼイ・ハント 303
　─,ランスアダムス 73
　─,ランバート・イートン 144
　─,ワレンベルグ 45,53
ジルチアゼム 201,211
シロスタゾール 176
心因性てんかん 220
心エコー 129
新規抗凝固薬 176
新規抗てんかん薬 227
心筋症,たこつぼ型 212
心筋症,肥大型 129
神経原性肺水腫 212
神経原線維変化 286
神経心理検査 285
神経調節性失神 131,220
神経伝導速度 250
神経伝導速度検査 62
神経梅毒 81
心原性失神 125,131
進行性核上性麻痺 12,279
振戦
　─,安静時 269,270
　─,羽ばたき 72
　─,本態性 270

327

索引

心臓粘液腫　129
腎臓病，慢性　171
心臓弁膜症　275
身体表現性障害　99
心電図，ホルター　129
深部腱反射　248
髄液検査　32,250,259,260
遂行機能　288,292
垂直性眼振　40
水頭症，正常圧　79,90,278
水平回旋混合性眼振　40
髄膜炎　32
　―，ウイルス性　264
　―，細菌性　256
　―，髄膜炎菌性　256,258
　―，肺炎球菌性　264
　―，リステリア　256
髄膜炎菌　261
　――性髄膜炎　256,259
髄膜刺激徴候　110,255
頭痛
　―，緊張型　20
　―，群発　26
　―，片　3,22
　―，薬物乱用　33
　―，雷鳴　31
スティーブンジョンソン症候群　234
ステロイド　263,264,306
ステロイドパルス療法　242
スマトリプタン　27
正常圧水頭症　79,90,278
精神病薬，定型　295
精神病薬，非定型　295
正中神経麻痺　318
脊髄梗塞　59
脊髄小脳変性症　94
線条体黒質変性症　278
全身性炎症反応症候群　72
前脊髄動脈閉塞　59
前庭神経炎　40
前頭葉評価バッテリー　84
全般てんかん　221

全般発作　224
前方突進現象　92
せん妄　83
側頭動脈炎　29
側方突進現象　92
ゾニサミド　234
ゾルミトリプタン　27

【た】

第5指徴候　153
対光反射　106
大動脈解離　158
大動脈弁狭窄症　129
大量免疫グロブリン静注療法　251
タウ蛋白　286
多系統萎縮症　274,278
たこつぼ型心筋症　212
立ち直り反射　92
脱髄性白質脳炎，急性　241
脱力発作　225
他人の手徴候　279
多発筋炎　93
多発性硬化症　3,138,238
多発性硬化症，視神経脊髄型　240
多発単ニューロパチー　60,61,311
多発ニューロパチー　60,61,311
単純部分発作　223
単純ヘルペス脳炎　267
　―，疫学　266
弾性ストッキング　274
ダントロレン　282
単ニューロパチー　60,61,311
蛋白細胞解離　250
チアプリド　295
チオペンタールナトリウム　229
チクロピジン　175
チャドック反射　110

注視方向性眼振　40
中枢性顔面神経麻痺　300
中毒表皮壊死症　234
肘部管症候群　315
治癒しうる認知症　78
徴候
　―，クボステック　68
　―，ケルニッヒ　255
　―，髄膜刺激　110,255
　―，第5指　153
　―，他人の手　279
　―，長索　96
　―，ティネル　314,318,319,321
　―，バレー　153
　―，フーヴァー　98
　―，ブルジンスキー　255
　―，フローマン　317
　―，ラセーグ　248
長索徴候　96
椎骨動脈解離　45
対麻痺，痙性，家族性　93
つぎ足歩行　92
定型精神病薬　295
低血圧，起立性　129,131,274,290
低血糖　102,112
低酸素脳症　73
ティネル徴候　314,318,319,321
手回内回外検査　153
手口症候群　49,58
テスト，tilt　129
テスト，立位負荷　129
デュロキセチン　63
デルマトーム　53
転移性脳腫瘍　199
てんかん　66,81,102,112,221
　―，局在関連性　221
　―，心因性　220
　―，全般　221
　――重積状態　228
　――症候群および関連発作

性疾患の分類　221
　　──性スパズム　225
　　──発作　3
　　──発作型分類　221
電気生理学的検査　250
頭位変換眼球反射　107
動眼神経　138
動眼神経麻痺　140
瞳孔不同　106
橈骨神経麻痺　314
糖尿病性神経障害　140
糖尿病性ヘミコレア　73
糖尿病性末梢神経障害　60
動脈瘤，未破裂　208
同名半盲　182
動揺性歩行　93
トールソー症候群　68
トッドの麻痺　113
突発性難聴　41
ドネペジル　294
ドパミンアゴニスト　272
ドパミントランスポーター　291
トラネキサム酸　202
取り繕い反応　288
トリプタン系薬剤　25
トリプタン製剤　24
トルーソー症候群　68,171
ドレナージ
　─，脳室　214
　─，腰椎　214
ドロキシドパ　274

【な】

内頸動脈海綿静脈洞瘻　142
内頸動脈後交通動脈分岐部動脈瘤　140
内頸動脈閉塞症　161
内視鏡手術の進歩　204
内側縦束症候群　136,143
難聴，突発性　41
ニカルジピン　201,211

二次性全般化発作　223
乳頭浮腫　259
ニューロパチー，多発　60, 61,311
ニューロパチー，多発単　60, 61,311
ニューロパチー，単　60,61, 311
人形の眼現象　107
認知症
　─，治癒しうる　78
　─，脳血管性　292,294
　─，レビー小体型　289,294
脳炎，単純ヘルペス　267
脳血管障害　11
脳血管性認知症　292
脳血管性パーキンソニズム　277
脳血管造影検査　213
脳血管バイパス　213
脳血管攣縮　216
脳室ドレナージ　214
脳出血，高血圧性　192
脳腫瘍，転移性　199
脳症，ウェルニッケ　80
脳性麻痺　93
脳卒中　3
脳動静脈奇形　197
脳動脈解離　34,161

【は】

パーキンソニズム　276,290
　─，脳血管性　277
　─，薬剤性　277
パーキンソン病　12,90,94, 269
　─，認知症を伴う　290
パーキンソン歩行　94
肺炎球菌　261
肺炎球菌性髄膜炎　264
肺水腫，神経原性　212
長谷川式簡易知能評価スケー

ル　285
長谷川式簡易知能評価スケール改訂版　84,86
羽ばたき振戦　72
バビンスキー反射　110,111
バラシクロビル　307,308
バルプロ酸　25
バレー徴候　155
ハロペリドール　295
反射
　─，腱　56
　─，対光　106
　─，立ち直り　92
　─，チャドック　110
　─，頭位変換眼球　107
　─，バビンスキー　110,111
　──性失神　131
ハンチントン病　73
非回転性めまい　37
腓骨神経麻痺　318
膝立て試験　110
皮質基底核変性症　12,279
微小なくも膜下出血　208
非ステロイド系抗炎症薬　25
肥大型心筋症　129
非対称性神経根症　61
額のしわ寄せ　301
ビタミンB1　63,80,104,248
ビタミンB12　63
ビタミンB1欠乏症　77
ビタミンK　202
ビタラビン　267
非定型精神病薬　295
表皮壊死症，中毒　234
ビンスワンガー病　292
フィッシャー症候群　37,252
フィンゴリモド　242
フーヴァー徴候　98
フェニトイン　229,234,235
フェノバルビタール　229,234
複雑部分発作　223,225
複視　135,182
副腎皮質ステロイド　42

索　引

副鼻腔病変　29
部分発作　223
ブルガタ症候群　129
ブルジンスキー徴候　255
フルドロコルチゾン　274
ブレブ　217
フローマン徴候　317
プロプラノロール　25
プロポフォール　212
分類
　―，Hoehn & Yahr の　270
　―，Hunt and Kosnik　210, 211
　―，WFNS　210, 211
　―，てんかん症候群および関連発作性疾患の　221
　―，てんかん発作型　221
ベーチェット病　138
ペナンブラシステム　163
ヘミコレア，糖尿病性　73
ベラパミル　27
ヘルペス脳炎　229
ベル麻痺　303, 306
片頭痛　3, 22
片頭痛性めまい　38
ペンタゴン　209
ペンタゾシン　212
ペントバルビタールカルシウム　229
片麻痺性歩行　93
歩行
　―，運動失調性　94
　―，加速　271
　―，痙性　93
　―，小刻み　270
　―，磁石　90
　―，つぎ足　92
　―，動揺性　93
　―，パーキンソン　94
　―，片麻痺性　93
ホスフェニトイン　229
発作　66
　―，間代　224

　―，強直　224
　―，強直間代　224
　―，欠神　224
　―，症候性，急性　67
　―，全般　224
　―，全般化，二次性　223
　―，脱力　225
　―，てんかん　3
　―，脳虚血，一過性　179
　―，部分　223
　―，部分，単純　223
　―，部分，複雑　223, 225
　―，ミオクロニー　224
ホルター心電図　129
ホルネル症候群　138
本態性振戦　270

【ま】

末梢性顔面神経麻痺　301
まぶた持ち上げ試験　108
幻の同居人　290
慢性硬膜下血腫　78, 90, 117
慢性腎臓病　171
ミエリン塩基蛋白　241
ミオクローヌス　73
ミオクロニー発作　224
ミダゾラム　229
未破裂動脈瘤　208
未破裂脳動脈瘤悉皆調査　217
ミュンヒハウゼン症候群　99
メイロン®　42
メコバラミン　307
メドドリン　274
メニエール病　40
めまい　182
　―，回転性　37
　―，頸性　38
　―，非回転性　37
　―，片頭痛性　38
　――症，頭位，良性発作性　40
メマンチン　294
妄想　290

もやもや病　200

【や】

薬剤性過敏性症候群　234
薬剤性パーキンソニズム　277
薬物乱用頭痛　33
指タップ　271
指回し検査　153
腰椎ドレナージ　215
抑うつ症状　290

【ら】

ライム病　305
雷鳴頭痛　31
ラクナ症候群　58
ラセーグ徴候　248
ラムゼイ・ハント症候群　303
ラモトリギン　234
ランスアダムス症候群　73
ランバート・イートン症候群　144
リウマチ性多発筋痛症　29
リステリア髄膜炎　256
リスペリドン　295
立位負荷テスト　129
リバスチグミン　294
良性発作性頭位めまい症　40
緑内障，急性　29
レビー小体　289
　――型認知症　289, 294
　――病　289
レム睡眠行動異常症　290
老人斑　286
ロンベルグ試験　91

【わ】

ワルファリン　176
ワレンベルグ症候群　45, 53
腕落下試験　108, 116
腕木信号現象　270

外来で神経を診る

2014年7月20日 第1版第1刷 ©

監　修　者　高木　誠
発　行　人　三輪　敏
発　行　所　株式会社シービーアール
　　　　　　東京都文京区本郷 2-3-15　〒113-0033
　　　　　　☎(03)5840-7561（代）Fax(03)3816-5630
　　　　　　E-mail／info@cbr-pub.com
　　　　　　ISBN 978-4-902470-99-4　C3047
　　　　　　定価は裏表紙に表示
印　刷　製　本　三報社印刷株式会社
　　　　　　Ⓒ Makoto Takagi 2014

本書の内容の無断複写・複製・転載は，著作権・出版権の侵害となることがありますのでご注意ください．

JCOPY ＜(社)出版者著作権管理機構　委託出版物＞
本書の無断複写は著作権法上での例外を除き禁じられています．複写される場合は，そのつど事前に，(社)出版者著作権管理機構（電話 03-3513-6969, FAX 03-3513-6979, e-mail: info@jcopy.or.jp）の許諾を得てください．